# 人体解剖生理学
## 基础分析与学习研究

郭绪毅　胡英君　著

黑龙江科学技术出版社

图书在版编目（CIP）数据

人体解剖生理学基础分析与学习研究 / 郭绪毅 , 胡
英君著 . -- 哈尔滨：黑龙江科学技术出版社 , 2022.6（2023.1 重印）
ISBN 978-7-5719-1396-0

Ⅰ . ①人… Ⅱ . ①郭… ②胡… Ⅲ . ①人体解剖学—
人体生理学 Ⅳ . ① R324

中国版本图书馆 CIP 数据核字 (2022) 第 079167 号

**人体解剖生理学基础分析与学习研究**
RENTI JIEPOU SHENGLIXUE JICHU FENXI YU XUEXI YANJIU

| | | |
|---|---|---|
| 作　　者 | 郭绪毅　胡英君 | |
| 责任编辑 | 陈元长 | |
| 封面设计 | 邓姗姗 | |
| 出　　版 | 黑龙江科学技术出版社 | |
| | 地址：哈尔滨市南岗区公安街 70-2 号　邮编：150007 | |
| | 电话：（0451）53642106　传真：（0451）53642143 | |
| | 网址：www.lkcbs.cn | |
| 发　　行 | 全国新华书店 | |
| 印　　刷 | 三河市元兴印务有限公司 | |
| 开　　本 | 787mm×1092mm　1/16 | |
| 印　　张 | 14.75 | |
| 字　　数 | 240 千字 | |
| 版　　次 | 2022 年 6 月第 1 版 | |
| 印　　次 | 2023 年 1 月第 2 次印刷 | |
| 书　　号 | ISBN 978-7-5719-1396-0 | |
| 定　　价 | 65.00 元 | |

# 序 言

人体解剖生理学包括人体解剖学和人体生理学两门学科。人体解剖学是研究正常人体形态结构的科学，人体生理学是研究人体生命活动规律的科学。人体由不同的系统、器官、组织和细胞组成，各系统和器官具有不同的结构和功能，如呼吸、消化、排泄、循环、肌肉收缩等，并在神经和内分泌系统的调节下相互协调、相互配合、相互制约，共同维持整个机体的生命活动。一般所说的解剖学是指系统解剖学，其按照功能系统阐述人体器官的形态结构；生理学则负责阐述正常人体生命活动现象、规律及其产生机制，以及机体内、外环境变化对机体的影响和机体所进行的相应调节，并揭示各种生理功能在整体生命活动中的意义。

全书共 11 章，将人体组织解剖学和生理学知识有机地结合在一起，系统地介绍了构成人体的各器官、系统的形态结构及其生理功能，以及完成生理功能的机制。具体内容包括人体解剖生理学概述、细胞与基本组织、运动系统、呼吸系统、消化系统、泌尿系统、能量代谢与体温调节、循环系统、神经系统、特殊感觉器官及内分泌系统。

在撰写本书的过程中，为提升学术性与严谨性，笔者参阅了大量的文献资料，引用了一些同仁前辈的研究成果，因篇幅有限，不能一一列举，在此一并表示最诚挚的感谢。由于笔者才疏学浅，加之可参考和借鉴的资料不多，书中定会存在很多不足之处，真诚希望广大读者批评指正，不吝赐教。

# 目 录

# 第一章 人体解剖生理学概述

## 第一节 研究内容与方法

### 一、人体解剖生理学的研究内容

人体解剖生理学包括人体解剖学和人体生理学两门学科的内容，属于自然科学范畴。其中，人体解剖学是研究正常人体各器官、系统的形态结构及其发生、发展规律的科学，人体生理学则是研究正常人体各器官、系统的功能和完成功能的机制及其调节规律的科学。形态结构是生理功能的物质基础，生理功能则是形态结构的运动形式。在动物（包括人）进化过程中，器官功能上的变化能逐渐引起形态结构的改变，形态结构的改变又可影响功能活动，两者相辅相成，又密切联系。因此，将人体解剖学和人体生理学合并为一门课程即人体解剖生理学，更有利于系统、全面地阐明人体的构筑原理、人体各器官的功能及其调节规律。

根据研究目的、研究方法和研究对象的不同，人体解剖学又可分为大体解剖学（宏观解剖学）和组织学（微观解剖学）。大体解剖学是利用手术器械解剖尸体，用肉眼观察的方法研究各器官的形态和构造。组织学则是借助各种光学显微镜、电子显微镜和化学染色等方法，研究构成器官的组织和细胞的形态结构，以及各种细胞器的超微结构。

人体生理学的研究可从以下三个水平上进行。

1.细胞及分子水平

细胞及分子水平研究细胞及其亚显微结构的形态和功能，探讨生命活动最基本的生理生化机制。这一层次的研究，由于发展速度很快，取得的突破性成果多。20世纪70年代开始，已经逐渐形成了一门专门的学科——细胞生物学。因此，解剖生理学教材已不再把这一层次的研究内容作为重点内容阐述，只是对某些器官完成某种功能的原理阐述到细胞和分子水平。例如：神经纤维的功能是传导动作电位，动作电位的产生原因是细胞膜上离子通道的开放或关闭，导致离子内流或外流，离子通道是蛋白质；动作电位到达神经末梢引起神经递质的释放，神经递质发挥作用是通过与细胞膜上的受体结合，受体是蛋白质分子。心脏有自动收缩和舒张的特性，是因为心脏内有自律细胞，自律细胞能自动地产生兴奋。自律细胞为什么能自动地产生兴奋？是因为其动作电位的4期能自动地去极化。它为什么能自动地去极化？是因为自律细胞膜上的离子通道能自动地开关。类似这些问题都涉及细胞和分子水平的研究。目前，这一层次的研究最为活跃，诺贝尔生理学或医学奖对这一层次上的研究成果授奖也多。

2.器官、系统水平

器官、系统水平研究各个器官、系统的结构及其生理活动规律。例如，心脏的功能是收缩射血，为血液循环提供动力，收缩力的大小受哪些因素的影响？其活动有哪些规律？剧烈运动时、安静时是如何进行调节的？又如，胃是怎样消化食物的？胃液的分泌、胃的蠕动受哪些因素的影响？进食期间和不进食时胃的活动是怎样进行调节的？再如，肾脏是怎样形成尿液的？有哪些结构特征与尿液的形成相适应？哪些因素影响尿液的形成？形成尿液的意义是什么？这一层次的研究内容构成了人体解剖生理学的主干内容，是提出新课题进行深入研究的重要基础。

3.整体水平

整体水平以整个人体或动物体为研究对象，研究整个机体生命活动中各器官、系统之间的相互联系及相互影响，内环境、外环境的变化对机体生理功能的影响，以及机体对环境变化所做出的各种应答。例如，当人们处于剧烈运动、精神紧张、异常焦虑、过度兴奋，或处于某些特殊环境，如高温、低氧（高原）、失重（航天）、高压（潜水）等情况时，整个身体的机能发生了哪些变化？各个系统、器官之间产生了哪些适应性调节？其机制如何？应采取哪些应对措施？整体水平的研究由于受到技术上的限制（如如何记录人体活动状态的脑电活动、心电活动、胃肠分泌机能的变化等），进展较慢，获得的重大成果不是很多。

必须指出，任何一种水平的研究，都有其局限性。完整机体的生命活动，应该是不同水平生理功能综合的结果，这种综合并非局部生理功能简单的数量上的相加，因为当细胞、器官、系统的功能组合起来时，会产生质的变化，从而表现出新的活动规律。

另外还要认识到，任何一个器官、系统在完成某一功能时，绝不是孤立地在活动，必须与其他器官、系统密切配合才能很好地完成某一功能。例如：我们通过呼吸系统吸进新鲜空气、呼出二氧化碳，通过消化系统吸收营养物质，通过泌尿系统排出代谢废物等生命活动必须有血液循环系统的配合，由循环的血液来完成；而肺部的气体交换、胃肠对食物的消化和吸收又必须靠肌肉的收缩和腺体的分泌来完成；等等。这些不同器官、不同系统之间的协调则是靠神经系统和内分泌系统的紧密调节实现的。实际上，有机体是作为一个整体在进行着复杂的生命活动。因此，科学家们提出生理学的研究应该向整合生理学发展。所谓整合生理学，就是把在某一层次上对生命现象的认识与在另一层次上对生命现象的认识整合起来，对生物体的功能进行完整的、整体的认识。

通常，我们根据人体各部分的形态结构和功能特点将人体分成 10 个系统，分别是外皮系统、运动系统（包括骨骼和肌肉）、神经系统（包括感觉器官）、内分泌系统、循环系统（包括血液和淋巴）、呼吸系统、消化系统、泌尿系统、免疫系统、生殖系统。

## 二、人体解剖生理学的研究方法

人体解剖生理学与生物学其他分支学科都是典型的实验性学科。随着科学技术的不断发展，本学科的研究方法也在不断改进和发展。

人体解剖学的经典研究方法是用手术器械解剖尸体，直接用肉眼观察、比较、度量各个器官的位置、形状、大小、质量及结构等。当尸体经药物固定处理后，器官的位置、形态、大小、颜色等均发生不同程度的改变，不能完全反映活体结构的真实情况。

近代 X 射线、放射性核素、计算机断层扫描、正电子发射断层成像、功能性磁共振成像等新技术在医学及生物学上的应用，使研究人员能在基本无损害的条件下观察、研究许多活体器官的形态和结构。光学显微镜、电子显微镜、激光扫描共聚焦显微镜的发明不但将人体结构的观察推进到组织和细胞水平，而且使研究人员可以观察细胞内部的微细结构。分子生物学、免疫细胞化学等技术在组织学中的应用又将人体结构的观察推进到分子水平。随着对机体宏观、微观领域研究的不断深入，人们对生命本质的认识越来越深刻、全面。

研究人体各器官系统的生理功能及完成该功能的机制应该以人作为研究对

象，但必须有一个前提条件，即不能损害人体健康，所用的方法必须是人体能够接受的。只有一部分生理数据，如心电图、脑电图、动脉血压、肺通气量、血液的成分、尿液的 pH 等可以在不损害人体健康的情况下直接获得，但人体内部许多器官、组织细胞的生理活动数据、作用原理、适应调节等因受到研究技术的限制，目前还无法直接测量，只能通过动物实验间接求证。实验动物往往选用在进化上与人类比较接近的哺乳动物，如猴、狗、猫、兔、鼠等；也用一些低等脊椎动物如两栖类的蟾蜍和青蛙，某些无脊椎动物如软体动物鱿鱼、海兔等。选用什么动物作为实验材料，主要根据研究的内容决定。研究动物生理活动的普遍规律时，往往选用某些无脊椎动物或低等脊椎动物。例如：研究生物电的产生原理常以鱿鱼、蟾蜍或青蛙的神经为实验材料；研究突触传递的原理常用海兔的神经节、硬骨鱼的脑、蟾蜍或青蛙的坐骨神经 - 腓肠肌为实验材料；研究骨骼肌的收缩特征和原理常以蟾蜍或青蛙的腓肠肌为实验材料；研究心脏的活动规律及原理常以蟾蜍或青蛙的离体心脏为实验材料；研究脊髓反射活动规律常以脊蟾蜍或脊青蛙为实验材料；等等。

动物实验的方法可以大致分为离体实验和在体实验两类。在体实验又可分为急性实验和慢性实验两种。离体实验方法是把动物的某一组织或器官取出，设法使其在一定时间内继续保持生理功能，然后按照特定的目的进行实验。该方法的优点在于可以排除体内神经和体液等多种因素的影响，容易考察某一组织或器官固有的功能及其调节机制。在体实验的急性实验方法是将动物麻醉（或破坏脑与脊髓），保持所要研究的器官位于体内原来位置，以便观察器官机能在不同条件下的变化规律。在体实验的慢性实验方法是设法使动物处于清醒状态，观察其整体或某一器官对体内外条件变化的反应。实验前一般需要对动物做某些处理，待动物康复后再进行观察、研究。例如，欲研究大脑某个神经核兴奋时动物的行为有什么变化，以探讨这个神经核的功能，可预先通过动物脑立体定位技术把刺激电极放入其脑内神经核的位置，将伤口处消毒、缝合，让动物存活，待其康复后按照预先设计的程序，对其进行电刺激，观察并记录动物某项机能或某种行为方式的变化。也可预先在神经核内埋藏微注射管，向神经核内微量注射神经递质、受体阻滞剂等药物，以研究神经核的功能。

我们应当将三个研究水平（细胞及分子水平、器官和系统水平、整体水平）获得的结果进行综合分析，以便更深刻地认识人体生命活动的规律。

# 第二节  在自然科学中的地位

我国国务院学位委员会、教育部于 2011 年颁布的"学位授予和人才培养学科目录"中，对所有学科共设 13 个大的学科门类，分别是哲学、经济学、法学、教育学、文学、历史学、理学、工学、农学、医学、军事学、管理学、艺术学。

其中，理学门类下设 14 个一级学科，分别是数学、物理学、化学、天文学、地理学、大气科学、海洋科学、地球物理学、地质学、生物学、系统科学、科学技术史、生态学、统计学。

其中一级学科生物学下设 11 个二级学科，分别是植物学、动物学、生理学、水生生物学、微生物学、神经生物学、遗传学、发育生物学、细胞生物学、生物化学与分子生物学、生物物理学。

人体解剖与组织胚胎学则被划分在医学门类中的一级学科基础医学中。

众所周知，当今世界上最高水平、最有影响的科学奖——诺贝尔奖，在 6 个领域设立奖项，这 6 个领域分别是物理学、化学、生理学或医学、文学、和平、经济学。前 3 个领域属于自然科学领域，其中"生理学或医学奖"110 多年来授予的奖项，其研究成果分别属于上述生物学学科下设 11 个二级学科中的生理学、神经生物学、细胞生物学、生物化学与分子生物学、发育生物学、遗传学、微生物学、生物物理学、动物学，以及医学学科。

由此可以认为，诺贝尔于 1895 年立遗嘱时设立"生理学或医学奖"，那时生理学的概念几乎等同于现代的生命科学。

20 世纪 80 年代末，美国提出"脑的 10 年"研究计划以来，世界各国政府纷纷响应，投资研究神经科学（或称神经生物学）。在我国的基础科学发展规划中，神经生物学也被列为生命科学的四大基础学科之一。（另外三个学科分别是细胞生物学、分子生物学、生态学。）经过 30 多年的努力，科学家们以动物为实验材料，在学习和记忆的突触机制、分子生物学机制方面，在神经系统某些重大疾病如帕金森病、阿尔茨海默病的发病机制方面取得了可喜的进展。毫无疑问，人体解剖生理学尤其是神经解剖生理学是神经科学的重要基础。

综上所述，可见人体解剖生理学在生命科学和医学中的重要地位。

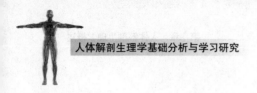

# 第三节 学习目的及常用术语

## 一、学习人体解剖生理学的目的

生物学专业的学生为什么要学习人体解剖生理学？生物学研究生物的结构与功能，世界上的生物可简化为四类，分别是植物、动物、微生物、人（这里不是分类学上的概念）。因此，相应地就有植物学、动物学、微生物学和人体解剖生理学。如上所述，人体解剖生理学既是医学专业的重要基础课，也是生物学专业的重要基础课。生物学专业设置本课程的主要目的有三点：①人体的结构与功能（尤其是脑）在所有生物中是最复杂、最高级的，通过本课程的学习，学生能更深刻地理解生命现象的多样性、复杂性，从而更好地掌握人体的生命活动规律，利用这些规律，为更科学地强身健体、卫生保健、预防疾病、优生优育、开发智力、宣传人体健康常识等打下坚实的基础。人类所有活动的重要性莫过于提高身体素质、心理素质，唯有拥有健康的身体、健康的心理，其他活动才变得有意义。②为那些立志从事生理学、神经生物学、细胞生物学、发育生物学、免疫学、生物医学工程、食品科学等学科的科学研究的学生打下坚实的基础。③对师范院校毕业生来说，将来的工作对象主要是青少年学生，对学生的生长发育、健康状况、心理特点应有所了解，只有根据青少年身体的生理特点安排好各种活动，才能使学生在德、智、体、美、劳各方面都得到发展。

## 二、人体解剖生理学常用术语

为了便于描述人体各系统、器官的位置，以及它们相互之间的关系，人们规定了一些公认的统一标准和描述用语，这是学习和研究人体解剖生理学必须首先掌握的基本知识。

### （一）解剖学姿势

为了说明人体各部分或各结构的位置关系，特规定统一标准姿势。通常以人体直立，双臂自然下垂，掌心向前，两足并拢，足尖向前，双目向前平视作为标准解剖学姿势。

### （二）方位术语

（1）上和下。描述器官或结构距颅顶或足底的相对远近关系的术语。近颅顶者为上，近足底者为下。例如，眼位于鼻的上方，而口位于鼻的下方。动物用颅侧和尾侧作为对应名词。

（2）前和后。距身体腹面近者为前，距背面近者为后。腹面（腹侧）和背面（背侧）通用于人和四足动物。

（3）内和外。描述空腔器官的各结构相互位置关系的术语，近内腔者为内，远离内腔者为外。例如，心室壁有心内膜层、心外膜层。

（4）浅和深。描述与皮肤表面相对距离关系的术语，距皮肤近者为浅，远离皮肤而距人体内部中心近者为深。

### （三）轴和面

（1）轴。在描述人体某些结构的形态，特别是关节运动时，通常假设人体有互相垂直的 3 个轴。垂直轴（vertical axis）：通过人体自上而下与地面垂直的轴。矢状轴（sagittal axis）：与垂直轴垂直的前后方向的轴。冠状轴（frontal axis）：为左右方向与水平面平行，与前两个轴相垂直的水平轴，又称额状轴。

（2）面。常用来描述解剖结构的切面有 3 种。矢状切面：通过矢状轴，将身体或器官分成左、右两部分的纵切面；若矢状面居于正中，将身体或器官分成左右相等的两半者，该切面又称正中矢状切面。冠状切面：通过冠状轴，将身体分成前、后两部分的纵切面，又称额状切面。水平切面：与上述两切面垂直，将身体分成上、下两部分的切面，又称横切面。

在描述器官的切面时，往往以器官自身的长轴为标准，与其长轴平行的切面称纵切面，与长轴垂直的面称横切面。

# 第二章　细胞与基本组织

## 第一节　细胞

有关细胞的结构、功能、增殖、分化、衰老、死亡等详细内容，由专门的《细胞生物学》教材介绍。为了系统、完整地了解人体的结构与功能，本节简要介绍细胞的基础知识。

### 一、细胞的形态与大小

人体细胞的形态、结构与其功能表现为高度的适应性、多样性，如具吸收功能的上皮细胞其游离面常有丰富的微绒毛，具传送信息功能的神经细胞都有长突起，运输氧气的红细胞为双凹圆盘形，其表面积相对较大。细胞因其功能不同而形态多样，表现为柱状、球形、椭圆形、锥体形、梭形、长颈瓶状、杯状、饼状、多突起不规则形等。

人体细胞直径一般为 7 ~ 30 μm，有些细胞个体特别大，如人卵细胞直径可达 200 μm，部分神经细胞胞体直径可达 120 μm，突起长度达 1 m。有些细胞个体特别小，如小淋巴细胞直径只有 4 ~ 5 μm。

### 二、细胞的一般结构

在光学显微镜下可见，细胞的基本结构可分为三部分，即细胞膜、细胞质、细胞核。细胞质由细胞器与细胞基质组成。细胞核由核被膜、染色质、核基质和核仁组成。在电子显微镜下可见，细胞结构可分为三大结构体系，即生物膜系统、遗传信息表达系统和细胞骨架系统。细胞以生物膜系统为基础形成了细胞膜和各种相对独立的细胞器，包括内质网、线粒体、高尔基体、溶酶体、过氧化物酶体及细胞核等结构，主要参与细胞的新陈代谢；遗传信息表达系统是由 DNA- 蛋白质与 RNA- 蛋白质复合体形成的遗传信息载体与表达系统，包括

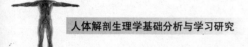

染色质、染色体、核仁、核糖体等结构，主要参与细胞的周期节律活动调节；细胞骨架系统是由一系列特异性结构蛋白装配而成的网架系统，包括微管、微丝、中间纤维等，主要参与细胞运动、形态维持和胞内物质运输。

（一）细胞膜

细胞膜是围在细胞外表面的一层薄膜，厚度为 6～9 nm，它在维持细胞形态、构成细胞屏障、进行细胞内外物质交换方面，以及在细胞连接、细胞识别和细胞运动方面起着决定性作用。细胞膜与细胞内的膜系统有着共同的结构与化学组成，统称为生物膜或单位膜。生物膜的化学成分主要是脂质（磷脂是主要成分）、蛋白质及糖类。

关于生物膜的结构，S. J. 桑格（S. J. Singer）和 G. 尼克森（G. Nicolson）于 1972 年提出了流动镶嵌模型。该理论认为磷脂分子排成脂质双层，构成生物膜的基架，亲水性的磷脂头端朝向膜的内外两侧，疏水性的尾部相对互溶在一起。膜蛋白主要为球蛋白，有的深理于膜内，有的则一部分埋于膜内，一端或两端露出膜外，称为镶嵌蛋白；有的附着在细胞膜内表面，称为周边蛋白。膜蛋白是细胞功能的主要承担者，有些是参与物质转运的载体或通道，有些是参与信息感受的受体，有些是在相邻细胞间或细胞与细胞外基质间起连接作用的连接蛋白。膜糖类主要以糖蛋白和糖脂形式存在于细胞膜外表面，对细胞膜起保护作用，还与细胞粘连、细胞识别有密切关系。流动镶嵌模型还认为细胞膜具有流动性，膜蛋白与膜脂均可侧向运动。在流动镶嵌模型基础上发展起来的"晶格镶嵌模型"和"板块镶嵌模型"理论，进一步提出膜各部分的流动性是不均匀的，生物膜中的脂质等可进行可逆的无序（液态）和有序（晶态）的相变。膜的流动性为细胞膜的物质转运和信号传递提供了结构基础，并使膜能够承受较大的张力，有利于膜损伤处的自动融合与修复，还使细胞个体具有变形能力。

另外，有些细胞与其特殊机能相适应，表面长出了一些特化结构，如微绒毛、纤毛、突起等。

### （二）细胞器

**1.内质网**

内质网是由一层单位膜围成的内腔相通的管状、泡状和囊状膜性管道系统。根据内质网膜表面有无核糖体，将其分为粗面内质网和滑面内质网两类。前者表面呈扁平囊状，排列较整齐，膜外表面附着大量的核糖体，其功能主要是合成蛋白质，包括多肽类激素、酶、细胞外基质蛋白、各种膜蛋白等；后者是相通的小泡和小管，并与高尔基体相连，其功能主要是合成脂质。在某些细胞中，滑面内质网非常发达，能合成类固醇激素。

**2.高尔基体**

高尔基体是由单位膜构成的囊泡系统，由扁平囊、小泡、大泡组成。扁平囊平行排列，整齐地堆叠在一起，构成高尔基体的主体结构。高尔基体主要功能有二：一是对粗面内质网合成的蛋白质进行加工，使其成为功能蛋白质，如使某特定蛋白质糖基化；二是对内质网合成的蛋白、脂类及内吞物进行分类、包装，并运输至细胞内特定部位，或分泌到细胞外。内质网合成的分泌性蛋白、膜蛋白、脂质在内质网以出芽方式形成膜泡，在高尔基体朝向细胞膜的一侧与其融合，此后膜泡物质被加工，并在反面以出芽方式再次形成膜泡。这些膜泡与细胞内其他膜性细胞器膜或细胞膜融合，对细胞器或细胞膜进行修补与更新，或者将膜泡内物质释放到细胞外。

**3.线粒体**

在光学显微镜下，线粒体呈线状、粒状或杆状。电子显微镜下可见线粒体是由两层单位膜套叠而成的封闭性囊状结构。两层膜的间隙称外室，内膜围成的密闭的囊腔称内室。内膜向内室褶叠形成嵴，内膜的内室面上有许多排列规则的带柄的球形小体称基粒。线粒体内有140多种酶，是糖类、脂肪和氨基酸最终氧化释放能量并合成腺苷三磷酸（adenosine triphosphate，ATP）的场所。

**4.溶酶体与过氧化物酶体**

溶酶体是由一层单位膜围成的内含多种水解酶的囊泡结构，在清除细胞内无用的生物大分子、衰老的细胞器、吞噬体、胞饮体等方面起关键作用。

过氧化物酶体是富含过氧化物酶、过氧化氢酶和其他多种氧化酶的膜性小体，能氧化酚、甲酸、甲醛、乙醇等有毒物质。

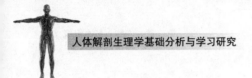

5.核糖体

核糖体是非膜性细胞器，是由 rRNA 和蛋白质共同构成的多酶复合体，也是合成蛋白质的场所。有的核糖体分布于细胞基质中，称游离核糖体，有的附着在内质网膜表面，称附着核糖体。

（三）细胞核

细胞核由双层单位膜和其包围的核物质构成。它贮存遗传信息，进行 DNA 复制和 RNA 转录，是细胞遗传与代谢的调控中心。细胞核的形态与细胞形态相关，一般球形、立方形、多边形的细胞，细胞核呈圆形；柱状、梭形细胞的细胞核多为椭圆形甚至杆状；扁平细胞的细胞核为扁圆形。细胞核的大小和数量与细胞功能是相适应的，如幼稚细胞、蛋白质合成旺盛的细胞，核较大，破骨细胞、骨骼肌细胞都为多核。

细胞核由核膜、染色质、核仁等组成。核膜位于核的最外层，由两层单位膜构成，核膜上有运输蛋白复合体围成的核孔，核孔可双向运输离子和大分子物质，如组蛋白的核输入，RNA 和核糖体的核输出。染色质是细胞分裂间期由 DNA、组蛋白、非组蛋白及少量 RNA 组成的线性复合结构。当细胞进入有丝分裂或减数分裂时，染色质高度折叠盘曲而凝缩成条状、棒状结构，此时称染色体。核仁是细胞核中匀质球形小体，化学组分主要是核酸和蛋白质。核仁是细胞内合成 rRNA、组装核糖体亚基的部位。

（四）细胞骨架

细胞骨架包括微丝、微管、中间纤维。微丝又称肌动蛋白丝，由肌动蛋白组成，直径为 5～7 nm，如上皮细胞绒毛中的轴心微丝、肌细胞中的细肌丝等，起着维持细胞形态、加强细胞间黏着，以及参与细胞收缩等作用。微管是由微管蛋白原丝构成的中空管状结构，组成微管的微管蛋白具有腺苷三磷酸酶（以下简称"ATP 酶"）的活性。微管直径约为 25 nm，存在于鞭毛、纤毛、中心粒、基体等结构中，有参与细胞的运动、物质运输与维持细胞形态等功能。中间纤维是由不同蛋白质成分构成的一类细丝结构，直径为 10 nm 左右，如存在于神经元中的神经原纤维、细胞连接处的张力丝。中间纤维主要起支架作用。

### 三、细胞连接

细胞连接是广泛存在于细胞之间的连接结构，与细胞之间的黏着、封闭细胞间隙和细胞通信有着密切关系。依据结构与功能的不同，其分为紧密连接、中间连接、桥粒、缝隙连接、化学突触等。

1.紧密连接

紧密连接在电子显微镜下可见，相邻细胞膜的外层呈间断融合，融合处无细胞间隙，非融合处有 10 ～ 15 nm 的窄隙。经冷冻蚀刻复型术证明，相邻细胞膜融合处为两排镶嵌蛋白质颗粒（相邻细胞膜各一排）连接成焊接线，焊接线再排成网状。紧密连接能有效地封闭细胞间隙，主要存在于上皮细胞的浅部和心肌细胞间。

2.中间连接

中间连接在电子显微镜下可见，相邻细胞膜之间有 15 ～ 20 nm 的间隙，间隙内有黏着蛋白连接两细胞膜，在细胞膜胞质侧有薄层的致密物质，并有伸入细胞内各处的微丝附着。中间连接能有效地黏着相邻的两细胞膜、封闭细胞间隙，并能维持细胞形态和传递收缩力。中间连接主要存于上皮细胞之间，环绕上皮细胞顶部，也存在于心肌细胞间的闰盘处。

3.桥粒

桥粒是斑状的细胞连接，电子显微镜下可见桥粒呈圆盘状，直径约 1 μm，相邻细胞膜间有 20 ～ 30 nm 的间隙，间隙内有低密度的丝状物。这些丝状物在间隙内交织成致密的中间线，细胞膜的胞质侧有电子密度较高的附着板，由附着蛋白形成，胞质中有许多中间纤维附着在附着板上。另外还有一些跨过细胞膜的中间纤维，一端连于细胞间隙的中间线，另一端跨过细胞膜伸入细胞质。桥粒是一种较牢固的细胞连接，广泛存在于各类细胞之间。在某些上皮细胞与基膜的相邻面上还可见到"半桥粒"，即只在上皮细胞基底面上形成半个桥粒的结构。半桥粒将上皮细胞固定在基膜上。

4.缝隙连接

缝隙连接是一种平板状连接，连接处相邻细胞膜之间的间隙很窄，仅2 ～ 3 nm，连接处有按规律分布的连接点，每个连接点是相邻细胞膜的镶嵌蛋白相互结合而成的连接小体。连接小体由 6 个亚单位构成，围成直径 2 nm 跨

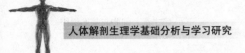

越两细胞膜的亲水小管。亲水小管在 $Ca^{2+}$ 或其他因素的作用下，可以开放或关闭，开放时可使相邻细胞交换某些小分子物质和离子，因此缝隙连接是电阻很低并能传递化学信息的细胞连接。

5.化学突触

详见第九章第二节。

# 第二节　基本组织

构成人体和动物体的基本组织有四种，分述如下。

## 一、上皮组织

上皮组织由排列紧密、形态规则的上皮细胞和少量细胞间质组成。大部分上皮组织分布于体表和体内管、腔、囊状器官或结构的内表面，故上皮细胞多呈明显的极性。朝向体表或有腔器官腔面的一面为游离面，游离面常有纤毛、微绒毛等结构；与游离面相对的一面与结缔组织相邻，称基底面，基底面的质膜与深层的结缔组织之间有基膜。上皮组织内一般无血管、淋巴管分布，而多富有感觉神经末梢，上皮组织的营养由其深部的结缔组织提供。

根据上皮组织的形态和功能的不同，将上皮组织分为三种类型，即被覆上皮、腺上皮、感觉上皮。本部分主要阐述被覆上皮与腺上皮。

1.被覆上皮

被覆上皮广泛分布于体表和体内有腔器官的内表面，具有保护、吸收、分泌、排泄等功能，但不同部位的被覆上皮功能有明显的差别，如体表的上皮主要起保护深层组织的作用，小肠腔面的上皮主要起吸收作用。根据上皮细胞的形状与层数不同，将被覆上皮分为多种类型。

（1）单层扁平上皮，由单层扁平的上皮细胞组成。从游离面观察，细胞呈多边形或不规则形，边缘多呈锯齿状或波浪形，与相邻细胞相互嵌合，细胞核呈椭圆形，位于中央。从垂直切面看，细胞核呈长椭圆形，胞质很少。组织学上常把分布于胸膜、腹膜（包括鞘膜）和浆膜心包处的单层扁平上皮称为间皮，间皮与其深部的薄层结缔组织构成浆膜。而衬于心血管、淋巴管腔内表面的单层扁平上皮称为内皮。单层扁平上皮还见于肺泡、肾小囊壁层、肾小管细段等处。

（2）单层立方上皮，由单层近似立方形的上皮细胞组成。从游离面看，细胞呈多边形，从垂直切面上看，细胞近似方形，细胞核呈圆形位于中央，上皮细胞的游离面常有微绒毛，基底面常有质膜内褶等。这种上皮见于肾泌尿小管、视网膜色素细胞层、甲状腺滤泡、卵巢表面等。

（3）单层柱状上皮，由单层棱柱状细胞组成。从游离面看，细胞呈多边形，从垂直切面上看，细胞呈柱状，核呈椭圆形，位于近基底部。细胞的游离面常有微绒毛、纤毛等结构。柱状上皮细胞间常夹有杯状细胞（一种腺细胞，分泌黏液）。这种上皮主要分布于胃、肠、胆囊、鼻旁窦、细支气管及其分支、输卵管、子宫腔内表面等处。

（4）假复层纤毛柱状上皮，由一层不同形状和高度的细胞组成。从垂直切面上看，有锥体形、梭形和柱状细胞，常夹有杯状细胞。各型细胞均附于基膜：锥体形细胞紧贴基膜，核的位置较低；柱状细胞从基膜伸到表面，游离面常有微绒毛或纤毛，细胞核位置较浅；梭形细胞夹在柱状细胞与锥体形细胞之间，细胞核位于中部。这种上皮主要分布于呼吸道，上皮内杯状细胞分泌的黏液能黏附空气中的灰尘，柱状细胞通过纤毛的规律性摆动将黏液推向咽。

（5）变移上皮，分布于泌尿系统，包括肾盏、肾盂、输尿管、膀胱、尿道。上皮的厚度和上皮细胞的形态随着器官的收缩与扩张而变化，器官扩张时，细胞层次较少（2～3层），收缩时层次增多（5～8层）。电子显微镜下可见，变移上皮的细胞均附着于基膜上，只是高度不同，形态多变，因此属于单层上皮。伸至表面的细胞称盖细胞，细胞浅部胞体较大，常见双核，胞质丰富而浓缩，游离面细胞膜增厚，细胞间连接紧密。盖细胞具有防止水分渗透和尿素、无机盐扩散进入组织的作用。

（6）复层扁平上皮，由多层细胞组成，主要分布于常受摩擦的部位，如皮肤、口腔、咽、食管、肛门、阴道等。位于表层的细胞呈扁平状，不断脱落。位于中层的细胞呈多边形，常见棘状胞质小突。位于基底部的细胞呈立方形或矮柱状，固定于基膜，胞质丰富，分裂性强。新生的细胞向浅层推进，在此过程中细胞器逐渐退化，胞质减少，而角蛋白常逐渐增多，此过程称为角质化。

皮肤表层的复层扁平上皮，浅层细胞已无核，胞质中充满角蛋白，角化明显，形成角质层；衬贴在口腔、食管、阴道等腔面的复层扁平上皮，浅层细胞是有核的活细胞，含角蛋白少，不角化或角化不明显。

（7）复层柱状上皮，由多层细胞组成，见于眼结膜和尿道海绵体部。表层细胞呈柱状，中层细胞呈多边形，基底层细胞呈矮柱状。

### （二）腺上皮

以分泌功能为主的细胞称腺细胞，以腺细胞为主组成的上皮组织称腺上皮。有的腺细胞分散存在于被覆上皮中，如消化道、呼吸道黏膜中的杯状细胞；有的腺上皮以组织形式分布于某些器官中，如胃壁中的胃腺；有的腺上皮构成独立的腺器官，称腺体，如甲状腺、腮腺等。腺细胞、腺组织和独立的腺器官统称为腺。有的腺的分泌物直接或经导管排到体外（体表或器官腔内），称为外分泌腺；有的腺的分泌物释放入细胞间质并随血液到达全身，称为内分泌腺（见内分泌系统）。这里主要介绍外分泌腺。

依据腺细胞的多少将外分泌腺分为单细胞腺和多细胞腺。杯状细胞是唯一的一种单细胞腺，存在于呼吸道和消化道。结构简单的多细胞腺多呈管状或泡状，结构复杂的多细胞腺一般由分泌部和导管两部分构成。分泌部多是由一层腺细胞围成的管状、泡状或管泡状（统称腺泡）结构。分泌部的周围与基膜之间还常分布一种肌上皮细胞，它呈长梭形，具有平滑肌细胞的特征，受自主神经支配，能收缩，协助分泌物排出。导管一端连于分泌部，一端开口于体表或器官的腔内，由单层或复层立方形上皮或柱状上皮构成。依据外分泌腺分泌物的性质、分泌方式和腺的结构特征将外分泌腺分为多种类型，其中按分泌物性质分为三类。

（1）黏液腺分泌黏液。黏液的主要成分是糖蛋白，呈黏稠状，具有润滑和保护作用。黏液腺细胞多似锥体形，胞质内含嗜碱性的黏原颗粒，核呈扁圆形，紧贴细胞的基底部。在一般切片制作中，因黏原颗粒被溶解而呈泡沫状。杯状细胞也是黏液腺。

（2）浆液腺分泌稀薄而清明的液体，称浆液，常富含酶。浆液腺细胞多呈锥体形或矮柱状，核呈圆形，位于中偏基底部，胞质内常含有丰富的嗜酸性酶原颗粒。

（3）混合腺由黏液腺细胞与浆液腺细胞共同组成，常见的形式是在黏液腺分泌部的基础上，几个浆液腺细胞排列成半月形帽状结构附着在分泌部的底部或末端，称半月。半月的分泌物可经黏液腺细胞间的小管释放入分泌部内。

## 二、结缔组织

结缔组织由少量细胞和大量细胞间质构成。细胞种类多，数量少，形态多样，无极性地分散于细胞间质中。细胞间质分为基质和纤维两种成分。基质为无定形物质，纤维为细丝样结构。狭义的结缔组织即固有结缔组织，包括疏松结缔组织、致密结缔组织、网状组织和脂肪组织。广义的结缔组织包括固有结缔组织、血液、淋巴、软骨组织和骨组织。结缔组织具有连接、支持、营养、保护等功能。

### （一）疏松结缔组织

疏松结缔组织是一种柔软而有弹性和韧性的结缔组织，其结构特点是细胞种类多、基质多、纤维稀少、结构疏松，有丰富的血管、淋巴管和神经。疏松结缔组织分布最广泛，存在于器官之间、组织之间及细胞之间，具有连接、支持、防御和修复等功能。

1.细胞

细胞主要有成纤维细胞、浆细胞、巨噬细胞、肥大细胞、脂肪细胞等。

（1）成纤维细胞。合成基质与纤维的细胞，胞体多突起，呈星状，胞质丰富呈弱嗜碱性，核较大，核仁明显。胞质富含粗面内质网、游离多核糖体和发达的高尔基体。当功能处于静止状态时，胞体变小，呈长梭形，核小，细胞器退化，此时称纤维细胞。纤维细胞和成纤维细胞可互相转化。

（2）巨噬细胞。一种广泛存在的免疫细胞，具有强大的吞噬功能。疏松结缔组织内固定的巨噬细胞又称组织细胞。巨噬细胞由血液单核细胞进一步发育而来，一般为圆形、椭圆形，并有短突起，直径 20～50 μm，功能活跃时常伸出较长的伪足。核小，胞质呈嗜酸性，给机体注射锥虫蓝染料或墨汁时，巨噬细胞吞噬染料或墨汁后胞质内出现蓝色或黑色颗粒，在光学显微镜下便于辨认。电子显微镜下可见细胞内有发达的高尔基体和大量的溶酶体、吞噬体和胞饮体等。

（3）浆细胞。B 淋巴细胞被抗原激活后，分裂增殖生成的具免疫活性的淋巴细胞，能产生抗体。细胞呈圆形或卵圆形，直径 8 ~ 20 μm，核较大，呈圆形，多偏居细胞一侧，染色质呈粗块状沿核膜内面呈辐射状排列。胞质丰富，含有大量的粗面内质网、分散的多核糖体、发达的高尔基体，中心体位于核旁浅染区内。

（4）肥大细胞。参与过敏反应的一种细胞，常成群地沿着小血管或小淋巴管分布，胞体较大，直径 20 ~ 30 μm，呈圆形或椭圆形，核较小而圆，胞质丰富，充满嗜碱性颗粒。颗粒对甲苯胺蓝或硫堇等碱性染料有异染性，呈紫红色。电子显微镜下可见颗粒为膜包颗粒，内含肝素、组胺、白三烯等。白三烯、组胺能使支气管平滑肌收缩，微血管扩张而通透性增加，血浆蛋白和液体渗出。肝素具有抗凝作用。肥大细胞受变应原刺激时释放出颗粒内的物质，这些物质促使皮肤形成荨麻疹，或在支气管引起平滑肌痉挛和黏膜水肿等过敏反应。

（5）脂肪细胞。具有储存脂肪作用的细胞，常沿血管单个或成群分布。细胞体积较大，呈球形或因相互挤压而呈多边形，细胞质内有一个大脂滴，细胞质与细胞核被大脂滴挤到细胞的周缘。当脂肪细胞增殖到成为组织的主要细胞成分时，便称为脂肪组织。

2.纤维

纤维有三种，即胶原纤维、弹性纤维和网状纤维。

（1）胶原纤维粗细差别较大，直径 1 ~ 20 μm，多分叉并交织成网。新鲜时呈白色，有光泽，苏木精 - 伊红（hematoxylin-eosin，以下简称"H-E"）染色呈红色，生化成分为 I 型胶原蛋白。胶原纤维是由直径 20 ~ 200 nm 的胶原原纤维规律地黏合而成。胶原纤维抗拉力强，使组织具有韧性。有人估计 1 mm 粗细的胶原纤维束能耐受 10 ~ 40 kg 的张力。

（2）弹性纤维数量较少，直径 0.2 ~ 1.0 μm，断端常卷曲，有弹性，排列散乱，交织成网。新鲜时呈黄色，H-E 染色呈淡红色，生化成分为弹性蛋白。弹性纤维使组织具有弹性。

（3）网状纤维直径 0.2 ~ 1.0 μm，交织成网，H-E 染色不易着色，生化成分主要为 III 型胶原蛋白，因表面覆有蛋白多糖和糖蛋白而具有嗜银性（参看网状组织）。网状纤维还分布于脂肪细胞、肌细胞、神经纤维、毛细血管的周围及基膜的网板，起固定和连接作用。

3.基质

基质是由生物大分子构成的无定形胶状物，有黏性，主要成分是蛋白多糖和纤维粘连蛋白。

蛋白多糖是蛋白质和大量多糖结合形成的生物大分子复合物。多糖成分主要为硫酸化多糖和非硫酸化多糖，前者主要有硫酸软骨素、硫酸角质素、硫酸皮肤素等，后者主要为透明质酸。透明质酸是长链分子，构成蛋白多糖复合物的主干，其他多糖则与蛋白质结合形成蛋白多糖亚单位，并结合于透明质酸长链上。大量的蛋白多糖聚合物形成有微小孔隙的分子筛，小分子物质如氨基酸、葡萄糖、激素、无机盐、水分等可以通过，而大分子物质、细菌等则不能通过。某些细菌、癌细胞等能产生透明质酸酶，破坏基质的防御屏障，因而能在疏松结缔组织中扩散。

糖蛋白是以蛋白质为主要成分附有多糖的生物大分子，主要有纤维粘连蛋白、层粘连蛋白、软骨粘连蛋白等。这些糖蛋白使细胞之间、细胞与细胞间质的不同成分相互黏附，并在细胞识别、迁移、增殖和伤口愈合中起重要作用。

组织液由毛细血管渗出的血浆小分子成分和细胞代谢产物等组成，包括葡萄糖、氨基酸、脂肪酸、激素、无机盐、水分等。组织液是细胞生存的环境。

## （二）致密结缔组织

致密结缔组织是一种以纤维为主要成分的结缔组织，纤维粗大，排列紧密，基质很少。致密结缔组织细胞较少，主要为成纤维细胞。致密结缔组织主要起连接和支持作用，依据纤维的成分和排列方式不同分为三类。

（1）规则致密结缔组织是肌腱和关节韧带的主要成分。纤维成分主要是胶原纤维，纤维粗大，平行排列成束。肌腱内的成纤维细胞称腱细胞，成行排列在纤维束之间。腱细胞有多个翼状突起伸入纤维束之间。这种组织在纤维长轴方向上有很强的抗拉力性。

（2）不规则致密结缔组织是真皮、硬脑膜、巩膜、某些器官被膜的主要成分。纤维成分主要是胶原纤维，纤维束粗大，彼此交织成致密的板层结构。这种组织在各个方向上均有很强的韧性。

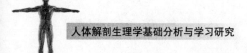

（3）弹性组织这种组织是项韧带、黄韧带、动脉管壁中弹性膜的主要成分。纤维成分主要是弹性纤维，纤维平行排列成束或交织成网膜状。弹性组织具有很强的弹性。

### （三）网状组织

网状组织主要分布于骨髓、淋巴器官和淋巴组织，由网状细胞和网状纤维及其基质构成。基质是流动的淋巴或组织液。网状纤维有分支并交织成网，其上附着网状细胞。网状细胞是具有多突起的细胞，呈星形；相近的网状细胞由突起相互连接成网，核较大，卵圆形，核仁1个或2个。网状结缔组织构成造血组织（包括淋巴组织）的支架，为血细胞增殖、发育提供微环境。

### （四）脂肪组织

脂肪组织是以脂肪细胞为主构成的组织。脂肪细胞被结缔组织分隔成许多小叶，脂肪细胞间也有少量的疏松结缔组织。脂肪组织分为黄（白）色脂肪组织和褐色脂肪组织。

（1）黄（白）色脂肪组织呈淡黄色或白色，脂肪细胞内只有一个大脂滴，细胞核与细胞质被挤到细胞的周缘，此称为单泡脂肪细胞。这种脂肪组织存在广泛，如皮下、网膜、肾脂肪囊、黄骨髓、乳房等，具有储存脂肪的功能，并有保温、缓冲、支持等功能。

（2）褐色脂肪组织呈褐色，组织内有丰富的毛细血管。脂肪细胞内有多个小脂滴，线粒体丰富，核位于中央，此称为多泡脂肪细胞。这种脂肪组织在新生儿和冬眠动物体内较多，而成人体内很少。褐色脂肪组织的功能特点是能迅速氧化脂肪，为机体快速提供热量。

### （五）软骨组织

软骨组织与软骨膜构成软骨。软骨组织由软骨细胞、基质和纤维组成。软骨细胞包埋在凝胶状的基质中，位于软骨浅层的为幼稚细胞，个体较小，常单个分布，位于深部的为较成熟的细胞，体积较大，多2～8个聚集分布，它们是由软骨膜中的一个成软骨细胞分裂而来的同源细胞群。软骨基质的主要成分为蛋白多糖，也构成分子筛结构。在软骨细胞周围的基质中，硫酸软骨素丰富，

H-E 染色呈强嗜碱性，此区域称为软骨囊。软骨组织内无血管、淋巴管，软骨细胞需要的营养来自软骨膜。软骨膜为致密结缔组织，富含血管、淋巴管、神经，为软骨提供营养。软骨膜内层有骨祖细胞，能不断分裂、分化为成软骨细胞，后者进一步分化为软骨细胞，添加在软骨的表面。

依据软骨组织内纤维的成分和排列不同，将软骨分为透明软骨、纤维软骨和弹性软骨。透明软骨呈半透明状、较脆，纤维为胶原纤维、较细，H-E 染色切片上不能分辨，关节软骨、肋软骨、气管软骨等属于这种软骨；纤维软骨呈乳白色，不透明，韧性强，纤维为胶原纤维，纤维束平行排列，软骨细胞夹在纤维束之间，椎间盘、关节盘、耻骨联合等属于这种软骨；弹性软骨呈黄色，不透明，具较强的弹性，软骨内纤维为弹性纤维。耳郭软骨、喉软骨等属于这种软骨。

（六）骨组织

骨组织由数种细胞和钙化的细胞间质构成，细胞间质称为骨基质。

1. 骨组织的细胞

（1）骨祖细胞，是骨组织的干细胞，位于骨组织和骨膜的交界面，细胞小、呈梭形，细胞核呈椭圆形。当骨生长、改建或骨折修复时，骨祖细胞功能活跃，不断增殖分化为成骨细胞。

（2）成骨细胞，由骨祖细胞分裂和发育而来，位于骨组织表面，呈立方形或矮柱状，多突起，常单层排列，相邻细胞的突起以缝隙连接相连。电子显微镜下可见，细胞质内有大量的粗面内质网和高尔基体。成骨细胞分泌骨基质的有机成分（类骨质），还释放一些基质小泡，小泡膜上有钙结合蛋白及与羟基磷灰石形成有关的碱性磷酸酶、焦磷酸酶和 ATP 酶等，泡内有钙化结晶，是形成羟基磷灰石结晶的基础。成骨细胞被其分泌的类骨质包埋后改称为骨细胞。类骨质钙化为骨基质。

（3）骨细胞，分散存在于骨板之间，多突起，体积变小，细胞器较少，胞体所占的空间称骨陷窝，突起所在的腔隙称骨小管，相近骨细胞的突起以缝隙连接相连。

（4）破骨细胞，由多个单核细胞融合而成，数量很少，散布于骨组织的边缘凹陷处，胞体大，直径可达 100 μm，核有 6 ～ 50 个，胞质呈嗜酸性，细胞器丰富，其中溶酶体、线粒体多。贴近骨基质的一侧细胞膜上有许多长短不一的毛刷样突起，构成皱褶缘，是吸收骨基质的装置。破骨细胞能释放多种酶，有很强的溶骨、吞噬和消化能力，在骨组织的改建和调节血钙水平方面起重要作用。

2.骨基质

骨基质分有机成分和无机成分。有机成分由纤维和无定形基质构成，纤维为胶原纤维，占有机成分的90％，主要由I型胶原蛋白组成。无定形基质呈凝胶状，主要成分是蛋白多糖及其复合物，具有黏合作用。无机成分又称骨盐，约占骨重的65％，以钙离子、磷离子为主，也含多种其他元素。骨盐的存在形式主要是羟基磷灰石结晶，呈细针状，长10～20 nm，沿胶原纤维长轴排列并与之紧密结合。

胶原纤维借无定形基质黏合在一起，而成层平行排列，而无定形基质内又有无机成分沉积，这样就形成了薄板样结构，称骨板。同一层骨板内的胶原纤维相互平行，相邻两层骨板内的胶原纤维排列方向互相垂直，这种排列方式如同多层木质胶合板，有效地增加了骨的强度。在长骨的骨干和其他型骨的表层，骨板排列规则紧密，称骨密质；而长骨两端骨骺的深部、短骨与不规则骨的深部、扁骨的板障，骨板排列不规则，形成针状、片状的骨小梁，它们交错排列成海绵样结构，称骨松质。

3.长骨的骨组织

（1）长骨骨干的骨组织。主要成分是骨密质，长骨骨髓腔面仅有薄层骨松质。骨密质的骨板按位置和排列形式不同分为环骨板、骨单位和间骨板。环骨板位于骨干的内、外表层，分别称内环骨板与外环骨板；骨单位又称哈弗斯系统，位于内、外环骨板之间，数量最多，是骨密质的主要结构单位。骨单位呈圆筒状，长0.6～2.5 mm，直径30～70 μm，其长轴与骨干长轴平行。骨单位中轴为纵行的中央管（又称"哈弗斯管"），周围为4～20层呈同心圆排列的骨单位骨板（又称"哈弗斯骨板"）。间骨板位于骨单位之间或骨单位与环骨板之间，是骨改建过程中骨单位或环骨板未被吸收的残余部分。骨密质中还有横向穿行并与中央管相通的管道称穿通管，穿通管与中央管内均含血管、神经和结缔组织。

（2）骨骺处的骨组织。骨松质是骨骺的主要结构成分，仅表面有骨密质。

骨松质内骨小梁的排布完全符合机械力学原理，如股骨头中的骨小梁按承受的压力和张力曲线方向排列。

## 三、肌组织

肌组织主要由肌细胞组成。肌细胞呈细纤维形，故又称肌纤维，其胞膜称肌膜，胞质称肌质。肌膜外有基膜，基膜外有少量疏松结缔组织，以及血管、淋巴管、神经等结构。依据肌纤维形态、功能和分布特征，将肌组织分为骨骼肌、心肌、平滑肌三类。

### （一）骨骼肌

骨骼肌由肌腹和肌腱组成，一般借肌腱附着于骨骼上。肌腹位于中部，主要由肌纤维构成。每块肌表面的结缔组织称肌外膜，肌外膜内含血管和神经，伸入肌内将肌分隔为若干肌束，本身构成包裹肌束的肌束膜，进而又伸入每条肌纤维的周围，构成富含毛细血管和神经纤维的肌内膜。这些结缔组织对肌细胞有连接、支持、营养、保护作用，并将肌细胞收缩产生的力量集中传递给肌腱。肌腱位于肌两端，由致密结缔组织构成，色白而坚韧，有很强的抗张力作用，抗张强度为肌腹的100多倍，无收缩功能，一端牢固地附着在骨的表面，起传递力的作用。

1.骨骼肌纤维的光学显微镜结构

骨骼肌纤维呈长圆柱状，大小差别很大，一般直径 10～100 μm，长 1～40 mm，有明暗相间的横纹，故又称横纹肌。多核，一般几十至几百个，呈扁圆形，贴近肌膜。肌质内含有大量的与肌纤维长轴平行排列的肌原纤维，肌原纤维呈细丝样，直径 1～2 μm。肌原纤维间还有大量的线粒体、糖原颗粒、肌红蛋白，以及薄膜微管结构等。每条肌原纤维上有明暗相间的横纹，分别称明带与暗带。在偏振光显微镜下，明带呈单折光，为各向同性，故又称 I 带；暗带呈双折光，为各向异性，故又称 A 带。明带宽约 0.8 μm，暗带宽约 1.5 μm。在暗带中间有较明亮的区域称 H 带，在 H 带中央有着色深的中线，称 M 线。在明带中央也有一条着色深的细线称 Z 线，两条 Z 线之间的区域称肌小节。肌小节是肌肉收缩和舒张的基本单位。

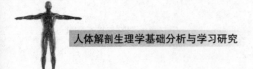

2.骨骼肌纤维的超微结构

电子显微镜下可见，骨骼肌纤维的胞质中主要包括肌原纤维、肌原纤维表面包绕着的由横管与肌质网两种微管组成的薄膜微管系统和线粒体等结构。

（1）肌原纤维。肌原纤维是由粗、细两种肌丝相互平行穿插排列构成的肌丝束。粗肌丝位于暗带，与暗带等长，中央相互联结表现为M线；细肌丝一端相互联结表现为Z线，另一端伸入粗肌丝之间。明带仅由细肌丝构成，暗带中H带仅由粗肌丝构成，H带两侧较暗的部位是粗、细肌丝穿插排列的部位。粗、细肌丝的排列是有规律的，从肌原纤维横断面上看，每条粗肌丝周围有6条细肌丝，每条细肌丝周围有3条粗肌丝。这种结构是肌肉收缩的基础。

（2）横管。在人与哺乳动物骨骼肌纤维的I带与A带交界处，肌膜向肌质凹陷形成一些管状结构，管的长轴与肌原纤维垂直，并相互吻合环绕在每条肌原纤维表面，称横管。横管是肌膜的一部分，能将细胞膜上的冲动传入肌纤维深部。

（3）肌质网。肌质网是滑面内质网特化而成的微管网络结构，包绕在肌原纤维的周围，管的长径与肌原纤维平行，故又称纵管。纵管分支吻合成网，并在靠近横管处融合膨大形成囊状，称终池。终池内储存大量 $Ca^{2+}$。横管与其两侧的终池有机能上的联系，合称三联体。终池膜上有 $Ca^{2+}$ 通道，当横管的冲动传递到终池后，终池 $Ca^{2+}$ 通道开放，$Ca^{2+}$ 由终池扩散进入肌质可引起粗、细肌丝相对滑行，表现为肌肉收缩。纵管膜上还有 $Ca^{2+}$ 泵，能将肌质中的 $Ca^{2+}$ 转运到终池内储存，使肌肉及时舒张。

（4）线粒体。骨骼肌细胞中的线粒体排列于肌原纤维的周围，其长轴与肌原纤维平行。

（二）心肌

心肌分布于心壁和邻近心脏的大血管壁上。

（1）心肌纤维的光学显微镜结构。心肌纤维呈短柱状，长 20 ～ 150 mm，多分叉，有不明显的横纹，也属横纹肌，单核，少数双核，核呈卵圆形。胞质内肌原纤维不如骨骼肌纤维明显，且粗细差别较大，肌质中有更丰富的线粒体、糖原颗粒，还有少量的脂滴。心肌细胞相互连接形成网状，连接处表现为一粗线，称闰盘。

（2）心肌纤维的超微结构。其超微结构与骨骼肌纤维相似，但有以下几个特点：①肌原纤维粗细差别较大，并且没有被细胞器完全分隔，故肌原纤维相对不明显，横纹也不如骨骼肌明显；②横管较粗，位于Z线处；③肌质网较稀疏，在横管处并不吻合膨大成囊，而是单管末端略膨大贴于横管一侧，与横管合称二联体；④有闰盘结构，闰盘是两相邻肌纤维的肌膜接触处彼此凹凸嵌合的结构，其横位部分有中间连接和桥粒，使心肌纤维之间的连接牢固，在闰盘的纵位部分有缝隙连接，便于细胞间化学信息的交流和电冲动的传导；⑤线粒体比骨骼肌更加丰富；⑥有一部分心肌特化为自律细胞，包括窦房结、房室结、房室束及分支的细胞，这些特化的心肌细胞内很少或没有肌原纤维，失去了收缩能力，其主要功能是自动产生兴奋，是起搏和控制心脏节律性搏动的细胞。

### （三）平滑肌

平滑肌广泛存在于消化道、呼吸道、生殖道、血管、淋巴管等中空器官的管壁上。细胞呈长梭形，无横纹，一般长 20～500 μm，直径 2～20 μm。单核，位于中央，呈椭圆形或杆状。肌质丰富，细胞质内无肌原纤维。平滑肌纤维以斜面相贴，细胞间有缝隙连接。

在电子显微镜下，肌膜向肌质内凹陷形成众多小凹，相当于横纹肌的横管。纵管不发达，呈稀疏的小管状，位于小凹附近。胞质内除有线粒体、高尔基体、粗面内质网外，还有中间丝和电子密度较高的密斑、密体等结构。细胞内粗、细肌丝不形成肌原纤维，也没有明显的肌小节结构。

密斑位于肌膜下，呈扁平斑块状，为细肌丝的附着点。密体散布于肌质中，为梭形小体，是细肌丝和中间丝的共同附着点，相当于横纹肌的Z线。中间丝直径 10 nm，连于相邻的密体之间，构成平滑肌的细胞网架，对细胞起支持作用。细肌丝直径 5 nm，一端附着于密斑或密体，另一端游离，环绕在粗肌丝的周围。粗肌丝直径 15 nm，位于细肌丝之间，表面有成行排列的横桥。与横纹肌不同的是，粗肌丝上无M线及两侧的裸区。很多条粗肌丝和细肌丝聚集形成肌丝单位，是平滑肌的收缩单位。

### 四、神经组织

神经组织主要由神经细胞和神经胶质细胞组成，神经细胞是神经系统结构和功能的基本单位，故又称神经元，它们具有接受刺激、整合信息和传导信息的功能。神经元数量很大，至少有 $10^{11}$ 个，其中大脑皮质中约有 $1.4 \times 10^{10}$ 个。神经胶质细胞数量是神经元数量的 10 倍以上，它们对神经元起支持、保护、营养、绝缘等作用。

（一）神经元

1.神经元的形态结构

神经元由胞体和突起两部分组成。依据形态与功能的不同，突起分为轴突与树突。

（1）胞体。胞体主要位于脑、脊髓的灰质和外周神经节内，另有部分神经元胞体位于消化管壁内神经丛、视网膜、嗅黏膜等处。胞体形态多种多样，有圆形、锥体形、梭形和星形，大小不一，小的直径仅 $4 \sim 6\ \mu m$，大的直径在 $100\ \mu m$ 以上。胞核大，呈圆形或椭圆形，核仁明显，染色质丰富。胞质除含高尔基体、线粒体、滑面内质网等细胞器外，还有两种特殊的结构，即尼氏体和神经原纤维。尼氏体是一种嗜碱性颗粒状或块状物质，在某些神经元中呈虎皮斑纹样分布，电子显微镜下可见，它是由粗面内质网规律排列，游离核糖体夹在其中而形成的，是合成神经递质、神经激素及相关酶类的部位。神经原纤维是一种网络样细丝，具有嗜银性，电子显微镜下可见，它们由微管和中间纤维构成。神经原纤维构成细胞的骨架，并参与神经元内物质的运输。

（2）轴突。每个神经元仅有一条轴突，一般细长，始末直径较均一，末端分支，中部若有分支也较少，且垂直发出。胞体发出轴突的部位呈圆锥形，称轴丘。轴突的细胞膜称轴膜，胞质称轴质。轴质内有神经原纤维，无尼氏体。中枢神经元的轴突终末特化并与其他神经元胞体或树突形成突触，部分中枢神经元和外周内脏运动神经元的轴突分布到肌肉组织、腺组织，与肌细胞、腺细胞共同形成效应器。轴突的功能主要是将胞体的信息以神经冲动的形式和以分泌化学物质的形式传递给其他神经元，或传递给肌细胞、腺细胞。

（3）树突。中枢神经元的树突一般起始部短而粗，反复分支而逐渐变细，表面常有许多棘状突起，称树突棘，是与其他神经元接触的部位。周围神经系统感觉神经元的树突较长，末端分支，分支的终末特化并常被结缔组织形成的被囊等结构包裹，构成接受体内或体外环境变化的装置，称感受器。树突内既有神经原纤维，也有尼氏体。树突的功能主要是接收体内、体外环境变化的信息或其他神经元传来的信息，并将接收的信息传向胞体。

2.神经元的分类

（1）依据神经元的功能分类。

①感觉神经元又称传入神经元，这类神经元的胞体位于外周感觉神经节、视网膜、嗅黏膜、消化管壁内神经丛，树突分布于其他组织中，树突终末形成感受器。

②运动神经元又称传出神经元，胞体位于脑和脊髓、外周自主神经节、消化管壁内神经丛，其轴突终末与肌细胞、腺细胞接触。这类神经元将中枢信息以冲动的形式传向肌肉、腺体，支配它们的活动。

③中间神经元又称联络神经元，主要分布于脑和脊髓、消化管壁内神经丛，连于感觉神经元与运动神经元之间。

（2）依据神经元的突起多少分类。

①多极神经元。有一条轴突和多条树突，如大脑锥体细胞、小脑浦肯野细胞、脊髓灰质前角运动神经元等。

②双极神经元。有一条轴突和一条树突。这类神经元较少，主要存在于内耳的螺旋神经节、前庭神经节、视网膜、嗅黏膜等处，属于感觉神经元或中间神经元。

③假单极神经元。胞体存在于脊神经节和脑神经节，属于感觉神经元。从胞体上伸出一条突起，在不远处呈"T"形分出两支，一支为轴突进入脊髓或脑干，另一支为树突分布到其他组织。

## （二）神经胶质细胞

神经胶质细胞，简称胶质细胞，广泛分布于神经元之间，对神经元具有支持、营养、保护、绝缘等作用，还参与神经元的生理活动、发育、修复等过程。依据胶质细胞的分布，其分为中枢神经系统内的胶质细胞和周围神经系统内的胶质细胞。

1.中枢神经系统内的神经胶质细胞

中枢神经系统内的神经胶质细胞有4种，即星形胶质细胞、少突胶质细胞、小胶质细胞和室管膜细胞。在H-E染色的切片中，除室管膜细胞外，其他3

种胶质细胞多突起，因胞突不能全部显示而不易区分。用镀银染色法则易显示它们的全貌。

（1）星形胶质细胞。其是最大的胶质细胞，胞体呈星形，核呈圆形，较大，着色浅。胞突向四周呈放射状伸展，并反复分支，突起末端膨大，称脚板。脚板在脑和脊髓表面彼此连接，贴在软脑膜或软脊膜内表面，形成一层胶质界面。脚板贴在血管的表面，形成血-脑屏障的关键结构基础。胞质内有胶质丝参与细胞骨架的组成。

（2）少突胶质细胞。胞体较小，核呈圆形，胞突较少。电子显微镜下可见，胞突扩展呈扁平膜状，包卷神经元轴突而形成髓鞘（详见"神经纤维"）。

（3）小胶质细胞。胞体最小，或细长，或椭圆，核小，多扁平。胞质内有大量的溶酶体。胞突细长，有分支，表面可形成许多小棘。小胶质细胞具吞噬功能，一般认为它来源于单核细胞，当中枢神经系统损伤时，变为巨噬细胞，吞噬细胞碎屑及变性的髓鞘等。

（4）室管膜细胞。这种胶质细胞单层覆盖于脑室和脊髓中央管腔面，形成室管膜。细胞呈立方形或柱状，游离面有许多微绒毛或纤毛，基底部伸出长短不一的突起，深入脑和脊髓的深部。这层细胞是脑脊液-脑屏障的结构基础。

2.周围神经系统内的神经胶质细胞

周围神经系统内的神经胶质细胞有两种，即施万细胞和卫星细胞。

（1）施万细胞。其包围在神经元胞突的表面形成髓鞘，主要起绝缘作用。施万细胞也能合成与分泌神经营养因子，在神经纤维再生中起诱导作用。正常或受损的外周神经，其施万细胞能产生一些神经营养因子，如神经生长因子、脑源性神经营养因子等。

（2）卫星细胞。这种细胞位于外周神经节内，包裹在神经元胞体表面，单层排列，细胞扁平或呈立方形，核呈圆形或卵圆形。细胞外有基膜。

（三）神经纤维

神经纤维是由神经元的长突起及包绕其外表面的神经胶质细胞共同构成的纤维样结构，分有髓神经纤维和无髓神经纤维。

1.有髓神经纤维

周围神经系统的有髓神经纤维的轴突，除起始段和终末外均包有髓鞘。髓鞘呈节段性包被在神经元胞突表面，每两节段之间缩窄的部位称郎飞结，轴突的侧支均自郎飞结处发出。相邻两郎飞结之间的一段称结间体，每一个结间体的髓鞘是由一个施万细胞的胞膜卷绕神经元胞突形成的呈同心圆排列的板层结构，多的可达50层。施万细胞为长卷筒状，最长可达1 500 μm，其胞核呈长卵圆形，其长轴与轴突平行，核周有少量胞质。髓鞘的化学成分主要是髓磷脂和蛋白质，因此有较好的绝缘性。郎飞结处由于是裸露的轴突膜，有离子通道，是产生与传导冲动的部位。

中枢神经系统的有髓神经纤维的结构基本与周围神经系统的有髓神经纤维的结构相同，但形成髓鞘的细胞是少突胶质细胞，并没有神经膜结构。少突胶质细胞的每个扁平突起包卷一段神经元轴突，形成一个结间体。少突胶质细胞的胞体位于几条神经纤维之间。

2.无髓神经纤维

周围神经系统的无髓神经纤维由单层施万细胞膜包绕神经元胞突形成。电子显微镜下可见，施万细胞的胞质丰富，表面有许多凹沟，这些凹沟内完全包埋或不完全包埋着多条神经元胞突，因此一个施万细胞参与多条无髓神经纤维的形成。中枢神经系统的无髓神经纤维没有任何髓鞘，因此是裸露的轴突。

无髓神经纤维因无髓鞘和郎飞结，神经冲动沿轴突膜连续传导，其传导速度比有髓神经纤维慢得多。

（四）神经

周围神经系统的神经纤维集合形成神经纤维束，许多神经纤维束又聚集构成神经，又称神经干。粗的神经（如坐骨神经）可含数十条神经纤维束，但细小神经常常仅由一条神经纤维束构成。

包裹在神经表面的致密结缔组织称神经外膜。神经外膜的结缔组织延伸到神经纤维束之间形成神经束膜。在神经纤维束内，每条神经纤维表面的薄层结缔组织称神经内膜。在这些结缔组织中都存在小血管和淋巴管。

# 第三章　运动系统

## 第一节　骨和骨连接

### 一、骨

成人骨共有 206 块，约占体重的 20％。有机体内的每一块骨都有一定的形态结构，有丰富的血管、神经分布，故每一块骨都是一个器官。

#### （一）骨的形态

全身的骨形态多样，大小不同，可分为长骨（如股骨）、短骨（如腕骨）、扁骨（如肩胛骨）、不规则骨（如椎骨）四类。骨的形态和分布与其生理功能是相适应的。

（1）长骨。呈长管状，两端膨大部分称为骨骺，中间部分是骨干。主要分布于四肢，具有支撑身体及杠杆作用，如股骨、肱骨等。

（2）短骨。形似立方体，主要分布于手、足等既能承受压力又能活动、连接牢固、运动较复杂的部位，如手部的腕骨、足部的跗骨等。

（3）扁骨。呈板状，主要构成腔壁，对腔内的器官起保护作用，如顶骨、枕骨、胸骨等。

（4）不规则骨。形状不规则，如椎骨、蝶骨等。有些不规则骨的内部中空，如上颌骨，称含气骨。

#### （二）骨的构造

骨由骨膜、骨质、骨髓，以及神经、血管等部分构成。

（1）骨膜。骨膜是紧贴在骨内外表面（关节面除外）上的一层致密结缔组织膜，分为骨内膜和骨外膜。骨膜内含有丰富的血管、淋巴管和神经，对骨起营养作用。骨外膜内层及骨内膜的成骨细胞在婴幼儿生长发育时期非常活跃，直接参与新骨的形成，使骨长粗。成年以后转入相对静止状态，但保持分裂增殖能力，一旦发生骨折，可再增生，促进骨的愈合。在骨外科手术时应尽量保存骨膜，有利于患者的康复。

（2）骨质。骨质是骨的主要成分，分为骨密质和骨松质两种。

（3）骨髓。骨髓是填充于骨髓腔和骨松质的间隙内的网状结缔组织，分红骨髓和黄骨髓。红骨髓分布于全身骨的骨松质内，具有造血功能。扁骨、短骨中的红骨髓终生具有造血功能。胎儿和婴幼儿的骨髓全部为红骨髓。约从6岁开始，骨髓腔内的红骨髓逐渐被脂肪组织代替变成乳黄色的黄骨髓，失去造血功能，但在某些病理情况下如大量失血或贫血时，黄骨髓又可转变为红骨髓，恢复造血功能。

### （三）骨的化学成分

骨的化学成分包括有机质和无机质。有机质与无机质结合起来，使骨既有弹性又有硬度。骨的化学成分受年龄、营养状况等因素的影响而不同。成年人的骨有机质含量约占1/3，无机质含量约占2/3；幼儿的骨有机质含量相对较多，无机质含量较少，韧性较大，硬度小，可塑性较强，不易骨折，但容易弯曲或变形，所以婴幼儿应养成坐、立、行的正确姿势，以免发生骨畸形发育如脊柱侧弯等；老年人的骨无机质含量较多，有机质含量较少，骨的脆性较大、弹性小、易骨折。骨质的结构在内、外环境的影响下会有较大变化，如体力劳动、营养状况、体育锻炼等。

### （四）骨的发生和发育

骨发生于中胚层的间充质，约在胚胎的第8周，间充质呈膜状分布，并逐渐骨化，为膜化骨（膜内成骨），如颅顶骨和面颅骨均属此类型。间充质或先形成软骨雏形，再由软骨改建成骨，为软骨化骨（软骨内成骨），如躯干骨和四肢骨主要以此方式成骨。

骨的生长有增长和增粗两种方式，现以长骨为例说明软骨化骨的发育过程。中胚层间充质内首先形成软骨雏形，软骨外周的间充质形成软骨膜，膜下部分细胞分化为成骨细胞。围绕软骨体中部产生骨质，称骨领。骨领处原有的软骨膜变为骨膜。同时有血管侵入软骨体中央，间充质跟随进入，形成红骨髓。

进入的间充质细胞分化为破骨细胞和成骨细胞，开始造骨，此处成为原发骨化点，即初级骨化中心。中心区被破骨细胞破坏形成骨髓腔。胎儿出生前后，在软骨两端出现继发性骨化点，即次级骨化中心，并开始不断造骨。骨膜、原发骨化点、继发性骨化点均不断造骨，分别形成骨干和骨骺。骨干和骨骺之间的髓软骨，称髓板。骨外膜下的成骨细胞不断造骨，使骨干不断加粗；髓板在激素的作用下不断增长和骨化，使长骨不断加长。髓板在 23 ～ 25 岁停止增长，完全骨化、消失，遗留线性痕迹，称髓线。骨骺表面的软骨则形成关节面软骨，终身不骨化。

同其他器官一样，骨在人的一生中是不断进行新陈代谢的。骨在生长发育过程中，受年龄和外界环境的影响，其成分、内部结构和形状都可发生一定的变化。例如：经常进行劳动和体育锻炼的人，骨质粗壮结实，结节和粗隆等较为明显；营养缺乏或疾病时，特别是小儿缺钙可产生佝偻病、"O"形或"X"形腿、鸡胸等症状。对于生长发育期的婴幼儿应注意加强营养，积极组织参加体育锻炼，养成正确的坐、书写姿势，促进骨的生长和发育。

## 二、骨连结

骨与骨之间的连接称骨连结。骨与骨连结构成骨骼。骨连结可分为直接连结和间接连结两类。

直接连结是由相邻的骨之间借致密结缔组织膜、软骨或骨组织直接相连，如颅骨各骨之间的骨缝（致密结缔组织膜）、椎骨之间的椎间盘（软骨）等。其特点是可活动幅度小或不能活动。间接连结又称关节，这是全身骨的主要连接形式。由相邻的骨之间借结缔组织构成的囊相连，相对的骨面之间有腔隙，腔内含有少量滑液，特点是可活动幅度较大，如肩关节、髋关节等，而且不同形式的关节可以完成各种各样的动作。

### （一）关节的基本构造

关节形式多样，复杂程度不一，但是每个关节都有关节面、关节囊和关节腔三个基本结构。

1.关节面

关节内相邻骨的接触面，其形状是相互适应的，一般一个为凸面，另一个

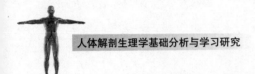

为凹面。关节面上覆盖一层较薄的关节面软骨，表面光滑又有弹性，可减轻运动时关节面之间的摩擦，缓冲运动时的冲击和震荡。

2.关节囊

关节囊为膜性囊，分为内、外两层。外层为纤维层，由致密结缔组织构成，厚而坚韧，主要起固着作用，外层附着于关节面的周缘及附近的骨面上，并与骨膜相延续。关节囊的纤维层增厚为关节囊周围韧带。内层为滑膜层，并衬贴于纤维膜内面，能分泌滑液。关节腔内的滑液起润滑、减少摩擦作用。

3.关节腔

由关节囊和关节软骨共同围成的密闭腔隙，含少量的滑液，腔内为负压，有助于关节的稳固。

### （二）关节的辅助结构

某些关节除了基本结构，还有韧带、关节盘和关节唇等辅助结构。韧带是位于关节囊周围或关节囊内的致密结缔组织束，可增加关节的稳固性。关节盘由纤维软骨构成，位于关节面之间，呈椭圆形，其周围附着于关节囊的内面，膝关节内的关节盘呈半月形，称半月板。关节盘使关节面接触更加适合，能进一步缓冲外力的冲击，增强了关节的稳固性和灵活性。关节唇是附着于关节窝周缘的软骨环，增大了关节面的作用，加深了关节窝，如肩胛骨的关节唇。

### （三）关节的运动

在肌肉的牵引下，关节的运动有屈与伸、内收与外旋、环转等形式。关节的运动范围与关节的形状有关，关节的灵活性和牢固性与关节的构造有关。例如：肩关节灵活性大，牢固性小；髋关节稳定性大，灵活性小。一般来说，灵活性大的关节，牢固性就小，灵活性小的关节，牢固性就大。加强体育锻炼，可以使关节的灵活性和牢固性增强。

关节受到强大的外力作用时，如用力过猛或跌倒，可能使关节凸与关节凹失去正常位置，称脱臼（脱位）。脱臼时，常伴随有韧带损伤和关节囊撕裂，脱臼部位易出现肿胀、疼痛，且失去运动功能，这时应特别注意保护脱臼关节的稳固。脱臼后如治疗不当，容易造成习惯性脱臼。

### 三、人体骨骼的组成及主要特征

正常成年人全身共有 206 块骨头，以骨连结互相结合成骨骼，按照所在的部位可分为颅骨、躯干骨和四肢骨。其分布如下。

颅骨 29 块，分脑颅骨、面颅骨、听小骨。脑颅骨含额骨 1、枕骨 1、蝶骨 1、筛骨 1、顶骨 2、颞骨 2，共 8 块；面颅骨含上颌骨 2、额骨 2、腭骨 2、鼻骨 2、泪骨 2、下鼻甲骨 2、下颌骨 1、犁骨 1、舌骨 1，共 15 块；听小骨含锤骨 2、砧骨 2、镫骨 2，共 6 块。

躯干骨 51 块，分脊柱、胸骨、肋骨。脊柱含颈椎 7、胸椎 12、腰椎 5、骶椎 1、尾骨 1，共 26 块骨；胸骨 1 块；肋骨 24 块。

四肢骨共 126 块，分上肢骨和下肢骨。左右上肢骨各 32 块，共 64 块。左右均可分为上肢带骨、自由上肢骨。上肢带骨含肩胛骨 1、锁骨 1；自由上肢骨含肱骨 1、桡骨 1、尺骨 1、手骨（含腕骨 8、掌骨 5、指骨 14）。左右下肢骨各 31 块骨，共 62 块骨，左右均可分为下肢带骨、自由下肢骨。下肢带骨含髋骨 1 块（由髂骨、耻骨、坐骨各 1 块愈合而成）；自由下肢骨含股骨 1、髌骨 1、胫骨 1、腓骨 1、足骨（跗骨 7、跖骨 5、趾骨 14）。

#### （一）颅骨的特征

颅骨（29 块）除左右两侧的各 3 块听小骨构成听骨链外，其余各骨借骨连结相连成颅。颅分脑颅和面颅两部分。脑颅位于颅的后上部，由 8 块颅骨构成，它们围成颅腔，容纳和保护脑。颅腔的形态基本上与脑的外部形态相适应。面颅位于颅的前下部，由 15 块颅骨构成，围成眶、骨性鼻腔和口腔，构成面部支架。

1.脑颅

脑颅分颅顶和颅底两部分。颅顶各骨均为扁骨，各骨之间以结缔组织相连，称骨缝。可见额骨与顶骨之间的冠状缝，两顶骨之间的矢状缝，顶骨与枕骨之间的人字缝。新生儿颅骨尚未完全骨化，留有结缔组织膜，称颅囟。颅囟主要有：前囟，位于额骨与矢状缝前端之间，呈菱形，出生后 1～2 年闭合；后囟，位于人字缝和矢状缝相交处，多呈三角形，出生 2～3 个月闭合。佝偻病患儿

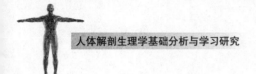

颅囟闭合期会延迟。颅囟为胎儿娩出时提供了有力的结构支持，在产道内受挤压变形，便于产妇分娩。

颅底内面凹凸不平，有很多脑神经和血管穿行的孔、管和裂隙。颅底内面由前向后依次可分为颅前窝、颅中窝和颅后窝。

（1）颅前窝主要由额骨和筛骨构成，容纳大脑半球的额叶。中部低陷处的长方形薄骨片是筛骨的筛板，板上有许多小孔，为筛孔，是嗅神经丝入脑的部位。筛骨向下与骨性鼻腔相通。

（2）颅中窝主要由蝶骨和颞骨构成，容纳大脑半球的额叶。中部隆起，外侧部下陷。中部由蝶骨体构成。蝶骨体上面呈鞍形，称蝶鞍，中央的凹窝叫垂体窝（垂体位于此）。垂体窝的前外侧有一与眶相通的圆形短管，叫视神经管。在视神经管的外侧，有一条与眶相通的裂隙，称眶上裂，动眼神经、滑车神经、展神经由此入眶。在蝶骨体的外侧，自前内向后外依次有圆孔、卵圆孔和棘孔，圆孔和卵圆孔分别是三叉神经的分支出颅的部位。

（3）颅后窝主要由枕骨和颞骨构成，容纳小脑、脑桥、延髓。颅中窝的后外侧部与颅后窝之间的长方形隆起是颞骨的岩部，其骨质中含有位听器官。颞骨岩部后面的中央有一个较大的孔，称内耳门。由此向后外通入内耳道，内耳道内有面神经和前庭蜗神经通过。在内耳门下内侧有一大的颈静脉孔，是颈内静脉及第9、第10、第11对脑神经出入颅腔的通道。颅后窝中央有一个大孔，为枕骨大孔，向下与椎管相接通，是脑和脊髓相连接的部位。枕骨大孔的前外侧缘有一条通向颅外的短管，是舌下神经出颅的部位，称舌下神经管。

人脑颅较哺乳动物颅腔变大，骨质变薄，前额隆起，顶骨高耸，脑颅大于面颅，枕骨大孔位于颅腔下方，脑颅高架于面颅脊柱之上。

2.面颅

面颅由15块骨分别围成的眼眶、鼻腔和口腔构成。由于人脑的高度发达和咀嚼肌的退化，面颅小于脑颅。面颅的眼眶呈四棱锥形，容纳视觉器官，眼眶尖斜向内后，经视神经管通颅中窝，眼眶内侧壁前方有泪囊窝，向下经鼻泪管通鼻腔。骨性鼻腔位于面颅中央，被鼻中隔分为左右两腔。骨性口腔由上颌骨、腭骨及下颌骨围成。人类因长期吃熟食，其上、下颌骨较哺乳动物显著后收，并出现了下巴。

（二）躯干骨的特征

躯干骨包括椎骨、肋骨、胸骨，借骨连结组成脊柱和胸廓。

1.脊柱

脊柱位于身体背部，由颈椎（7块）、胸椎（12块）、腰椎（5块）、骶骨（1块）和尾骨（1块）及其骨连结组成。

各部分的椎骨大小、形状各有不同，但每块椎骨都有共同的结构，即包括椎体与椎弓两部分。椎弓与椎体围成椎孔。在整体上，椎孔连成椎管，容纳脊髓。由椎弓发出7个突起，即向后的棘突，向两侧的横突，向上、向下各有2个关节突，4个关节突分别与上、下椎骨形成关节。椎弓与椎体相连处变细，称椎弓根。两个相邻椎弓根围成椎间孔，脊神经由此通过。骶骨由5块骶椎融合而成，前面有4对骶前孔，后面有4对骶后孔。骶骨内有纵行的骶管。它构成椎管的下部，并与骶前、后孔沟通。骶管的下口称骶管裂孔。尾骨由4块退化的尾椎融合而成，末端游离。

脊柱是人体躯干的支架，上承头颅，下端与骶骨相连，相邻椎骨间借软骨、韧带和关节连接。相邻的椎体之间借椎间盘及前、后纵韧带等连接。椎间盘由髓核、纤维环构成，髓核位于其中央，柔软富有弹性，纤维环保护髓核并限制其向周围膨出。当纤维环破裂时，髓核容易向后外侧脱出，突入椎管或椎间孔，压迫相邻的脊髓或神经根引起牵涉性痛，此症称椎间盘脱出症。脊柱还可做多种方向的运动，腰部的运动范围最大。

人类脊柱从侧面看有4个明显的生理弯曲，即颈曲、胸曲、腰曲、骶曲，这是由于人类直立姿势所形成的特征。颈曲、腰曲凸向前，胸曲、骶曲凸向后，这样可增大胸腔和盆腔的容积，并使人体重心后移，有利于保持直立。这些弯曲似弹簧装置，可减少走路或跳跃时对脑的冲击和震荡。

婴儿出生时已具有向后凸的胸曲、骶曲；出生3个月左右开始抬头，逐渐形成颈曲；6个月左右学坐，1岁左右学习站立、走路，在这些过程中逐渐形成腰曲。儿童和青少年的脊柱发育时间较长，在整个生长发育时期，易受多种因素的影响（如坐、立、行的姿势），因此应该注意预防脊柱畸形，如脊柱侧弯、驼背等。

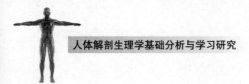

2.胸廓

胸廓由胸椎（12块）、胸骨（1块）、肋（12对）及其骨连结共同构成。胸骨分胸骨柄、胸骨体和胸骨剑突三部分。在胸骨柄与胸骨体的连接处形成一个向前突的角，称胸骨角。其两侧与第二肋相连，故将胸骨角作为计数肋的骨性标志。肋由肋骨与肋软骨构成。肋一端借关节连结与胸椎相连，另一端除第11肋和第12肋外，通过肋胸关节直接或经肋软骨间接与胸骨相连。由于人类长期直立（胸腔内脏器的重力向下传递），胸廓与其直立姿势是相适应的，其前后直径略短（脏器的重力不再压向胸骨），左右直径略长（位于体侧的上肢肌肉的牵拉），上小、下大形似圆锥的笼子。其功能是容纳并保护心、肺等器官，并参与呼吸。胸廓的形状与年龄、性别、健康状况有关。如果婴幼儿缺钙，则易使胸廓前后径扩大，胸骨突出形成鸡胸，影响心、肺的正常发育和生理功能。

（三）四肢骨与骨连结的特征

1.上肢骨

上肢骨由上肢带骨（肩胛骨、锁骨）和自由上肢骨（肱骨、桡骨、尺骨、手骨）组成。上肢带骨与躯干骨相连接。人类的上肢相较四足动物，不再支持体重，变成从事劳动的器官，与劳动机能相适应，上肢骨一般较轻、小，关节囊松弛，运动灵活度大。如肩关节由肱骨头和肩胛骨的关节盂构成，关节头大、关节盂浅，关节囊较松，韧带也较弱，灵活性较大，可以做多种方向的运动，如前屈、后伸、内收、外展、旋内、旋外和环转等运动。由于关节囊的前下部缺乏肌肉和韧带，关节头容易由此脱出，造成肩关节脱臼。手部腕骨包括与桡骨相连的近侧列的舟骨、月骨、三角骨、豌豆骨，以及与掌骨相连的远侧列的大多角骨、小多角骨、头状骨、钩骨。腕部各骨均较小，拇指可以对掌，适合握持工具及灵活运动，进行生产劳动。儿童的腕骨在10～13岁才能完成骨化，因此应注意儿童的书写姿势和劳动强度。

2.下肢骨

下肢骨由下肢带骨（髋骨）与自由下肢骨（股骨、髌骨、胫骨、腓骨、足骨）组成。下肢带骨与躯干骨相连接。由于人类长期直立行走，为与其机能相适应，下肢骨一般较粗大（以利于传递重力），关节囊紧、关节腔小、骨连接牢固。例如，由股骨头和髋臼所组成的髋关节，髋臼很深，周围的韧带和肌肉粗大，关节的稳定性大，但因受髋臼的影响，运动范围不如肩关节大，可做屈伸、展收、旋转、环转等运动。足部跗骨包括后列上方的距骨和下方的跟骨；中列为位于距骨前方的足舟骨；前列包括内侧楔骨、中间楔骨、外侧楔骨和位于跟骨前方的骰骨，均较粗大。足趾短小，适合支持体重和行走。

3.骨盆

骨盆由左右髋骨、骶骨、尾骨及其骨连结构成。髋骨是由髂骨、坐骨和耻骨3块骨愈合而成的。这3块骨愈合较晚，一般在 20～25 岁才能完全愈合。骨盆内容纳并保护盆腔脏器——直肠、泌尿器官和生殖器官等。男性骨盆和女性骨盆在形态上有很大差异，可作为性别区分的骨性标志。男性骨盆狭窄且较长，女性骨盆宽且短，女性骨盆的形态特点与分娩功能相关。

4.足弓

足骨的跗骨和跖骨借骨连结形成向上突隆的弓形，称足弓。足弓可分为前后方向的内、外侧纵弓和内外方向的横弓。站立时，仅以足跗骨中的跟骨和第一、第五跖骨头着地，使人体重量分散在与地面接触的3个点上，增加了站立的稳定性，有利于长时间的站立。足弓具有弹性，能缓冲行走与跳跃时对身体和脑所产生的震荡。如果足弓变低或消失，会形成扁平足。扁平足弹性差，当长时间站立或行走时，会压迫足底神经和血管，易造成疲劳和足底疼痛。

## 第二节　骨骼肌

骨骼肌附着于骨骼上，人体全身共有 600 余块，约占成年人体重的 40％。骨骼肌的活动由于受意识支配，故又称"随意肌"。其在神经的支配下，收缩舒张，牵拉骨骼产生运动，属于运动系统的动力器官。每块骨骼肌都是一个器官。

### 一、骨骼肌的形态分类

根据骨骼肌的形态，将骨骼肌大致分为长肌、短肌、阔肌、轮匝肌四种。

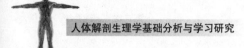

长肌呈梭形，中间部肥大，两端缩细，长肌的腱多呈索状，借肌腱起止于骨上，多分布于四肢，收缩时可引起大幅度的运动。短肌形状短小，多分布于躯干的深部，收缩时运动幅度较小。阔肌的肌腹扁平而且宽阔，可做整块收缩，其肌腱也呈扁平状，称腱膜，分布于胸部、腹部及背部浅层，收缩时除能引起躯干运动外，另外对内脏器官还起到保护和支持作用。轮匝肌位于孔、裂的周围，收缩时关闭孔、裂。

## 二、骨骼肌的辅助结构

骨骼肌的辅助结构包括筋膜、滑膜囊和腱鞘，均具有保护肌肉和辅助肌肉工作的作用。

### （一）筋膜

筋膜附着于肌肉的表面，因其位置不同，分为浅筋膜和深筋膜两种。浅筋膜由疏松结缔组织构成，在真皮之下，包被整个身体，若其内的脂肪细胞储脂增多，含有较多脂肪，则称皮下脂肪，对其包绕的肌肉、血管、神经有保护作用。特别是位于手掌和足跖部的浅筋膜较发达，能对内、外压力起缓冲作用。深筋膜由致密结缔组织构成，包被体壁、四肢的肌肉和血管神经等。深筋膜伸入肌群之间，附着在骨膜上，形成肌间隔。深筋膜可使人体肌肉免受摩擦，支持、约束肌腱，供肌肉附着。另外，深筋膜还包绕血管、神经形成血管神经鞘。在病理情况下，深筋膜还有潴留脓液、限制炎症扩散等作用。

### （二）滑膜囊

滑膜囊为封闭的结缔组织囊，内有滑液，多位于肌或肌腱与骨面相接触处，可减少两者间的摩擦。在关节附近的滑膜囊与关节腔相通，一旦滑膜囊发炎将对肢体局部的运动功能造成影响。

### （三）腱鞘

腱鞘是双层鞘管，套在肌腱周围。其外层是纤维层，内层为滑膜层（又称腱滑膜鞘）。

滑膜层有内层、外层之分：内层紧贴肌腱，称脏层；外层紧贴在纤维层的内面和骨面，称壁层。内层、外层相互移行，形成腔隙，内含滑液，可使肌腱在鞘内自由滑动。滑膜层从骨面移行至肌腱的部分称腱系膜，供应肌腱的血管由此通过。如活动不当，可致腱鞘损伤、疼痛，影响肌腱滑动，称为腱鞘炎。

### 三、骨骼肌的起止点、配布、命名规律

#### （一）骨骼肌的起止点

肌肉一般附着于邻近的两块或两块以上骨的骨面上，跨过一个或多个关节，肌肉收缩时牵动骨，引起关节运动。在运动过程中，相对固定的一点为起点，通常指接近身体正中线的肌肉附着点；相对活动的一点为止点。在实际活动中，肌肉的起止点不是固定不变的，是可以相互转化的。

#### （二）肌肉的配布

大部分骨骼肌跨越关节附着于骨的表面，配布于关节运动轴的两侧，形成两群互相对抗的肌肉。例如，分布于冠状轴两侧的屈肌群、伸肌群，分布于矢状轴两侧的内收肌群、外展肌群，横行或斜行跨越垂直轴的旋内（旋前）肌群和旋外（旋后）肌群。关节周围配布的肌群数量，则按该关节绕几个轴运动而配布相应肌群。如指间关节（单轴关节）周围仅配布屈肌群、伸肌群，腕关节（双轴关节）周围配布了屈肌群、伸肌群和内收肌群、外展肌群，肩关节（三轴关节）周围配布了屈肌群、伸肌群、内收肌群、外展肌群和旋内（旋前）肌群和旋外（旋后）肌群。最主要的特点是为适应直立行走和劳动。

#### （三）肌肉的命名

肌肉的命名有多种原则。有的以作用命名，如伸肌、屈肌、收肌、展肌等；有的以形状命名，如斜方肌、三角肌等；有的以肌肉构造命名，如半腱肌、半膜肌等；有的以肌束方向命名，如斜肌、横肌等；有的以肌肉位置命名，如肋间肌、胫骨前肌等；有的以起止点命名，如胸锁乳突肌、肱桡肌等；有的以综合以上原则命名，如桡侧腕长伸肌、指浅屈肌等。

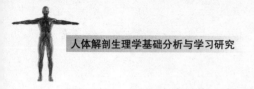

## 四、全身主要骨骼肌的分布

### （一）头颈肌

**1.头肌**

头肌包括面肌和咀嚼肌。

（1）面肌属于皮肌，大都配布在口、眼、鼻周围。起自颅骨不同部位，止于面部皮肤，收缩可牵动面部皮肤显示喜怒哀乐的表情，又称表情肌，包括颅顶肌、眼轮匝肌、口轮匝肌等。

（2）咀嚼肌包括颞肌、咬肌、翼内肌和翼外肌。均止于下颌骨，参与咀嚼运动，且能协助讲话。

**2.颈肌**

颈肌分为颈浅肌、颈外侧肌、颈前肌、颈深肌四群。颈浅肌与颈外侧肌包括颈阔肌及胸锁乳突肌。颈深肌群包括内外侧两群。

（1）颈阔肌位于颈部浅筋膜中，自胸大肌及三角肌表面的筋膜起，在口角及面部皮肤止。收缩时向下牵引口角。

（2）胸锁乳突肌被颈阔肌覆盖，斜列于颈部两侧。起自胸骨柄前面和锁骨内侧段，止于颞骨乳突。单侧收缩可使头部屈向同侧，面转向对侧；两侧收缩，头向后仰。

### （二）躯干肌

**1.背部肌群**

背部肌群位于躯干的后面，分浅、深两群。浅群主要包括斜方肌和背阔肌，深群主要是竖脊肌。

斜方肌位于项部和背上部皮下。起自上项线、枕外隆凸、项韧带、第7颈椎棘突、全部胸椎棘突及其棘上韧带，止于锁骨外侧1/3、肩峰和肩胛冈。近固定时，上部肌纤维收缩，使肩胛骨上提、上回旋和后缩；中部肌纤维收缩，使肩胛骨后缩；下部肌纤维收缩，使肩胛骨下降、上回旋和后缩。远固定时，一侧肌纤维收缩，使头向同侧屈和对侧旋转；两侧收缩，使脊柱伸。背阔肌位于胸背区下部和腰区浅层。起自第7～12胸椎棘突、全部腰椎棘突和髂后部，止于肱骨小结节嵴。可伸展、内收、内旋肱骨，攀爬时拉起肢体，并可辅助吸气。

2.胸部肌群

胸部肌群主要包括胸大肌、肋间内肌、肋间外肌、胸小肌。胸大肌在胸廓上部，自锁骨内侧半、胸骨前面和第 1～6 肋软骨起，肌纤维向外上方集中，止于肱骨大结节嵴。收缩时使肱骨旋内、内收。若上肢固定，可上提肋骨，扩大胸廓，辅助吸气。肋间外肌位于各肋间隙的浅层，起自肋骨下缘，肌纤维斜向前下方，止于下一肋骨的上缘。收缩时上提肋骨，扩胸廓，协助吸气。肋间内肌位于肋间外肌的深面。起自下位肋骨的上缘，止于上位肋骨下缘，肌纤维的方向与肋间外肌相反，收缩时可使肋骨下降，缩小胸廓，协助呼气。

3.膈肌

膈肌位于胸腔与腹腔之间，向上膨隆呈穹隆状薄层结构，构成胸腔的底、腹腔的顶。膈的周边是肌性部，中央为腱膜，称中心腱。膈是重要的呼吸肌，其肌束起自胸廓下口的周缘和腰椎前面，可分为三部：胸骨部起自剑突后面；肋部起自下 6 对肋骨和软肋骨；腰部的左右两个膈脚起自第 2 至第 3 节腰椎及外、内侧弓状韧带。各部肌束均止于中心腱。

4.腹部肌群

腹部肌群位于胸廓下缘与骨盆上缘之间，构成腹壁，包括腹直肌、腹外斜肌、腹内斜肌和腹横肌。腹肌同时收缩可增腹压，帮助排便、咳嗽、分娩、呕吐等。腹腔内脏也借助腹肌的正常张力而维持正常位置。腹肌收缩使脊柱前屈、左右回旋、侧屈。用力呼气时，腹肌还可降肋，可挤压腹腔内脏向上，使膈向上，以协助呼气。

（三）四肢肌

1.上肢肌

上肢肌分为上肢带肌、臂肌、前臂肌和手肌。

（1）上肢带肌

上肢带肌配布于肩关节周围，均起自上肢带骨，止于肱骨，运动肩关节。主要上肢带肌是三角肌。三角肌呈三角形，从前、后、外三面包裹肩关节，形成肩部的圆形隆起。起自锁骨外侧段、肩峰和肩胛冈，止于肱骨三角肌粗隆。

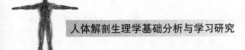

收缩时使上臂外展。前部肌纤维收缩，可使上臂前屈和旋内，后部肌纤维收缩，可使上臂后伸和旋外。

（2）臂肌

臂肌分肱二头肌、肱三头肌、肱肌。肱二头肌起点两个头，长头起自肩胛骨关节盂上方，短头起自肩胛骨喙突，两头合成一个肌腱，向下延续为扁腱，止于桡骨粗隆。收缩时屈肘关节并使前臂旋后，也能协助屈肩关节。肱肌位于肱二头肌深面。起自肱骨体前面，止于尺骨粗隆。收缩时屈肘关节。肱三头肌起点有三个头，长头起自肩胛骨关节盂的下方，外侧头起自肱骨后面桡神经沟外上方；内侧头起自桡神经沟内下方，三头合成一个肌腹，以扁腱止于尺骨鹰嘴。收缩时主要伸肘关节。

（3）前臂肌

前臂肌位于桡骨和尺骨周围。分为屈肌群和伸肌群。前臂肌肌腹多在前臂上半部，向下形成细长的腱，跨过两个以上的关节。主要作用是屈肘、腕和手关节。

（4）手肌

手肌位于手的掌面，都是短小的肌肉，主要作用是运动手指。

2.下肢肌

下肢肌可分为髋肌、大腿肌、小腿肌、足肌。

（1）髋肌

髋肌又称"下肢带肌"，配布于髋关节周围，主要运动髋关节。按其所在部位和作用分为前后两群。前群主要由髂腰肌和阔筋膜张肌构成；后群主要由臀大肌、臀中肌和臀小肌构成。臀大肌起自骶骨背面和髂骨外面，止于髂胫束和股骨的臀肌粗隆。收缩时伸髋关节且使股骨旋外。下肢固定时，伸直躯干，防止躯干前倾，维持身体平衡。由于人类长期直立行走，臀大肌肥厚，形成臀部突隆。臀小肌和臀中肌位于臀大肌的深面，起自髂骨翼外面，止于股骨大转子，收缩时外展大腿。

（2）大腿肌

大腿肌位于股骨周围，分为前群、后群、内侧群。前群有缝匠肌和股四头肌；后群为伸肌，有股二头肌、半腱肌和半膜肌；内侧群主要是大收肌。股四头肌起点四个头：股直肌起自髂前下棘；股外侧肌起自股骨粗线外侧唇；股内侧肌起自股骨粗线内侧唇；股中间肌起自股骨前面。四个头向下形成一个肌腱，包绕髌骨的前面和两侧，继而延续为髌韧带，止于胫骨粗隆。其主要作用是伸小腿，股直肌还可屈大腿。股二头肌有两个头，长头起自坐骨结节，短头起自股骨嵴，两个头合并止于腓骨头。半腱肌起自坐骨结节，止于胫骨上端内侧。半膜肌起自坐骨结节，止于胫骨髁内侧。股二头肌、半腱肌、半膜肌的主要作用是屈小腿伸大腿，在屈膝关节时，股二头肌使小腿旋外；半膜肌和半腱肌使小腿旋内。

（3）小腿肌

小腿肌可分为前群、外侧群和后群。主要屈肌有小腿三头肌，是由腓肠肌和比目鱼肌组成的。腓肠肌的内侧头和外侧头分别起自股骨的内、外上髁，比目鱼肌起自腓骨上端的后面和胫骨腘线，三头合并后在小腿的上部形成膨隆的小腿肚，向下续为人体最粗大的跟腱，止于跟骨结节。小腿三头肌是踝关节的有力屈肌，在维持人体站立姿势和行走、跳跃中发挥重要作用。

（4）足肌

足肌可分为足背肌和足底肌。足背肌较薄弱，主要起伸趾作用。足底肌的配布情况与手掌肌相似，也可分为内侧群、外侧群和中间群三组肌群，但没有对掌肌，主要作用是运动足趾和维持足弓。

# 第四章　呼吸系统

## 第一节　概述

### 一、呼吸的概念及意义

机体与外界环境之间的气体交换过程称为呼吸。通过呼吸，机体从外界环境中摄取新陈代谢所需要的 $O_2$，排出代谢所产生的 $CO_2$。

随着动物的进化，机体的呼吸方式也不断进化：单细胞动物和一些小型动物通过细胞或体表直接与水环境进行气体交换；鱼类则开始通过鳃与水环境进行气体交换；两栖类大多数幼体仍然用鳃呼吸，成体则改用肺进行呼吸；爬行类开始有了依靠呼吸肌和胸廓运动进行的肺呼吸；哺乳类的呼吸道及肺发育得更加完善，不仅有了广阔的气体交换面积，还有了精细的通气结构。

机体在进行新陈代谢的过程中，经呼吸系统不断地从外界吸入氧，由循环系统将氧运送至全身的细胞，经过氧化，产生细胞活动所必需的能量，同时，在氧化过程中所产生的 $CO_2$，通过循环系统运送至呼吸系统排出体外，这样才能保证机体活动的正常进行。

体重为 70 kg 的人，体内储存的 $O_2$ 量约为 1 550 mL，在基础状态下，机体的耗氧量约为 250 mL/min，故体内储存的全部 $O_2$ 仅够维持机体正常代谢 6 min 左右。因此，呼吸是维持机体生命活动所必需的基本生理过程之一，呼吸一旦停止，生命便将终结。

### 二、呼吸系统的组成

呼吸系统由鼻、咽、喉、气管、支气管和肺等器官组成。根据其结构和机能，可分为导气部和呼吸部。主要起传导气体作用的鼻、咽、喉、气管、支气管和肺内到终末支气管的各级支气管称为导气部（或呼吸道）；肺内的呼吸性

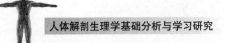

细支气管、肺泡管、肺泡囊和肺泡是气体交换的部位，称为呼吸部。临床上通常将鼻、咽、喉称为上呼吸道，气管和各级支气管称为下呼吸道。

鼻、咽、喉除了具有温暖、湿润、清洁、传导气体的作用，分别还具有嗅觉、吞咽和发声功能。肺是容纳气体和进行气体交换的器官。肺除完成气体交换的功能外，还参与体内多种物质的代谢及排泄过程。

### 三、呼吸的全过程

在人和高等动物中，呼吸的全过程由三个环节组成：①外呼吸，即肺毛细血管血液与外界环境之间的气体交换过程。外呼吸又包括肺通气和肺换气两个过程：肺泡与外界环境之间的气体交换过程称为肺通气，肺泡与肺毛细血管血液之间的气体交换过程称为肺换气。②气体运输，即由循环血液将 $O_2$ 从肺运输到全身组织、细胞，以及将 $CO_2$ 从细胞运输到肺的过程。③内呼吸，即组织部毛细血管血液与组织、细胞之间的气体交换过程，也称组织换气或细胞换气，有时也将细胞内的生物氧化过程包括在内。呼吸的三个环节相互衔接并同时进行。

## 第二节  呼吸器官的结构与功能

### 一、鼻

鼻分为外鼻、鼻腔及鼻旁窦 3 个部分。外鼻以鼻骨和软骨为支架，外被皮肤和少量皮下组织的结构。根据其位置和形态分为鼻根、鼻尖、鼻背和鼻翼。鼻翼的游离下缘围成鼻孔。鼻翼、鼻尖处皮肤较厚，皮下组织较少，皮脂腺和汗腺丰富，是痤疮及疖的好发部位。

鼻腔被鼻中隔分为左、右两腔，鼻中隔由前部的软骨部和后部的骨部构成。鼻腔前以鼻前孔与外界相通，后以鼻后孔通向鼻咽部。每侧鼻腔外侧壁上有圆弧状隆起为鼻阈。鼻阈将鼻腔分为前部的鼻前庭和后部的固有鼻腔。鼻前庭是鼻翼围成的内腔，内表面覆盖皮肤，生有鼻毛，是过滤吸入空气的第一道屏障。固有鼻腔是鼻阈至后鼻孔之间的腔隙。固有鼻腔的外侧壁有 3 个卷曲的隆起，自上而下分别称为上鼻甲、中鼻甲、下鼻甲。三个鼻甲将固有鼻腔分隔为不完全隔离的上、中、下三个鼻道。固有鼻腔内表面衬以黏膜。上鼻甲及上鼻甲所对应的鼻中隔的黏膜内有嗅细胞，称为嗅区。固有鼻腔内除嗅区以外的区域为呼吸区，呼吸区的黏膜由假复层纤毛柱状上皮和其深层的固有层构成。假复层纤毛柱状上皮内杯状细胞较多，分泌黏液至上皮的游离面。固有层内富含浆液腺、黏液腺和混合小腺的腺泡，其腺泡分泌的黏液经导管输送到黏膜表面，起湿润、净化吸入气体的作用，而且血管分布丰富，使呼吸部黏膜在活体时呈微红色，有温暖吸入气体的作用。

鼻旁窦也称副鼻窦，是在鼻腔周围含有空气的骨腔隙，包括上颌窦、额窦、筛窦和蝶窦。各鼻旁窦通过其开口均与鼻腔相通，上颌窦、额窦、筛窦的前群和中群开口于中鼻道，筛窦的后群开口于上鼻道，蝶窦开口于上鼻甲上方的蝶筛隐窝。鼻旁窦腔的内表面衬一层黏膜，该黏膜通过开口处与鼻腔黏膜相连。鼻旁窦参与湿润、温暖吸入的空气，并对发音起共鸣作用。

## 二、咽

咽的形态结构见"消化系统"。

## 三、喉

喉既是气体的通道，又是发音器官。喉位于颈前部正中，上方达第 4 颈椎水平，下平对第 6 颈椎续接气管。喉上方借韧带连于舌骨与咽相通，下方与气管相连续。喉是由软骨借韧带和关节构成支架，关节的周围配布喉肌，内表面衬以黏膜构成的一个复杂结构。

喉软骨包括单块的甲状软骨、环状软骨、会厌软骨和成对的杓状软骨等。甲状软骨是喉软骨中最大的，位于舌骨下方，环状软骨的上方，构成喉的前壁和侧壁的大部分。甲状软骨的左、右两块四方形软骨板在前方互相愈合，连接处向前突出，称喉结，成年男子尤为显著。在甲状软骨的后缘分别向上、下伸出一对突起：上方的为上角，借韧带连于舌骨；下方的为下角，与环状软骨形成环甲关节。甲状软骨的上缘借甲状舌骨膜连于舌骨，甲状软骨的下缘借环甲韧带连于环状软骨。环状软骨形似指环，位于甲状软骨下方，起支持呼吸道的作用。一对杓状软骨，位于环状软骨的上方，呈三角锥形，尖向上，底向

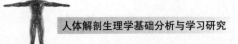

下。会厌软骨形似树叶，位于甲状软骨后上方。下端借韧带连于甲状软骨后内面，上端宽并游离于喉口上方。当吞咽时，咽部肌肉收缩使喉上提，舌肌收缩使舌根抬高，会厌软骨被压向喉口，使喉口关闭，防止食物和唾液误入喉腔和气管。

喉肌为骨骼肌，是发音的动力器官。它们均以起止点命名，主要有环杓后肌、环杓侧肌、环甲肌、甲杓肌、甲状会厌肌等。这些肌肉进行不同程度的舒缩，可使声门裂变大或变小，控制音量的大小，使声带紧张或松弛，控制音调的高低。

喉腔由软骨、韧带、关节构成支架，关节的周围配布喉肌，内表面衬以黏膜构成管腔。上通咽，下通气管。喉腔的黏膜上续咽部、下连气管的黏膜，在喉腔侧壁形成两对矢状位的黏膜皱襞，上方的一对为前庭襞（又称室襞），下方的一对为声襞。左、右两侧声襞之间的裂隙称声门裂，此处是喉腔内最狭窄的部位。声带由声襞及其所覆盖的韧带和肌肉构成。气体通过声门裂时，振动声带可发出声音。

喉的主要功能是发音，喉也是维持呼吸功能的重要器官。

## 四、气管和主支气管

气管和主支气管不仅是气体的通道，还具有调节空气温度、湿度，清除异物等功能。

气管位于食管前方，为后壁略扁平的圆筒状管道。上与喉相连，向下进入胸腔，至第 4、第 5 胸椎交界处分为左、右主支气管。气管由 14 ～ 16 个半环状的气管软骨和连于其间的环韧带构成，成人的气管长 11 ～ 12 cm，横径约 2 cm。气管软骨环的缺口朝向后面，缺口之间有弹性纤维膜联系，其内含有平滑肌。

左主支气管细而长，长 4 ～ 5 cm，其上方由主动脉弓跨过；右主支气管短而粗，长约 3 cm，呈陡直的位置。因此，有异物误入气管时，最易坠入右主支气管内。主支气管的构造与气管基本相似，左、右主支气管在肺门处分出肺叶支气管，经肺门入肺。

气管及主支气管壁自内向外由黏膜层、黏膜下层及外膜 3 层组成。黏膜层由假复层纤毛柱状上皮和固有层组成，上皮由纤毛细胞、杯状细胞、小颗粒细胞、基细胞等组成。

　　纤毛细胞的纤毛可向咽喉方向摆动，将尘粒与细菌等随黏液一起运送到咽，经咳嗽反射排出；杯状细胞分泌黏蛋白，小颗粒细胞分泌5-羟色胺和多肽，以调节气管上皮细胞和平滑肌细胞的活动；基细胞是一种未分化的细胞，可分化形成杯状细胞和纤毛细胞。黏膜下层有气管腺，开口于黏膜表面，可分泌黏液，杯状细胞和气管腺的分泌物共同形成黏膜表面的黏液屏障。外膜由半环形透明软骨和结缔组织构成，软骨缺口处的平滑肌收缩时，气管管径缩小。

## 五、肺

### （一）肺的位置和形态

　　肺为呼吸系统中最重要的器官，位于胸腔内，纵隔的两侧左、右各一。肺呈海绵状，质软而轻，富有弹性。右肺因膈肌下有肝，较左肺宽而略短；左肺因心脏偏左，较右肺窄而稍长，且左肺前缘下部形成一弧形凹。左、右肺均近似圆锥形，上部为肺尖，高出锁骨内侧上方 2～3 cm。下部为肺底，与膈相邻，称膈面，外侧面为肋面。与纵隔相邻的面为肺的纵隔面（内侧面）。纵隔面中央向肺内凹陷形成肺门。在肺门处有支气管、血管、神经及淋巴管出入。这些出入肺门的结构被结缔组织包绕形成的束状结构称为肺根。左肺被其斜裂分为上、下两叶，右肺被其斜裂和水平裂分为上、中、下三叶。肺的颜色随人的年龄和职业等的不同而不同。初生儿的肺为淡红色，成人因不断吸入尘埃，尘埃沉积于肺泡壁内使肺变为深灰色，老年人的肺呈蓝黑色，而吸烟者的肺则呈棕黑色。

### （二）肺的组织结构

　　肺是由表面的浆膜与肺内的实质和间质构成的。实质是指肺内的叶支气管及其分支和末端结构；间质是指肺内的结缔组织、血管、神经和淋巴等。
　　肺表面被覆的浆膜（胸膜脏层）属于间皮，光滑透明。
　　肺实质中的肺叶支气管分支形成内径为 1 mm 左右的细支气管和内径为 0.5 mm 左右的终末细支气管，终末细支气管再分支，套管壁上有肺泡的开口，这种支气管称呼吸性细支气管，呼吸性细支气管的分支为肺泡管、肺泡囊、肺泡。其中，肺叶支气管至终末支气管主要执行传导气体的功能，称为肺的传导部；自呼吸性细支气管、肺泡管、肺泡囊至肺泡这一部分具有交换气体的功

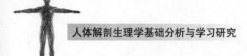

能，称肺的呼吸部。肺内细支气管及其所属的肺组织构成肺小叶。肺小叶呈锥体形，其尖部朝向肺门，底部构成肺表面。肺小叶之间有结缔组织分隔，故肺表面呈多边形的网格状。每一个网格中的结构即为一个肺小叶的底部。每个肺有 50～80 个肺小叶。肺小叶是构成肺的基本结构和功能单位。

肺间质内的血管有两种：一种是肺动脉和肺静脉及其毛细血管，它的主要功能是完成气体交换，称功能血管；另一种是支气管动、静脉及其毛细血管，它的主要功能是为肺内各级支气管等结构提供氧气和营养物质，称营养血管。自右心室发出的肺动脉干，分为左、右肺动脉后经肺门入肺，肺动脉伴随肺内支气管反复分支，最后至终末细支气管，在呼吸性细支气管及其分支结构处形成毛细血管网，在肺泡壁上的毛细血管可与肺泡之间进行气体交换，使含二氧化碳较多的静脉血变成含氧较多的动脉血。该部分毛细血管汇集形成的微静脉逐级汇集，经肺静脉出肺门，入左心房。支气管动脉发自胸主动脉或肋间动脉，左右各两条，经肺门入肺，与支气管伴行并在各级支气管壁上形成毛细血管网，以营养各级支气管。该部分毛细血管汇集成微静脉，一部分汇入肺静脉，另一部分汇集成支气管静脉出肺门，经上腔静脉回右心房。关于支气管动脉形成的毛细血管是否分布于肺泡壁上的问题，目前尚未定论。

1.肺的传导部

肺传导部的支气管分支次数越多，管腔越细，管壁越薄，其组织结构也发生改变，黏膜逐渐变薄，纤毛和腺体逐渐减少以至消失；外膜的 C 型软骨环逐渐变为不连续的片，并逐渐减少，至细支气管处完全消失，平滑肌则相对增多。平滑肌的舒缩直接影响管腔径的大小，这些平滑肌受副交感神经（行走在迷走神经中）和交感神经的双重支配。副交感神经兴奋时，平滑肌收缩，管腔变小；交感神经兴奋时，平滑肌舒张，管腔变大。这种改变具有控制进入肺泡内气流量的作用。

2.肺的呼吸部

呼吸性细支气管兼有呼吸通道与气体交换的功能，其管壁的某些部位向外突出形成肺泡。肺泡管是呼吸性细支气管的分支，每个呼吸性细支气管可分支形成 2～11 个肺泡管，平均内径为 0.1 mm。肺泡囊是肺泡管的分支，一个肺泡管常分支成 2 个或 3 个肺泡囊。肺泡是半球形的囊泡，直径 200～250 μm，气体主要在此进行交换。在电子显微镜下观察，肺泡壁由单层上皮细胞构成，肺泡外面衬有一层基膜。两相邻肺泡之间的组织称为肺泡隔。构成肺泡壁的上皮细胞依据其形态结构和功能分为Ⅰ型和Ⅱ型两类。肺泡壁的大部分是由Ⅰ型细胞构成的，该细胞扁平，核位于中央，核存在区微厚，其余部极薄。Ⅱ型细胞是一类分泌细胞，数量少，呈立方形，常单个或两三个成群地镶嵌在Ⅰ型细胞之间，分泌的磷脂在肺泡表面展开形成一层薄膜，称表面活性物质。该物质与肺泡内气体之间形成界面，有降低肺泡表面张力的作用。

成人每侧肺有 3 亿～ 4 亿个肺泡，面积一般为 70 ～ 80 m²，深吸气时可达100 m²。

### 六、胸膜、胸膜腔和纵隔

胸膜属浆膜，分为脏层与壁层。脏层贴在肺的表面，不易剥离；壁层紧贴在胸壁内面、膈肌上面和纵隔的外侧面。脏层胸膜和壁层胸膜在肺门互相移行，因此，在纵隔的两侧，胸膜的脏层和壁层之间各形成一个密闭的腔隙，称胸膜腔。正常情况下，胸膜腔只是一个潜在的腔隙，其中只有极少量浆液。由于液体分子之间具有较强的凝聚力，胸膜的脏、壁两层紧密相贴。因此，当胸腔扩大与缩小时，肺也随之扩大与缩小。同时，少量的液体可减少呼吸运动时两层胸膜之间的摩擦。

纵隔是位于两侧纵隔胸膜之间的器官和结缔组织的总称，其前界为胸骨，后界为脊柱胸段，两侧为纵隔胸膜，上方达胸廓上口，下方到膈。组成纵隔的器官有胸腺、心包、心脏及其大血管、膈神经、气管、食管、胸主动脉、迷走神经、胸导管和奇静脉等，它们借疏松结缔组织相连。

# 第三节　呼吸运动的调节

呼吸运动是呼吸肌的一种节律性舒缩活动，节律性起源于呼吸中枢。呼吸运动的深度和频率可随机体内、外环境的改变而发生相应改变，以适应机体代谢的需要。例如，在肌肉活动时，代谢增强，呼吸加深加快，肺通气量增大，机体可摄取更多的 $O_2$，排出更多的 $CO_2$。

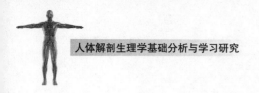

## 一、呼吸中枢与节律性呼吸运动的发生机制

### (一) 呼吸中枢

在中枢神经系统内，司呼吸运动的神经元群称为呼吸中枢，分布于大脑皮质、脑干和脊髓等，但它们在呼吸节律的产生和调节中所起的作用不同，正常节律性呼吸运动是在各级呼吸中枢的共同作用下实现的。

（1）脊髓。脊髓中有支配呼吸肌的运动神经元，其胞体位于第 3 ～ 5 颈段和胸段灰质前角（分别支配肋间肌和腹肌等）。呼吸肌在相应前角运动神经元的支配下，发生节律性舒缩运动，即呼吸运动。

（2）脑干。1923 年，英国生理学家拉姆斯登（Lumsden）通过横切猫脑干的方法发现：在中脑和脑桥之间横断脑干，在迷走神经完整的情况下，呼吸节律无明显变化；在延髓和脊髓之间横断，则呼吸运动停止，表明呼吸的基本节律产生于脑桥和延髓。如果在脑桥的上、中部之间横断，呼吸将变慢变深；如果再切断双侧迷走神经，吸气动作便大大延长，这种形式的呼吸称为长吸式呼吸。这一结果提示，脑桥上部有抑制吸气的中枢，称呼吸调整中枢；如果在脑桥和延髓之间横断，不论迷走神经是否完整，长吸式呼吸都消失，出现不规则的呼吸节律。综合这些实验结果，20 世纪 20 年代至 20 世纪 50 年代，形成了所谓三级呼吸中枢学说，即延髓有基本呼吸节律中枢，脑桥下部有长吸中枢，脑桥上部有呼吸调整中枢，在三者的共同作用下，形成正常的呼吸节律。后来的研究肯定了关于延髓有基本呼吸节律中枢和脑桥上部有呼吸调整中枢的结论，但未能证实脑桥中下部存在长吸中枢。

### (二) 呼吸节律的形成

虽已证明基本的呼吸节律起源于延髓，但其呼吸节律形成的机制迄今尚未完全阐明。目前主要有两种学说，起步神经元学说和呼吸神经元网络学说。

起步神经元学说认为，呼吸节律是由延髓内具有起步作用的吸气神经元的自动节律性兴奋引起的，就像窦房结起搏细胞的节律性兴奋引起整个心脏产生节律性舒缩那样。有文献认为，包钦格复合体可能就是呼吸节律起步神经元的所在部位。

呼吸神经元网络学说认为，呼吸节律的产生依赖于延髓内呼吸神经元之间的相互联系和相互作用。20世纪时许多学者提出了多种网络模型，但均不能很好地解释呼吸节律的产生原理。

起步神经元学说的实验依据多来自新生动物，呼吸神经元网络学说的实验依据多来自成年动物。因此，对于呼吸节律的产生，很可能两种机制都起作用，只是在动物的不同发育阶段，两种机制发挥作用的程度不同，很可能在幼年期以起步神经元的活动为主，随着动物的生长发育，呼吸神经元之间的相互作用加强，网络的作用更加重要。根据神经科学目前掌握的资料，即使呼吸节律的产生依赖于起步神经元的活动，呼吸神经元网络的作用对于完整机体节律性呼吸的样式和频率的维持也是必需的。

## 二、呼吸运动的反射性调节

呼吸节律虽起源于脑，但呼吸运动的频率、深度和样式等都受到来自呼吸器官自身及其他器官感受器传入冲动的反射性调节。

### （一）化学感受性反射

化学因素对呼吸运动的调节是一种反射性活动，称为化学感受性反射。化学因素是指动脉血液、组织液或脑脊液中的 $O_2$、$CO_2$ 和 $H^+$。机体通过呼吸运动调节血液中 $O_2$、$CO_2$ 和 $H^+$ 的水平，而血液中的 $O_2$、$CO_2$ 和 $H^+$ 水平的变化又通过化学感受器反射性调节呼吸运动，从而维持机体内环境中这些化学因素的相对稳定和机体代谢活动的正常进行。

根据所在部位的不同，化学感受器分为外周化学感受器和中枢化学感受器。

（1）外周化学感受器。外周化学感受器位于颈动脉体和主动脉体，在呼吸运动和心血管活动的调节中具有重要作用。外周化学感受器在动脉血 $PO_2$ 降低、$PCO_2$ 或 $H^+$ 浓度升高时受到刺激，冲动分别经窦神经（舌咽神经的分支，分布于颈动脉体）和迷走神经分支（分布于主动脉体）传入延髓，反射性地引起呼吸加深加快。

上述三种因素对化学感受器的刺激作用有相互增强的现象，两种因素同时作用比单一因素的作用强。这种协同作用的意义在于，当机体发生循环或呼吸衰竭时，$PCO_2$ 升高和 $PO_2$ 降低常同时存在，它们协同刺激外周化学感受器，共同促进代偿性呼吸增强反应。

（2）中枢化学感受器。摘除动物外周化学感受器或切断其传入神经后，吸入 $CO_2$ 仍能增加肺通气量；增加脑脊液 $CO_2$ 和 $H^+$ 浓度，也能刺激呼吸。研究表明，在延髓还存在一些不同于呼吸中枢但可影响呼吸活动的化学感受区，这些区域被称为中枢化学感受器。

中枢化学感受器位于延髓腹外侧部的浅表部位，左右对称，可分为头、中、尾三个区。头区和尾区都有化学感受性；中间区不具有化学感受性，可能是头区和尾区传入冲动向脑干呼吸中枢投射的中继站。

中枢化学感受器的生理性刺激是脑脊液中的 $H^+$，而不是 $CO_2$。但血液中的 $CO_2$ 能迅速通过血 - 脑屏障，使化学感受器周围细胞外液中的 $H^+$ 浓度升高，从而刺激中枢化学感受器，再引起呼吸中枢兴奋。由于脑脊液中碳酸酐酶含量很少，$CO_2$ 与水的水合反应很慢，所以对 $CO_2$ 的反应有一定的时间延迟。血液中的 $H^+$ 不易通过血 - 脑屏障，故血液 pH 的变动对中枢化学感受器的作用较小，也较缓慢。

中枢化学感受器与外周化学感受器不同，它不感受低氧的刺激，但对 $H^+$ 的敏感性比外周化学感受器高，反应潜伏期较长。中枢化学感受器的生理功能可能是调节脑脊液 $H^+$ 的浓度，使中枢神经系统有一稳定的 pH 环境；而外周化学感受器的作用则是在机体低氧时驱动呼吸运动。

## （二）肺牵张反射

实验证明，肺扩张或向肺内充气可引起吸气活动的抑制，而肺萎陷或从肺内抽气则可引起吸气活动的加强。这种由肺扩张或肺萎陷引起的吸气抑制或吸气兴奋的反射称为肺牵张反射。肺牵张反射包括肺扩张反射和肺缩小反射两种。

（1）肺扩张反射。肺扩张反射是肺扩张时抑制吸气活动的反射。感受器位于从气管到细支气管的平滑肌中，是牵张感受器，其阈值低，适应慢。肺扩张时牵拉呼吸道，使呼吸道扩张，于是牵张感受器受到刺激，其传入纤维为有髓纤维，传入冲动沿着迷走神经进入延髓，在延髓内通过一定的神经联系，促使吸气转为呼气。肺扩张反射的生理意义在于加速吸气过程向呼气过程的转换，使呼吸频率增加。

（2）肺缩小反射。肺缩小反射是肺萎陷时增强吸气活动或促进呼气转换为吸气的反射。感受器同样位于气道平滑肌内，其性质尚不清楚。肺缩小反射一般在较大程度的肺萎陷时才出现，所以它在平静呼吸时并不参与调节。

### 三、$CO_2$、$O_2$ 对呼吸运动的影响

#### （一）$CO_2$ 对呼吸运动的调节

$CO_2$ 是调节呼吸运动最重要的生理性化学因素。麻醉的动物或人，当动脉血液 $PCO_2$ 降到很低水平时，可出现呼吸暂停。因此，一定水平的 $PCO_2$ 对维持呼吸中枢的基本活动是必需的。

吸入气中 $CO_2$ 增加时，肺泡气 $PCO_2$ 随之升高，动脉血 $PCO_2$ 也升高，因而呼吸加深、加快，肺通气量增加。肺通气量增加可使 $CO_2$ 排出量增加，使肺泡气和动脉血 $PCO_2$ 重新接近正常水平。但当吸入气 $CO_2$ 含量超过一定水平时，肺通气量不能相应增加，使肺泡气和动脉血 $PCO_2$ 显著升高，导致中枢神经系统包括呼吸中枢活动的抑制，引起呼吸困难、头痛、头昏，甚至昏迷，出现 $CO_2$ 麻醉。

$CO_2$ 刺激呼吸运动是通过两条途径实现的：一是通过刺激中枢化学感受器再兴奋呼吸中枢；二是刺激外周化学感受器，冲动经窦神经和迷走神经传入延髓，反射性地使呼吸加深、加快，肺通气量增加。中枢化学感受器在 $CO_2$ 引起的通气反应中起主要作用。不过，因为中枢化学感受器的反应较慢，所以当动脉血 $PCO_2$ 突然增高时，外周化学感受器在引起快速呼吸反应中可起重要作用。另外，当中枢化学感受器受到抑制，对 $CO_2$ 敏感性降低或产生适应后，外周化学感受器的作用就显得很重要。

#### （二）$O_2$ 对呼吸运动的调节

当吸入气中 $PO_2$ 降低时，肺泡气和动脉血 $PO_2$ 都随之降低，因而呼吸运动加深、加快，肺通气量增加。通常在动脉血 $PO_2$ 下降到 80 mmHg（10.67 kpa）以下时，肺通气量才出现可觉察到的增加。可见，动脉血 $PO_2$ 的改变对正常

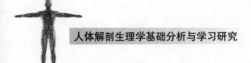

呼吸运动的调节作用不大，仅在特殊情况下（如急性高原反应）低氧刺激才有重要意义。长时间的$CO_2$潴留能使中枢化学感受器对$CO_2$的刺激作用发生适应，而外周化学感受器对低氧刺激的适应则很慢，此时，低氧对外周化学感受器的刺激就成为驱动呼吸运动的主要刺激因素。

低氧对呼吸运动的刺激作用完全是通过外周化学感受器实现的。低氧对中枢的直接作用是抑制性的。低氧通过外周化学感受器对呼吸中枢的兴奋作用可对抗其直接抑制作用，但是在严重缺氧时，如果外周化学感受器的反射效应不足以克服低氧的直接抑制作用，将导致呼吸运动的抑制。

### 四、高级中枢对呼吸运动的调节

呼吸运动还受脑干以上中枢部位的影响，如大脑皮质、边缘系统、下丘脑等。大脑皮质可通过皮质脊髓束和皮质脑干束在一定程度上随意控制低位脑干和脊髓呼吸神经元的活动，以保证其他呼吸运动相关活动的完成，如说话、唱歌、哭笑、吞咽、排便等。一定程度的随意屏气或加深、加快呼吸也靠大脑皮质的控制来实现。大脑皮质对呼吸运动的调节是随意的，而低位脑干对呼吸运动的调节则是不随意的，它们的下行通路是分开的。

# 第五章 消化系统

## 第一节 概述

有机体生命活动的基本特征之一为新陈代谢，即一方面不断从外界摄取营养，合成自身物质，同时储存能量；另一方面，在体内又不断分解许多自身物质以释放能量。为满足生长发育、组织修复等新陈代谢活动的需要，人体必须不断从外界获取营养物质，这一过程由消化系统来完成。

### 一、消化系统的组成

消化系统由消化管和消化腺两部分组成。

消化管是一条自口腔延至肛门的肌性管道，包括口腔、咽、食管、胃、小肠和大肠。其中，小肠又分为十二指肠、空肠和回肠，大肠又分为盲肠、阑尾、结肠、直肠和肛管。临床上通常将口腔至十二指肠的一段称为上消化道，将空肠以下的部分称为下消化道。

消化腺有小消化腺和大消化腺两种。小消化腺散在于消化管各部的管壁内，包括食管腺、胃腺、小肠腺、大肠腺等，均直接开口于消化管管腔内。大消化腺位于消化管外，是独立存在的器官，包括唾液腺、肝和胰，它们均借导管将分泌物排入消化管内。

### 二、消化与吸收的概念及意义

食物中的主要营养物质如蛋白质、脂肪和糖类均为结构复杂的大分子物质，它们不能为人体直接利用，必须先在消化管内转化成小分子物质，如氨基酸、甘油、脂肪酸和葡萄糖等，才能被机体吸收利用。

消化是食物在消化管内被分解为能被吸收的小分子物质的过程。经过消化过程，有利于营养物质通过消化管黏膜上皮进入血液和淋巴，从而为机体的生

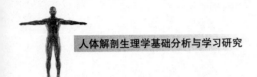

命活动提供能量。消化可分为细胞内消化和细胞外消化。单细胞动物如草履虫摄入的食物在细胞内被各种水解酶分解，称为细胞内消化。多细胞动物的食物由消化管的口端摄入，在消化管中被分解，称为细胞外消化。细胞外消化由于可消化数量更大和结构更复杂的食物，因而具有更高的效率。

吸收是指食物经消化后形成的小分子物质，以及维生素、无机盐和水分透过消化道黏膜，进入血液和淋巴循环的过程。吸收的方式多种多样，但都是为了供应机体营养和保持机体内环境的稳定。

消化和吸收是两个相辅相成、密切联系的过程。不能被消化和吸收的食物残渣和消化管脱落的上皮细胞等，进入大肠后形成粪便，最终被排出体外。

## 第二节　消化器官的形态与结构

### 一、消化管壁的一般组织结构

除口腔外，消化管各段的结构基本相同，自内向外均分为黏膜、黏膜下层、肌层与外膜四层。

### （一）黏膜

黏膜位于腔面，其表面经常保持湿润黏滑，有利于食物的输送、消化和吸收。黏膜层由上皮、固有层和黏膜肌层三层组成，是消化管各段结构差异最大、功能最重要的部分。

上皮是消化管壁的最内层。上皮的类型依消化管各部位功能的不同而有差异。消化管的两端（口腔、咽、食管及肛管下段）为复层扁平上皮，以保护功能为主；其余部分均为单层柱状上皮，以消化吸收功能为主。上皮常可陷入固有层或黏膜下层中，形成管壁内的小消化腺，可分泌黏液和消化酶。上皮之下为固有层，为疏松结缔组织，血管和淋巴管丰富。胃、肠固有层内还富含腺体或淋巴组织。黏膜肌层是黏膜层的最外层，为薄层平滑肌，其收缩可使黏膜活动，促进固有层内腺体分泌物的排出和血液循环，有利于物质的吸收和转运。

### （二）黏膜下层

黏膜下层由疏松结缔组织组成，内含小动脉、小静脉和淋巴管。在食管及十二指肠的黏膜下层内分别有食管腺与十二指肠腺。该层中还有黏膜下神经丛，由多极神经元与无髓神经纤维构成，可调节黏膜肌的收缩和腺体的分泌。在食管、胃和小肠等部位的黏膜与黏膜下层共同向管腔内突起，形成皱襞。

### （三）肌层

肌层一般分为内环行、外纵行两层，而胃壁则分为内斜行、中环行、外纵行三层。除口腔、咽、食管上段和肛门外括约肌为骨骼肌外，其余部分均为平滑肌。在两层平滑肌纤维之间有肌间神经丛，结构与黏膜下神经丛相似，可调节肌层的运动。肌层的收缩和舒张可使消化液与食物充分混合形成食糜，并不断将食糜向消化管下方推送，以便于消化和吸收。通常将上述的黏膜下神经丛和肌间神经丛统称为壁内神经丛。

### （四）外膜

外膜为消化管壁的最外层，在食管和大肠末段，主要由薄层结缔组织构成，称纤维膜，与周围的组织相连接而无明显界限，起连接作用。胃、小肠与大肠处的外膜由薄层结缔组织与间皮共同构成，称浆膜，表面光滑，有利于胃肠的运动。

## 二、消化管

### （一）口腔

口腔是消化管的起始部，其功能为吸吮、咀嚼、吞咽、感受味觉、初步消化食物和辅助发音等。口腔是以骨性口腔为基础形成的，前方的开口叫口裂，由上、下唇围成；后方经咽峡与咽相通；上为腭，下为口底，两侧为颊。口腔借助上、下牙弓和牙龈分隔为前外侧部的口腔前庭和后内侧部的固有口腔。前者是上、下唇和颊与上、下牙弓和牙龈之间的狭窄腔隙，后者位于上、下牙弓

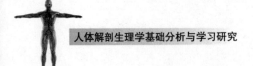

和牙龈所围成的空间，其顶为腭，底由黏膜、舌、舌下腺、肌和皮肤等组成。口腔内有牙齿和舌，并有三对唾液腺开口于口腔黏膜表面。

腭构成口腔的上壁，包括硬腭（前2/3）和软腭（后1/3）两部分。硬腭分隔口腔和鼻腔，以骨为基础。软腭是硬腭向后下方延伸的软组织部分，以肌肉为基础，其后缘游离，垂向后下方呈帆状，又叫腭帆，腭帆的中央有一伸向下的突起，称腭垂（又称悬雍垂）。腭垂两侧各有两条弓状黏膜皱襞，前方的一对称腭舌弓，向前下延伸续于舌根的侧缘；后方的一对称腭咽弓，向后下延伸至咽的侧壁。两弓之间的凹窝，容纳腭扁桃体。由软腭后缘、两侧腭舌弓和舌根共同围成的空间叫咽峡，它是口腔与咽的分界。

### 1.牙

牙是人体最坚硬的结构，嵌于上、下颌骨的牙槽内，呈弓状排列成上牙弓和下牙弓。牙具有机械加工（咬切、撕裂、磨碎）食物和辅助发音的作用。人类的牙由于杂食而具有不同的形态特点，可分为切牙、尖牙、前磨牙和磨牙。牙在外形上可分为牙冠、牙颈和牙根三部分。露出于口腔内的称牙冠，嵌于牙槽内的称牙根，牙冠与牙根的交界部分称牙颈。牙主要由牙质构成。牙冠表面被有光亮坚硬的釉质，牙根和牙颈表面被有牙骨质。牙质内部的腔隙称牙腔，牙腔在牙根内的延续称牙根管，其末端的开孔称牙根尖孔。牙的神经、血管通过牙根尖孔和牙根管至牙腔，与结缔组织共同组成牙髓。当牙髓发炎时，牙腔内压增高，压迫神经末梢，常引起剧烈疼痛。

人的一生中，先后有两组牙萌出。第一组牙称为乳牙，一般自出生后6～7个月开始萌出，3岁左右出齐，共20颗。第二组牙称为恒牙，6～7岁开始，乳牙逐渐脱落，恒牙萌出。恒牙中首先长出第一磨牙，14岁左右出齐。只有第三磨牙一般在成年后长出，称为智齿，也有终生不萌出者。因此恒牙的数量为28～32颗。

### 2.舌

舌位于口腔底，以骨骼肌为基础，表面覆以黏膜而构成。舌有搅拌食物、协助吞咽、感受味觉和辅助发音等功能。

舌分为舌尖、舌体和舌根三部分。舌有上、下两面：舌上面又叫舌背，在其后部可见"V"形的沟，称为界沟，将舌分为舌体和舌根；舌下面较舌背短，黏膜光滑而松软，与口底黏膜相续，在正中线上的黏膜皱襞称为舌系带。在舌系带根部的两侧，有一对圆形隆起，称舌下阜，是下颌下腺导管和舌下腺大导管的开口处。

舌背黏膜上有许多小突起，称舌乳头。其中，白色丝绒状的丝状乳头数量最多，遍布舌体表面。其浅层上皮细胞会不断角化脱落，并和食物残渣共同附着在舌黏膜的表面形成舌苔，健康人舌苔很淡薄。菌状乳头体积较大，数量较少，呈鲜红色散在于丝状乳头之间。叶状乳头位于舌外侧缘的后部，呈皱襞状，人类不发达。轮廓乳头最大，有 7～11 个，排列在界沟的前方，乳头顶端特别膨大，呈圆盘状。除丝状乳头外，其他 3 类乳头均含有味觉感受器（味蕾），能感受甜、酸、苦、咸等味觉刺激。

### （二）咽

咽是一个上宽下窄、前后略扁的漏斗形肌性管道，上端附着于颅底，下端平环状软骨弓（第 6 颈椎下缘平面）续于食管，全长约 12 cm。依据咽腔与鼻腔、口腔和喉的位置对应关系，咽腔分为鼻咽部、口咽部和喉咽部。咽是呼吸道和消化道的共同通道。在鼻咽部的侧壁上有咽鼓管咽口，经咽鼓管与中耳鼓室相通。

### （三）食管

食管为一前后扁平的肌性管道，位于脊柱前方，上端在第 6 颈椎下缘平面与咽相续，向下至第 10 胸椎平面，穿过膈的食管裂孔，下端与胃的贲门相接，全长约 25 cm。食管全长粗细不一，有三处较狭窄，这些狭窄区是异物容易滞留的部位，也是食管癌的好发部位。

### （四）胃

#### 1.胃的位置、形态和分部

胃是消化管中最膨大的部分，有储存食物、消化食物和内分泌功能。胃上连食管，下接十二指肠。胃大部分位于左季肋区，小部分位于腹上区。胃有两口（贲门和幽门）、两壁（前壁和后壁）和两弯（胃大弯和胃小弯）。上端与食管相续的入口称贲门，下端连接十二指肠的出口称幽门。上缘凹向右上方称胃

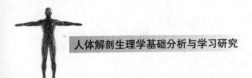

小弯，在胃小弯的最低处可见一明显的切迹，称角切迹，它是胃体与幽门在胃小弯的分界。下缘凸向左下方叫胃大弯。

胃可分为四部分：贲门部、胃底、胃体和幽门部。近贲门的部分称贲门部，贲门平面以上向左上方膨出的部分称为胃底，位于角切迹与幽门之间的部分称为幽门部，胃底和幽门部之间的部分称为胃体。

2.胃壁的组织结构特点

胃壁由黏膜、黏膜下层、肌层和外膜构成。胃黏膜表面有许多浅沟，将黏膜分成许多环状不规则的黏膜隆起区，称胃小区。胃小区表面有许多小窝，称胃小凹。每个胃小凹的底部有 3～5 个胃腺开口。胃壁的组织结构特点如下。

（1）黏膜上皮。黏膜上皮为单层柱状上皮，可分泌黏液覆盖在黏膜表面，能防止胃液内高浓度的盐酸和胃蛋白酶对黏膜的侵蚀。

（2）胃腺。胃腺为胃黏膜上皮细胞向固有膜内凹陷形成的管状腺。根据所在部位不同，胃腺分为贲门腺、幽门腺和胃底腺。贲门腺和幽门腺分别位于贲门部和幽门部，主要分泌黏液。胃底腺分布在胃底和胃体部，主要由壁细胞、主细胞、颈黏液细胞和内分泌细胞组成。壁细胞分泌盐酸和内因子，主细胞分泌胃蛋白酶原，颈黏液细胞则分泌黏液，内分泌细胞分泌胃肠激素。胃液是由这三种腺体的分泌物和胃黏膜上皮细胞的分泌物共同构成的。

（3）肌层。胃的肌层较厚，由内斜行、中环行和外纵行三层平滑肌组成。

反刍哺乳动物（如牛、羊、骆驼等）的胃适应其消化植物纤维素的功能，其构造较人的胃复杂得多，分四部分：瘤胃、网胃（蜂巢胃）、瓣胃和皱胃。前三部分的组织结构与食管相似，无消化腺，实际上是食管的变形，皱胃胃壁的组织结构与人的相似，有胃腺，是真正的胃。

（4）胃壁的外膜是浆膜层，比较结实，包裹着胃，对其有保护作用。

（五）小肠

小肠是消化管中最长的一段，成人小肠全长 5～7 m。上端从幽门起始，下端在右髂窝与大肠相接。小肠是消化和吸收的主要部位。

1.小肠的位置、形态和分部

小肠分为十二指肠、空肠和回肠三部分。

（1）十二指肠为小肠的起始段，上起自幽门，后续空肠，长 25～30 cm，相当于十二个手指的指幅，因此得名。小肠全长呈"C"形，包绕胰头，按其位置不同可分为上部、降部、下部和升部。降部后侧壁黏膜有乳头状突起，称十二指肠乳头，是胆总管和胰导管末端共同开口处。

（2）空肠和回肠盘曲于腹腔的中、下部，借肠系膜固定于腹后壁，其活动度较大。上段为空肠，上接十二指肠，约占全长的2/5，主要占据腹腔的左上部；下段为回肠，下端接盲肠，约占全长的3/5，一般位于腹腔的右下部。空肠和回肠之间并无明显界限，在形态和结构上的变化也是逐渐改变的。

2.小肠壁的组织结构特点

小肠壁的组织结构同样是管状器官的四层结构，但为适应其功能又有自身的特点。

（1）环状襞。小肠的黏膜层和黏膜下层向肠腔突出形成横行的皱襞，称为环状襞。皱襞在小肠上段较发达，扩大了小肠的面积。

（2）小肠绒毛。小肠黏膜层的黏膜上皮与固有层向肠腔突起形成许多绒毛样的结构，称小肠绒毛，是小肠特有的结构。绒毛表面上皮主要有吸收细胞和杯状细胞。吸收细胞为高柱状，细胞游离面有大量密集排列的微绒毛，称纹状缘。每个细胞上有1 000～2 000根微绒毛，有效地增加了消化和吸收的面积。微绒毛表面的细胞衣较厚，其中含有磷脂酶、双糖酶及氨基肽酶等，有助于食物的分解。杯状细胞散在于吸收细胞之间，分泌黏液，对黏膜有保护和润滑作用。固有层组成绒毛的轴心，内有毛细淋巴管称中央乳糜管，起始于绒毛顶端，为盲管状，另一端穿过黏膜肌层汇入黏膜下层的淋巴管。中央乳糜管周围有丰富的毛细血管网和纵行排列的平滑肌纤维。经吸收细胞吸收的氨基酸、葡萄糖、水和无机盐等进入毛细血管，而吸收的脂肪物质主要进入中央乳糜管。平滑肌舒缩能促进绒毛内物质的转运。

（3）肠腺。小肠上皮向固有层中凹陷形成肠腺。肠腺为管状腺，腺管开口于相邻绒毛根部之间。肠腺分泌液构成了小肠液的主要成分。肠腺由5种细胞组成：①吸收细胞，内含多种酶类，与消化有关；②杯状细胞，功能同上；③帕内特细胞，常三五成群聚集在肠腺底部，内含溶菌酶和肽酶，具有杀菌和消化作用；④未分化细胞，位于肠腺的下半部，是小肠上皮的干细胞，通过不断增殖、分化和迁移，对小肠上皮进行修复和再生；⑤内分泌细胞，散在于其他上皮细胞之间，分泌肽类激素。

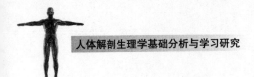

（4）肌层。肌层是构成小肠壁的肌，由内环行、外纵行两层平滑肌构成，两层之间有肌间神经丛。

## （六）大肠

大肠是消化管的最后一段，长约 1.5 m。在右髂窝处连于回肠末端，终于肛门，分为盲肠、阑尾、结肠、直肠和肛管五部分。大肠的主要机能是吸收水分、维生素和无机盐，将食物残渣形成粪便并排出体外。

大肠的形态特点：沿着大肠纵轴有三条平行排列的结肠带，是由肠壁纵行肌增厚形成的；由于结肠带短于肠管的长度，使肠管皱起，形成有横沟隔成的囊状结肠袋；在结肠带附近有许多大小不等的脂肪突起，称肠脂垂。这些特点是区别大肠和小肠的标志，但阑尾和直肠没有这些特点。

### 1.盲肠和阑尾

盲肠是大肠的起始部，位于右髂窝内，长 6～8 cm，左接回肠，上通升结肠。在回肠进入盲肠的入口处有回盲瓣，此瓣具有括约肌功能，可以防止大肠内容物反流进入小肠，也可控制食糜不致过快地进入大肠，使食物在小肠内得以充分地消化吸收。

阑尾为盲肠的后内壁伸出的一条细长蚓状突起，其末端游离，一般长 6～8 cm，内腔与盲肠相通。阑尾是盲肠末端在进化过程中退化形成的。阑尾的尖端游离，移动性大，位置多变，但其根部位置比较固定，体表投影位置位于脐与右髂前上棘连线的中、外 1/3 交界处，临床上称为麦克伯尼点。急性阑尾炎时，该处有明显的压痛，具有一定的诊断价值。

### 2.结肠

结肠围绕在小肠的周围，呈"M"形，始于盲肠，终于直肠。结肠可分为升结肠、横结肠、降结肠和乙状结肠四部分。

### 3.直肠与肛管

直肠位于盆腔内，全长 10～14 cm，上接乙状结肠，穿盆膈（盆膈上、下筋膜及其间的肌肉，封闭骨盆下口）续于肛管。直肠内有 2 或 3 个半月形直肠横襞，由黏膜及环形肌构成，具有阻挡粪便下移的作用。

肛管是盆膈以下的一段消化管，长 3～4 cm。上端续于直肠，末端终于肛门。肛管被肛门括约肌所包绕，平时处于收缩状态，有控制排便的作用。在肛管的黏膜下和皮下有丰富的静脉丛，病理情况下静脉丛曲张、血液淤滞，形成突起，称为痔。

## 三、消化腺

### （一）唾液腺

口腔内有大、小两种唾液腺。小唾液腺散在于各部口腔黏膜内（如唇腺、颊腺、腭腺、舌腺）。大唾液腺包括腮腺、下颌下腺和舌下腺三对，为管泡状腺，腺泡分泌唾液，经导管排入口腔。腮腺位于耳前下方和咬肌后缘的表面。腮腺发出腮腺管，开口于平对上颌第二磨牙的颊黏膜上。下颌下腺位于下颌骨内面，下颌下腺管开口于舌下阜。舌下腺位于口底黏膜深面。其腺管有大、小两种：小导管约有数条，直接开口于口底舌下襞黏膜表面；大导管1条，与下颌下腺管汇合，共同开口于舌下阜。

### （二）肝

肝是人体中最大的腺体，成人的肝重约1 500 g。肝的血液供应丰富，故活体时呈红褐色。肝质地柔软而脆弱，受外力冲击容易破裂，引起腹腔内大出血。肝的功能极为复杂和重要，具有分泌胆汁、参与代谢、解毒及吞噬防御功能，在胚胎时期还有造血功能。肝产生的胆汁经胆管输入十二指肠，参与脂类物质的消化，故通常将肝列为消化腺。

1.肝的位置和外形

肝大部分位于右季肋区和腹上区，小部分位于左季肋区。肝形似楔形，右侧钝厚而左侧扁窄，可分为上、下两面和前、后、左、右四缘。肝上面膨隆，与膈相接触，又称膈面。肝膈面被镰状韧带分为左、右两叶，右叶大而厚，左叶小而薄。肝的下面朝向左下方，凹凸不平，又称脏面，脏面有"H"形的3条沟：左、右两条纵沟和一条横沟。横沟又称肝门，为肝管、肝动脉、门静脉、淋巴管和神经出入肝的门户，这些进出肝门的结构被结缔组织包裹，共同构成肝蒂。右纵沟的前部有一浅窝，称胆囊窝，容纳胆囊；后部为腔静脉沟，有下腔静脉通过。肝脏面的"H"形沟将肝分为4个叶：左纵沟左方的为左叶；右

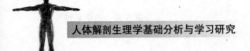

纵沟右方的为右叶；左、右纵沟之间，横沟前方的为方叶；横沟后方的为尾状叶。

2.肝的组织结构

肝表面覆以致密结缔组织被膜，被膜表面大部分有浆膜覆盖。肝门处的结缔组织随门静脉、肝动脉和肝管的分支伸入肝实质，将实质分隔成许多肝小叶，肝小叶之间各种管道密集的部位称门管区。

（1）肝小叶。肝小叶是肝的基本结构单位，呈多角棱柱体，长约2 mm，宽约1 mm。成人肝有50万～100万个肝小叶。肝小叶中央有一条沿其长轴走行的中央静脉，中央静脉周围是大致呈放射状排列的肝细胞和肝血窦。

在肝小叶的横断面上，肝细胞以中央静脉为中心，向四周呈放射状排列，形成索状，称为肝索。从肝小叶的纵切面上看，肝索排列成不规则的板状结构，称为肝板。相邻肝板吻合连接。在相邻肝板之间有扩大的窦状毛细血管，称为肝血窦。

肝细胞是构成肝小叶的主要成分。肝细胞体积较大，直径20～30 μm，呈多面体形。每个肝细胞有三种不同的功能面：血窦面、细胞连接面和胆小管面。肝细胞的这三种功能面的结构不同。血窦面和胆小管面有发达的微绒毛，使细胞表面积增大。相邻肝细胞之间的细胞连接面有紧密连接、桥粒和缝隙连接等结构。上述结构均有利于肝细胞功能活动的进行。

肝血窦是相邻肝板之间的腔隙，互相吻合形成网状管道，是一种特殊的毛细血管——窦状毛细血管。血窦腔大而不规则，血液从肝小叶的周边经血窦流向中央，汇入中央静脉。血窦壁由内皮细胞组成，细胞扁而薄，胞膜上有窗孔，内皮外无基膜，这些特点有利于肝细胞摄取血浆中的物质和排出其分泌产物。

窦腔内有定居于肝内的巨噬细胞，又称库普弗细胞。肝巨噬细胞有变形运动和活跃的吞饮与吞噬能力，构成机体的一道重要防线，在吞噬清除从胃肠进入门静脉的细菌、病毒和异物方面起关键作用。

肝血窦内皮细胞与肝细胞之间有宽约0.4 μm的狭小间隙称窦周隙，是肝细胞与血液之间进行物质交换的场所。窦周隙内还有一种散在的细胞称储脂细胞。储脂细胞的胞质内含有许多大小不一的脂滴，脂滴内含有维生素A。因此，该细胞的功能之一是储存维生素A。储脂细胞的另一功能是产生细胞外基质，如胶原纤维和网状纤维等。在慢性肝炎、慢性酒精中毒等肝脏疾病中，储脂细胞异常增多，并产生大量纤维，导致肝硬化。

胆小管为相邻两个肝细胞之间细胞膜凹陷形成的微细管道，它们在肝板内互相吻合成网。在电子显微镜下观察，胆小管腔面有肝细胞形成的微绒毛突入腔内，胆小管周围的肝细胞膜形成紧密连接、桥粒等连接复合体封闭胆小管。正常情况下，肝细胞分泌的胆汁排入胆小管，胆汁不会从胆小管溢出至窦周隙。但当肝细胞发生变性、坏死或胆管堵塞内压增大时，胆小管的正常结构被破坏，胆汁则溢入窦周隙，继而进入血窦，出现黄疸。

（2）门管区。从肝门进出肝脏的门静脉、肝动脉和肝管，在肝内反复分支，伴行于肝小叶之间的结缔组织内，分别称为小叶间静脉、小叶间动脉和小叶间胆管，它们所在的这个区域称为门管区。每个肝小叶周围有3或4个门管区。

3.肝的血液循环

肝的血液循环较为特殊，进入肝的血管有门静脉和肝动脉。门静脉是肝的功能血管，将从胃、肠吸收的物质输入肝内；肝动脉是肝的营养血管，将含氧丰富的血液输入肝脏。门静脉和肝动脉入肝后反复分支，在小叶间结缔组织内分别形成小叶间静脉和小叶间动脉。它们沿途发出分支后，在肝小叶的周边与肝血窦相连。因此，肝血窦内含有门静脉和肝动脉的混合血液。肝血窦的血液，从小叶周边流向中央，汇入中央静脉。若干中央静脉汇合成小叶下静脉。小叶下静脉进而汇合成2或3支肝静脉，出肝后注入下腔静脉。

4.胆汁的排出途径

由肝细胞分泌的胆汁进入胆小管内，胆汁在胆小管内从肝小叶的中央流向周边。胆小管于小叶边缘处汇集成若干短小的管道，称肝闰管。肝闰管与小叶间胆管相连，小叶间胆管内的胆汁向肝门方向汇集，最后汇入左、右肝管出肝，经肝总管、胆囊管储存于胆囊。

5.胆囊和输胆管道

胆囊位于肝门右前方的胆囊窝内，呈梨形，有储存、浓缩胆汁及调节胆管压力的作用。胆囊借胆囊管与左、右肝管汇合成的肝总管合并形成胆总管。胆总管与胰管汇合，共同开口于十二指肠大乳头。开口处有肝胰壶腹括约肌（Oddi括约肌）环绕。空腹时此括约肌收缩，由肝细胞分泌的胆汁经肝总管、胆囊管入胆囊储存，胆囊可吸收水分使胆汁浓缩。进食后，在神经、体液因素

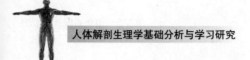

的调节下，胆囊收缩和 Oddi 括约肌舒张，使胆汁自胆囊经胆囊管、胆总管、十二指肠大乳头排入十二指肠，参与食物的化学消化。小肠内蛔虫钻入胆总管或者结石在胆管内移动，可导致括约肌和胆道平滑肌痉挛，引起腹上区剧烈疼痛。结石、蛔虫阻塞或肿瘤压迫等造成胆管阻塞时，胆汁排出受阻，临床上会出现阻塞性黄疸。

鸟类和哺乳类中有些种类不具胆囊，如鸽、大鼠、马、鹿、象等没有胆囊，浓缩、贮存胆汁的功能由胆总管完成。欲研究某种因素（如药物、神经递质等）对肝胆汁分泌的影响，可用大鼠、鸽等动物。

### （三）胰

胰是人体的第二大腺，由外分泌部和内分泌部组成。外分泌部分泌胰液，胰液中含有多种消化酶（蛋白酶、脂肪酶、淀粉酶等），对消化食物起重要作用，是最重要的消化液。内分泌部即胰岛，是一些散在于外分泌部之间的细胞团，它分泌的激素直接进入血液和淋巴，主要参与糖代谢的调节。

**1.胰的位置和外形**

胰是一狭长腺体，位于胃的后方，横跨在第1、第2腰椎的前面，质地柔软，呈灰红色。胰可分为头、体、尾三部分。

**2.胰的组织结构**

胰腺表面覆以薄层结缔组织被膜，结缔组织伸入腺内将实质分隔为许多小叶。腺实质由外分泌部和内分泌部两部分组成。

（1）外分泌部。外分泌部为复管泡状腺，包括腺泡和导管。腺泡为浆液性腺泡，分泌液富含消化酶。腺泡通过泡心细胞与闰管相连。闰管为导管的起始部，管径细，管壁由单层扁平上皮或立方上皮围成。闰管逐渐汇合形成小叶内导管。小叶内导管在小叶间结缔组织内汇合成小叶间导管，后者再汇合成一条主导管，贯穿胰腺全长，在胰头部与胆总管汇合，开口于十二指肠大乳头。胰导管上皮细胞可分泌水和碳酸氢盐等多种电解质。

（2）内分泌部。内分泌部由位于外分泌部腺泡之间的大小不等的腺细胞团构成，称为胰岛。成人胰腺约有 100 万个胰岛，约占胰腺体积的 1.5 %。

### 四、腹膜

腹膜是衬于腹、盆腔壁的内面和覆盖在腹、盆腔脏器表面的一层浆膜。依其覆盖的部位不同可分为壁腹膜（腹膜壁层）和脏腹膜（腹膜脏层）：前者衬于腹、盆腔壁内面，后者覆盖在腹、盆腔脏器表面。壁腹膜和脏腹膜互相移行。两层之间的腔隙称腹膜腔。男性腹膜腔是完全封闭的；女性由于输卵管腹腔口开口于腹膜腔，因而腹膜腔可经输卵管、子宫和阴道而与外界相通，是女性腹膜感染的途径。腹膜腔内含少量浆液。腹膜在腹腔脏器之间、脏器与腹壁之间移行形成系膜、网膜和韧带。

腹膜除对脏器有支持、固定的作用外，还能分泌少量浆液，起润滑作用，减少脏器运动时的摩擦。腹膜具有吸收功能，能吸收腹膜腔的液体和空气。腹膜还具有较强的修复和再生能力，它所分泌的浆液可促使伤口的愈合。此外，腹膜还具有防御机能。一方面，其本身具有一些防御或吞噬机能的细胞；另一方面，当腹腔脏器感染时，周围的腹膜形成物尤其是大网膜可迅速趋向感染病灶，包裹病灶或发生粘连，使病变局限不致迅速蔓延。

## 第三节　消化器官活动的调节

消化系统的各部分具有不同的结构和功能特点，它们相互配合、协调一致地进行活动，并与整体活动相适应，为机体代谢提供物质和能量，这是在神经和体液调节下实现的。

### 一、神经调节

#### （一）消化器官的神经支配及其作用

支配消化器官的神经由外来神经和内在神经两部分组成。外来神经包括交感神经和副交感神经。内在神经包括黏膜下神经丛和肌间神经丛。

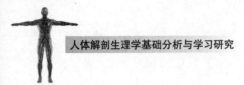

1.外来神经

消化器官除口腔、食管上段及肛门外括约肌外，都受交感神经和副交感神经的双重支配。

交感神经的低级中枢：起源于脊髓第 1 胸节到第 3 腰节段，在腹腔神经节和肠系膜上、下神经节换元后，节后纤维组成神经丛，随血管分布到胃肠各部分。交感神经兴奋时，其末梢释放去甲肾上腺素，与效应器细胞膜上相应受体结合后，能抑制胃肠运动，使其紧张性降低，蠕动减弱或停止，使括约肌收缩，减慢胃肠内容物的推进速度；能使消化腺分泌减少；还可抑制胆囊的收缩，促进 Oddi 括约肌收缩，减少胆汁排出。

副交感神经主要来自迷走神经，但支配远端结肠和直肠的副交感神经是盆神经，唾液腺受面神经和舌咽神经的副交感纤维支配。副交感神经节前纤维进入消化器官管壁后，先与壁内神经丛中的节后神经元发生突触联系，然后发出节后纤维支配消化管的平滑肌和腺体。副交感神经兴奋时，其末梢释放乙酰胆碱（acetylcholine, ACh），能促进胃肠运动，使其紧张性增强，蠕动加强、加快，括约肌舒张，加快胃肠道内容物的推进速度；能使消化腺的分泌增加，如引起唾液、胃液、胰液和胆汁的分泌；还可使胆囊收缩，Oddi 括约肌舒张，胆汁排出量增加。

2.内在神经

内在神经又称壁内神经丛，是由从食管中段至肛门的大部分消化管壁内的神经纤维交织成网形成的。它们由许多互相形成突触联系的神经节细胞和神经纤维组成，有的神经元与胃肠壁的机械、温度或化学感受器发生联系（感觉神经元），有的则与平滑肌和腺体发生联系（运动神经元），更多的神经元位于上述两种神经元之间（中间神经元），从而构成一个完整的局部神经反射回路。食物对消化管壁的机械、温度或化学的刺激，可直接通过壁内神经丛，引起消化道运动和腺体分泌，称为局部反射，其对胃肠活动调节具有重要的作用。因此，壁内神经丛又被称为"肠脑"。当切断外来神经后，局部反射仍然存在。但正常情况下，外来神经对壁内神经丛具有调节作用。

### （二）消化器官活动的反射性调节

调节消化器官活动的神经中枢存在于延髓、下丘脑和大脑皮质等处。当食物或与食物有关的刺激作用于机体的某些内、外感受器时，可引起反射性调节活动，包括非条件反射和条件反射两种。

1.非条件反射性调节活动

调节食物对口腔黏膜的机械、温度或味觉感受器刺激时，除能反射性地引起唾液分泌外，还能引起胃的容受性舒张，以及胃液、胰液和胆汁的分泌。食物对胃肠的刺激，可反射性地引起胃肠的运动和分泌。当胃内的酸性食糜排入十二指肠后，能反射性地抑制胃的运动和排空，胃排空的速度与小肠内消化和吸收的速度相适应。通过上述反射活动，消化器官各部分的活动相互影响、密切配合，可以更好地完成消化功能。

2.条件反射性调节活动

调节在进食前或进食时，食物的形状、颜色、气味，以及进食环境和有关的语言、文字，都能反射性地引起胃肠运动和消化腺分泌的改变，这些则属于条件反射性调节。它使消化器官的活动更加协调，并为食物的消化做好充分准备。因此，良好的情绪与饮食环境，色、香、味、形俱佳的食物等，均有利于引起食欲，对食物的消化也是有利的。

## 二、体液调节

消化器官的活动，还受体液因素的调节。在胃肠道的黏膜层中，不仅存在多种外分泌腺，还含有40多种内分泌细胞，这些内分泌细胞分泌的激素，统称为胃肠激素。由于其化学结构上均属肽类，故又称胃肠肽。这些内分泌细胞数量大，其总数远超过体内所有内分泌腺细胞的总和。由此可见，胃肠道不仅是人体内的消化器官，而且也是体内最大、最复杂的内分泌器官。多数胃肠激素也存在于神经系统中，这种在胃肠道和神经系统中双重分布的肽类物质称为脑-肠肽。胃肠激素的生理作用非常广泛，主要有以下三方面：①调节消化腺的分泌和消化道的运动；②调节其他激素的释放，如抑胃肽有促进胰岛素分泌的作用；③营养作用，许多胃肠激素有刺激消化道组织代谢和生长的作用，如促胃液素促进胃黏膜细胞增生。

目前已发现和鉴定的胃肠激素有20余种，它们通过血液循环或以局部扩散的方式作用于消化器官的靶细胞，调节其功能活动。其中最主要的有促胃液素、缩胆囊素、促胰液素、抑胃肽等。

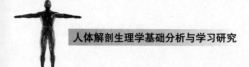

消化系统由消化管和消化腺两部分组成。消化管包括口腔、咽、食管、胃、小肠和大肠，是食物进行消化和吸收的场所。消化腺分为小消化腺和大消化腺两种。小消化腺散在于消化管各部的管壁内，直接开口于消化管管腔内，包括食管腺、胃腺、小肠腺、大肠腺等。大消化腺位于消化管外，是独立存在的器官，它们均借导管将分泌物排入消化管内，包括唾液腺、肝和胰腺。消化腺分泌消化液，对食物进行化学分解，并协助吸收。

消化器官之间相互协调，密切配合，共同完成消化和吸收功能，这是在神经和体液调节下实现的。神经调节包括外来神经和内在神经的作用。外来神经有副交感神经和交感神经，两者作用相反。副交感神经通常促进消化管的运动和消化腺的分泌，而交感神经则起抑制作用。壁内神经丛主要完成局部反射。体液调节主要由胃肠激素来完成，主要的有促胃液素、缩胆囊素、促胰液素、抑胃肽等。

# 第六章　泌尿系统

## 第一节　肾脏的结构

泌尿系统由肾、输尿管、膀胱及尿道组成，其主要功能是排泄。所谓排泄是指排出机体代谢过程中产生的代谢终产物、多余的水和无机盐，以及进入体内的异物（毒物、药物等）。通过泌尿系统的排泄作用，可调节机体的体液总量、电解质浓度和酸碱平衡，维持内环境的稳态。如果肾功能发生障碍，代谢终产物蓄积体内，可致内环境的稳态严重破坏，从而影响机体各种细胞的正常活动。严重时可出现尿毒症，危及生命。

### 一、肾脏的位置、形态和大体结构

肾位于腹后壁脊柱两侧，成人相当于第 11 胸椎到第 3 腰椎的高度，左右各一，右肾较左肾稍低。肾表面光滑，有结缔组织膜包围，称肾纤维囊。肾形似蚕豆，长约 11.5 cm，质量为 120～150 g。肾内侧缘中部凹陷，深入肾内形成一个空腔，称肾窦。肾窦的开口称肾门，是肾血管、肾盂、淋巴管及神经等进出肾的部位。

肾是实质性器官。将肾做额状剖面，可分为表层的皮质和深部的髓质。肾皮质位于肾的外侧部，包围在髓质的周围，厚约 0.5 cm，主要由肾小体与肾小管构成，有血管分布，呈红褐色。肾髓质位于皮质的深部，约占肾实质的 2/3，血管较少，呈淡红色。髓质由 10～18 个肾锥体组成，锥体之间有皮质深入髓质，称肾柱。肾锥体呈圆锥形，结构致密有光泽，可看到许多颜色较深的放射条纹，主要由直的肾小管构成。锥体的基部较宽大，接皮质，尖端为钝圆形呈乳头状，每个肾有 7～12 个肾乳头。在肾乳头上有许多（10～25 个）肉眼不易看见的乳头孔。每 1～3 个肾乳头被漏斗状的膜性短管包绕，此短管称肾小盏。每个肾有 7 或 8 个肾小盏，每 2 或 3 个肾小盏再合并为一个肾大

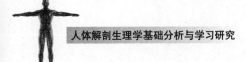

盏。2或3个肾大盏再集合成扁漏斗状的肾盂。肾盂出肾门后逐渐变窄，连接输尿管。

## 二、肾脏的组织结构

### （一）肾单位

肾单位是肾的基本功能单位，与集合管共同完成泌尿功能。每个肾脏约有100万个肾单位，每个肾单位由肾小体和与之相连的肾小管组成。肾小管汇合入集合管。

1.肾小体

肾小体呈球形，直径约200 μm，分布在肾皮质和肾柱中，包括肾小球和肾小囊两部分。肾小球是一个由毛细血管盘曲而成的血管球，其两端分别与入球小动脉和出球小动脉相连。入球小动脉进入肾小体后，分成4支或5支，然后反复分支形成许多袢状毛细血管小叶，毛细血管间又相互吻合形成血管球。最后各小叶的毛细血管再汇合成出球小动脉离开肾小体。肾小球的包囊即肾小囊，有内外两层上皮细胞。内层称脏层，紧贴在肾小球毛细血管壁上。外层称壁层，与近曲小管上皮相连。两层细胞之间为肾小囊腔。肾小囊腔与近曲小管管腔相通。

2.肾小管

肾小管管壁由单层上皮细胞构成，全长30～50 mm，可分为：①近球小管，包括近曲小管和髓袢降支粗段。近曲小管上连肾小囊腔，是肾小管中最粗的一段，盘曲在所属肾小体周围。管壁由单层立方上皮细胞构成，游离面有刷状缘。②髓袢细段，由降支和升支组成一"U"形小管，管径细，管壁薄，由扁平上皮细胞构成。③远球小管包括髓袢升支粗段和远曲小管。远曲小管较短，迂曲盘绕在所属肾小体附近，管径变大，管壁由立方形上皮细胞组成。远曲小管末端与集合管相连。

### （二）皮质肾单位和髓旁肾单位

肾单位按其所在位置不同，可分为皮质肾单位和髓旁肾单位两类。

### 1.皮质肾单位

皮质肾单位主要分布在肾的外皮质层和中皮质层，占肾单位总数的85％～90％。这类肾单位入球小动脉的直径比出球小动脉的直径粗，出球小动脉离开肾小体后再分成毛细血管网，几乎全部分布在皮质部分的肾小管周围。这类肾单位的髓袢很短，只达髓质外层，有的甚至不到髓质。

### 2.髓旁肾单位

髓旁肾单位分布在靠近肾髓质的内皮质层，占肾单位总数的10％～15％。这类肾单位的肾小球体积较大，髓袢很长，可深入内髓质，甚至到达乳头部。入球小动脉和出球小动脉直径无明显差异。出球小动脉离开肾小体后分成两种小血管：一种是网状毛细血管，缠绕在邻近的近曲小管和远曲小管周围；另一种是细长的"U"形直小血管，深入髓质，与髓袢伴行。这些特点与尿的浓缩和稀释密切相关。

### （三）集合管

集合管是由皮质走向髓质锥体乳头孔的小管，每一集合管沿途接受远曲小管，管径逐渐变大，管壁逐渐变厚，管壁由立方上皮或柱状上皮构成。许多集合管汇入乳头管，最后形成的尿液汇入肾盏。集合管虽不包括在肾单位内，但在功能上与肾小管密切相关。它在尿生成过程，特别是尿的浓缩过程中起重要作用。

### （四）球旁复合体

球旁复合体是位于肾小球附近的特殊细胞群，由三种细胞组成。①球旁细胞，位于靠近肾小球的一小段入球小动脉上，是由小动脉管壁中层的一些平滑肌细胞特殊分化的上皮样细胞，细胞质内有分泌颗粒，分泌颗粒内含肾素。目前认为它是分泌肾素的细胞。②致密斑，位于远曲小管的起始部，其上皮细胞变得狭而高，细胞核密集地聚在一起，染色较浓，细胞形成一个椭圆盘状隆起，故称致密斑。这些细胞可感受肾小管液中 $Na^+$ 含量的变化，并将信息传至近球细胞，调节肾素的释放。③球外系膜细胞，位于入球小动脉、出球小动脉和致密斑之间的三角地带，目前功能不清，可能具有吞噬和收缩等功能。

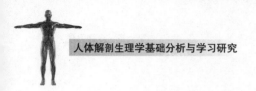

### 三、肾脏的血液循环特点

肾的血液供应直接来自腹主动脉分出的左、右肾动脉，因此肾血流量很大。正常成人安静时每分钟有 1 200 mL 血液流过两肾，相当于心输出量的 1/5 ~ 1/4。如此大的血流量并非肾代谢所需，而是与肾的功能密切相关。

肾动脉在肾门处入肾，分出数支叶间动脉，沿髓质与皮质交界线再分成多条弓状动脉，由弓状动脉纵向发出小叶间动脉，呈放射状进入肾皮质，每条小叶间动脉沿途发出入球小动脉，进入肾小体形成血管球（第一级毛细血管网）。血管球再汇成出球小动脉离开肾小体，再一次形成球后毛细血管网（第二级毛细血管网），缠绕于肾小管和集合管周围；或形成直小血管，与髓袢相伴而行。因此，肾血液供应要经过两段小动脉（入球小动脉和出球小动脉）和两级毛细血管网，然后汇成静脉，按照小叶间静脉—弓形静脉—叶间静脉—肾静脉的路径流动。

肾小球毛细血管网介于入球小动脉和出球小动脉之间，且皮质肾单位的入球小动脉直径比出球小动脉直径大，因此，肾小球毛细血管血压较高，有利于肾小球的滤过作用；而肾小管和集合管周围的毛细血管网血压低于一般毛细血管血压，有利于肾小管和集合管的重吸收作用。

## 第二节　肾泌尿功能的调节

原尿通过肾小球的滤过作用、肾小管和集合管的重吸收及分泌作用形成终尿。正常条件下，肾小球的滤过率主要取决于肾小球毛细血管血压，而这又与肾血流量相关。肾小管和集合管的重吸收和分泌活动，主要受其管壁上皮细胞的机能状态所制约，同时也与肾血流量有关。因此，机体对肾泌尿功能的调节，主要是通过对肾血流量的调节及对肾小管和集合管上皮细胞机能活动的调节来进行的。

## 一、肾血流量的调节

肾血流量的调节主要有两方面：一是肾血流量的自身调节；二是肾血流量的神经和体液调节。通过这两方面的调节，肾脏既能在一般血压变动范围内经常保持比较稳定的肾血液供应，又能在机体特殊活动条件下使肾的血流量与全身循环血量的重新分配相适应。

### （一）肾血流量的自身调节

肾血流量的自身调节表现为动脉血压在一定范围内变动时，肾脏能通过本身内部的活动变化来保持肾血流量处于相对稳定的状态。

离体肾实验发现，在肾动脉的灌注压由 20 mmHg 提高到 80 mmHg 的过程中，肾血流量随肾灌注压的升高而成比例增加；而当肾灌注压在 80～180 mmHg 变动时，肾血流量并没有明显改变而保持在一个相对稳定的水平；当进一步加大灌注压时，肾血流量随肾灌注压的升高而增加。这种不依赖肾外神经支配，肾血流量在一定血压变动范围内能保持不变的现象，表明肾内有着某种维持肾血流量相对恒定的机制。

关于肾血流量自身调节的机制，目前较为认同的是肌源学说。此学说认为，入球小动脉管壁平滑肌紧张性的改变是肾血流量自动调节的关键。当肾灌注压升高时，血管平滑肌受到牵张刺激，使平滑肌的紧张性加强，血管直径缩小，血流阻力便随之增大，保持肾血流量相对稳定；而当灌注压减小时则发生相反变化。由于在灌注压低于 80 mmHg 时，平滑肌已达到舒张的极限，而灌注压高于 180 mmHg 时，平滑肌又达到收缩的极限，因此，灌注压在 80 mmHg 以下和 180 mmHg 以上时，肾血流量的自身调节不能发挥作用，肾血流量即随血压的波动而变化；只有在 80～180 mmHg 的血压变化范围内，入球小动脉平滑肌才能发挥自身调节作用，保持肾血流量的相对稳定。如果将水合氯醛或罂粟碱注入肾动脉，抑制肾内血管平滑肌的紧张性收缩，肾血流量的自身调节现象就会消失。肾血流量自身调节的意义在于维持肾小球毛细血管血压的相对稳定，从而使肾小球滤过率保持相对恒定。

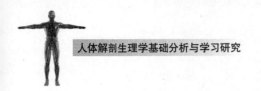
### （二）肾血流量的神经和体液调节

支配肾脏的神经有交感神经和副交感神经。交感神经主要分布于肾内各种血管的平滑肌上，特别在入球小动脉和出球小动脉上的分布密度较大，具有明显的缩血管作用。支配肾的副交感神经为迷走神经，对肾血管无明显作用，对肾的泌尿功能也无影响。关于迷走神经对肾脏的作用尚待继续研究。所以，神经对肾血管的调节，主要是缩血管作用。在急性实验中，切除一侧肾交感神经，可使该侧肾血管舒张；但在慢性实验条件下，切除一侧的内脏神经或肾神经，肾血流量和泌尿量仍能保持相对稳定，这是因为在安静状态下，肾的自身调节发挥主要作用。

在体液调节因素中，肾上腺素和去甲肾上腺素是促进肾血管收缩的主要激素。两者均能使肾血管收缩，肾血流量减少。在整体内，交感神经系统兴奋时，一方面使交感节后神经末梢释放去甲肾上腺素，另一方面还可促进肾上腺髓质分泌肾上腺素和去甲肾上腺素，从而加强交感神经兴奋的效应。

长时间静立、剧烈的肌肉运动、情绪紧张、疼痛刺激、大出血、缺氧及休克等情况，都将引起肾血管收缩和肾血流量减少，从而导致尿量减少。可见在剧烈活动或超出肾自身调节范围的应急状态下，以神经与体液对肾的调节为主，使肾血流量适应机体循环血量的重新分配，以加强或改善诸如肌肉（剧烈运动时）、脑、心脏等的血供。故肾血流量的神经与体液调节的意义，主要是使肾血流量与全身的血量重新分配相适应。

## 二、肾小管及集合管机能的调节

肾小管的重吸收机能经常受到神经和体液因素的调节，其中下丘脑通过神经垂体释放的抗利尿激素（antidiuretic hormone，ADH）和肾上腺皮质分泌的醛固酮起重要作用。

### （一）抗利尿激素的分泌及作用

抗利尿激素是下丘脑视上核和室旁核神经元分泌的一种激素，合成后经下丘脑垂体束运输到神经垂体。在适宜刺激作用下，ADH由神经垂体释放入血液。ADH与远曲小管和集合管上皮细胞管周膜的受体结合，激活膜内的腺苷酸环化酶，使细胞内环腺苷酸（cyclic adenosine monophosphate，cAMP）增加，后者激活管腔膜上的蛋白激酶，使膜蛋白磷酸化而改变蛋白构型，提高了膜对水的通透性，促进肾小管和集合管对水的重吸收，使尿液浓缩，尿量减少。

ADH 释放的有效刺激主要是血浆晶体渗透压的增高、循环血量的减少和动脉血压的改变。

### 1.血浆晶体渗透压对抗利尿激素的调节

当机体缺水时（如大量发汗或严重的腹泻、呕吐等），血浆晶体渗透压升高，刺激了下丘脑视上核及其周边区域的渗透压感受器，可引起 ADH 释放增加，使肾小管和集合管对水的重吸收增加，减少排尿量，保留体内的水分。反之，大量饮清水后，血液被稀释，血浆晶体渗透压降低，减少对渗透压感受器的刺激，于是 ADH 释放减少，肾小管和集合管对水的重吸收减少，排尿量增多，排出体内多余的水分。大量饮清水后尿量增多的现象称水利尿。

### 2.循环血量对抗利尿激素的调节

左心房和胸腔大静脉处存在着容量感受器。当血量过多时，心房和腔静脉扩张，刺激容量感受器，传入冲动经迷走神经传入中枢，抑制垂体后叶释放 ADH，从而引起利尿，排出水分以恢复正常血量；当血量减少时（如失血时），则发生相反的变化。

血浆晶体渗透压、循环血量的变化引起 ADH 释放的改变，而 ADH 释放量的改变可影响肾对水的排出，从而使血浆晶体渗透压、循环血量得以恢复正常，于是 ADH 的释放量也恢复正常水平，这也是一种反馈性调节。

### （二）醛固酮的作用

醛固酮是由肾上腺皮质球状带分泌的一种激素，其作用是促进远曲小管和集合管对 $Na^+$ 的主动重吸收，同时促进 $K^+$ 的排出，即有保钠排钾的作用。醛固酮促进 $Na^+$ 主动重吸收的机制，目前认为，醛固酮进入远曲小管和集合管的上皮细胞后，与胞质受体结合形成激素 - 胞质受体复合物，然后进入核内与核受体结合形成激素 - 核受体复合物，促进信使核糖核酸的表达，通过诱导蛋白质合成，促进生物氧化以提供 ATP、增加 $Na^+$ 泵转运和管腔膜对 $Na^+$ 的通透性等，以加强 $Na^+$ 的主动重吸收，由此造成小管腔内的负电位又导致 $K^+$ 的被动

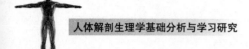

分泌，即 $Na^+$-$K^+$ 交换。$Na^+$ 重吸收增加，导致 $Cl^-$ 和水的重吸收也随之增加，使细胞外液量增加。

醛固酮在维持细胞外液的 $Na^+$、$K^+$ 浓度和细胞外液量相对恒定方面都具有重要意义。如果醛固酮分泌减少，则 $Na^+$、$Cl^-$ 和水大量丢失，$K^+$ 在体内潴留，造成血浆中 $Na^+$ 和 $Cl^-$ 浓度降低，$K^+$ 浓度升高，从而引起血量减少、血压下降、$Na^+$、$K^+$ 比例失调等现象，严重时甚至可危及生命。反之，醛固酮分泌过多，造成体内 $Na^+$、水潴留，细胞外液量增多而导致水肿。

影响醛固酮分泌的因素很多，如循环血量和细胞外液量的减少（如失血）、$Na^+$ 摄入减少和 $K^+$ 摄入增加等，都可刺激醛固酮分泌增加。目前认为，这些因素的作用途径主要是通过肾素 - 血管紧张素系统及血浆中 $Na^+$、$K^+$ 浓度的改变对肾上腺皮质的直接作用而完成。

1.肾素-血管紧张素系统

肾素是肾小球近球细胞分泌的一种蛋白水解酶，当肾素释放入血后，能催化血浆中的血管紧张素原生成血管紧张素 I（十肽）。经血液和肺组织中的转换酶作用，使血管紧张素 I 降解为血管紧张素 II（八肽）。血管紧张素 II 具有强烈的生理活性，主要有两方面的作用：一是较强的缩血管作用，使小动脉收缩，动脉血压升高；二是直接刺激肾上腺皮质球状带分泌醛固酮。

肾素的分泌受多方面因素的调节，主要有：①肾血流量，当肾动脉压显著下降，肾血流量减少时，入球小动脉管壁被牵张的程度减弱，从而促进近球细胞释放肾素；同时由于肾血流量减少，肾小球滤过率随之下降，滤过的 $Na^+$ 量也因此减少，致使流过致密斑的 $Na^+$ 量减少，激活致密斑感受器转而促进近球细胞释放肾素增加。②肾交感神经兴奋，近球细胞受肾交感神经终末支配，肾交感神经兴奋时肾素释放量增加。③肾上腺素和去甲肾上腺素可直接刺激近球细胞，促进肾素分泌。

2.血浆 $K^+$ 和 $Na^+$ 浓度

血浆 $K^+$ 浓度略超过正常水平（如提高 $0.5 \sim 1.0$ mEq/L）或 $Na^+$ 浓度降低，均可刺激肾上腺皮质分泌醛固酮，特别是血浆 $K^+$ 对醛固酮分泌的调节更为显著。当血浆醛固酮浓度增加后，可促进肾脏对 $K^+$ 的排泄，从而使血浆 $K^+$ 水平回降。

# 第三节　排尿活动及其调节

肾脏的尿生成是连续不断的，终尿经肾盂、输尿管流入膀胱内暂时储存。尿液在膀胱内储存达一定量时，能引起反射性排尿活动。膀胱的排尿活动受中枢神经系统的调节，并受意识控制。

## 一、膀胱和尿道括约肌的神经支配

膀胱与尿道连接处有两种括约肌：紧连着膀胱的为内括约肌，是平滑肌；其下部位的是外括约肌，是横纹肌。膀胱的平滑肌称为逼尿肌，肌层极为发达，具有紧张性、适应性和伸展性等生理特征。正常情况下，它们受脑和脊髓的调节，共有三对传出神经与排尿活动有关。支配膀胱壁和内括约肌的是盆神经中的副交感纤维和腹下神经中的交感纤维。副交感纤维兴奋能使膀胱壁（逼尿肌）收缩、内括约肌松弛，促成排尿；交感纤维兴奋能使膀胱壁松弛、内括约肌收缩，有促使膀胱储尿的作用。支配外括约肌的是阴部神经（躯体神经），兴奋时能引起外括约肌收缩，有阻止排尿的作用。

## 二、膀胱的储尿机能与生理性容量

膀胱内尿量增加时，会因膀胱伸展而使内压基本不变。只有当膀胱内尿液储积到一定容量时，膀胱内压才会显著上升，当升高到一定程度时，逼尿肌开始节律性收缩，从而引起排尿活动。当尿量增加到 400～500 mL 时，膀胱内压会急剧上升，这时膀胱内压可超过 7 mmHg。

正常成人膀胱内尿量达到 100～150 mL 时，可引起膀胱充盈的感觉；尿量达到 150～200 mL 时，出现尿意；尿量达到 250～450 mL 时，则引起排尿活动，这时的尿量是膀胱所能耐受而无不适感的最大容量，称为膀胱生理性容量。膀胱生理性容量随年龄及精神因素而异。新生儿为 20～50 mL，一岁时增加 4 倍，成人可高达 600 mL。若膀胱内尿量增加到 700 mL 以上，膀胱处于过度扩张状态，可出现痛感。

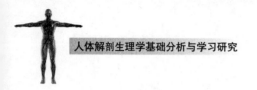
### 三、排尿反射

排尿活动是一个反射活动。当膀胱尿量充盈到一定程度时（400～500 mL）膀胱壁的牵张感受器受刺激而兴奋，冲动沿盆神经中的传入纤维传入，到达骶髓的排尿反射中枢。同时，冲动还上传至大脑皮质，并产生排尿欲。排尿反射进行时，冲动沿盆神经传出，引起膀胱逼尿肌收缩，尿道内括约肌松弛，尿液进入后尿道。这时尿液又可刺激尿道的感受器，冲动沿阴部神经传入排尿中枢，进一步加强排尿中枢的活动，并且反射性地抑制阴部神经的传出活动，使尿道外括约肌松弛，于是在膀胱收缩产生的强大内压下，尿液从尿道排出体外。尿液对尿道的刺激进一步反射性地加强排尿中枢的活动，这是一种正反馈作用，它使排尿反射一再加强，直至尿液排完为止。在排尿末期，尿道海绵体肌收缩，可将残留于尿道内的尿液排出体外。此外，在排尿时，腹肌、膈肌的强力收缩，也能产生较高的腹内压，协助克服排尿的阻力。

排尿结束后，尿道外括约肌立即收缩，内括约肌紧张性缓慢增强，膀胱逼尿肌舒张，内压降低到零，于是再度充盈尿液。

### 四、高级中枢对排尿的控制作用

脊髓的排尿中枢受大脑皮质的控制和调节。大脑皮质对脊髓散段的排尿中枢经常给予抑制性影响，因此在膀胱逐渐充盈时并不引起膀胱收缩，只有充盈达到一定容量时，大脑皮质才有膀胱胀满需要排尿的感觉。成年人排尿可受大脑的随意控制，如在没有合适的场所或时机时，能够主观控制而继续憋尿（可以毫无痛苦地憋尿 600 mL），并抑制排尿；也可以在膀胱充盈不足时先有意识引起排尿，排尿过程中也可以随意中断排尿。如果破坏大脑皮质的 4 区及 6 区，随意排尿功能便丧失。双侧大脑皮质损伤时，抑制被解除，排尿反射表现亢进。

幼儿大脑皮质尚未发育完善，对初级排尿中枢的控制较弱，故小儿排尿次数多，且易发生夜间遗尿现象。随着幼儿的发育成长，大脑机能逐渐发育完善，对排尿的控制作用也将会逐渐完善。老年人大脑皮质的功能衰退时，或因某些病理缘故，也有可能发生尿频或尿失禁等现象。

# 第七章　能量代谢与体温调节

## 第一节　能量代谢

新陈代谢是生命活动的基本特征。在新陈代谢过程中，物质的变化与能量的转移是密切相关的。

人体摄入糖类、脂肪、蛋白质三大营养物质后，经消化转变成可吸收的小分子营养物质而被吸收入血。在细胞中，这些营养物质或者经过合成代谢，构筑机体的组成成分或更新衰老的组织，或者经过分解代谢分解为代谢产物。合成代谢和分解代谢是物质代谢过程中互相联系、不可分割的两个方面。

在分解代谢过程中，营养物质蕴藏的化学能释放出来，经过转化成为机体各种生命活动的能源，所以说分解是代谢的放能反应。而在合成代谢过程中，需要供给能量，因此合成代谢是吸能反应。通常将生物体内伴随物质代谢所发生的能量释放、转移、储存和利用的过程，称为能量代谢。

### 一、能量的来源和去路

机体所需的能量来源于食物中的糖、脂肪和蛋白质。这些物质的分子结构中的碳氢键蕴藏着化学能，在氧化过程中碳氢键断裂，生成 $CO_2$ 和 $H_2O$，同时释放出蕴藏的能量。这些能量的 50% 以上迅速转化为热能，主要用于维持体温，并向体外散发。其余不足 50% 的能量则以高能磷酸键的形式储存于体内，供机体利用。

体内最主要的高能磷酸键化合物是 ATP。ATP 广泛存在于人和动物体的细胞内，它的分子中蕴藏着大量的能量：在体外 pH 7.0、25 ℃ 条件下，1 mol ATP 断裂一个高能磷酸键转变成腺苷二磷酸（ADP）时释放的能量为 30.5 kJ，而在生理条件下可释放 51.6 kJ 能量。ATP 的消耗由营养物质的氧化来补充。此外，体内的高能磷酸键化合物还有磷酸肌酸（creatine phosphate，CP），

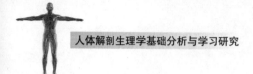

主要存在于肌肉组织中。CP可将储存的能量再转移给 ADP 生成新的 ATP，以补充 ATP。ATP 的合成与分解是体内能量转换和利用的关键环节。

ATP 可为体内物质的合成和转运、生物电的产生、肌肉的收缩、腺体的分泌等提供能量。能量在人体内的转化是复杂的，除骨骼肌运动需要一定量的机械功（外功）以外，其他形式的能量最后都转化为热能。例如，心肌收缩所产生的势能（动脉血压）与动能（血液流动），均因血液在血管内流动过程中，克服血流阻力而转化为热能。在人体内，热能是最"低级"形式的能，热能不能转化为其他形式的能，不能用来做功。

如果能量在体内过度积蓄会导致肥胖。由于现在生活水平的提高、体力劳动的减少，体重超重和肥胖的人越来越多。超重尤其是肥胖会影响身体健康，甚至可引发多种疾病。因此，对于评估超重和肥胖的标准的研究具有重要意义。目前，国际上接受的评估指标为体重指数（body mass index，BMI），BMI= 体重（kg）/[身高（m）]$^2$。2000 年 8 月，中国肥胖问题工作组成立，开始组织 10 多个有相关研究数据的单位，根据大量统计获得的结果建议：中国人的体重指数在 18.5～23.9 为正常，24～27.9 为超重，28 以上为肥胖。

## 二、能量代谢的测定原理和方法

机体的能量代谢也遵循能量守恒定律，即在整个能量转化过程中，机体所利用的蕴藏于食物中的化学能与最终转化成的热能和所做的外功，按能量来折算是完全相等的。因此，测定在一定时间内机体所消耗的食物，或者测定机体所产生的热量与所做的外功，都可测算出整个机体的能量代谢。在生理学上，一般通过控制并消除肌肉对外做功，测量产热量来测定能量代谢。

测定整个机体在单位时间内发散的总热量，通常有两类方法：直接测热法和间接测热法。

1.直接测热法

直接测热法是将受试者置于一特殊的检测环境中，收集受试者在一定时间内释放的总热量。直接测热法装置复杂，因此研究能量代谢一般都采用间接测热法。

2.间接测热法

在一般化学反应中，反应物的量与产物量之间成一定的比例关系，这就是定比定律。定比定律也适用于人体内营养物质氧化供能的反应，并成为能量代谢间接测热法的重要依据。

间接测热法的基本原理就是利用这种定比定律，通过一定时间内整个机体中氧化分解的糖、脂肪、蛋白质的量推算出该段时间内整个机体所释放出来的热量。为此，必须解决两个问题：一是某种营养物质氧化分解时产生的能量有多少（食物的热价）；二要分清三种营养物质各自氧化了多少。

（1）食物的热价

1 g 食物氧化（或在体外燃烧）时所释放出来的能量称为食物的热价。食物的热价有物理热价和生物热价之分。前者指食物在体外燃烧时释放的热量，后者指食物经过生物氧化所产生的热量。糖和脂肪的物理热价和生物热价是相等的。蛋白质的生物热价小于它的物理热价，因为蛋白质在体内不能被彻底氧化分解，有一部分以尿素的形式从尿中排泄出去。

（2）食物的氧热价

食物氧化要消耗氧，氧的消耗量和物质氧化的产热量之间有一定的关系。通常将某种食物氧化时消耗 1 L 氧所产生的热量称为该食物的氧热价。

（3）呼吸商

机体依靠呼吸从外界摄取氧，以供各种营养物质氧化分解的需要，同时也将代谢终产物 $CO_2$ 呼出体外。一定时间内机体的 $CO_2$ 产量与 $O_2$ 耗量的比值称为呼吸商。

糖、脂肪和蛋白质氧化时，它们的 $CO_2$ 产量与耗氧量各不相同，三者的呼吸商也不一样。人体在特定时间内的呼吸商取决于主要的供能物质：若供能主要是糖类，呼吸商接近于 1.00；若主要是脂肪，呼吸商接近于 0.71。一般情况下，摄取混合食物时，呼吸商常在 0.82 左右。

一般情况下，体内能量主要来自糖和脂肪的氧化，蛋白质的氧化可忽略不计。为了计算方便，可根据糖和脂肪按不同比例混合氧化时所产生的 $CO_2$ 量及耗 $O_2$ 量计算出相应的呼吸商，即非蛋白呼吸商。非蛋白呼吸商是估算非蛋白代谢中糖和脂肪氧化的相对数量的依据。研究者已经根据 0.71 ～ 1.00 的非蛋白呼吸商，算出糖和脂肪两者各自氧化的百分比及氧热价。

间接测热法的测算步骤包括：①测出机体在一定时间内的 $O_2$ 消耗量和 $O_2$ 产量。②测出机体在一定时间内的尿氮排出量。③根据尿氮量（1 g 尿氮相当

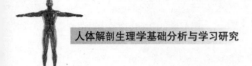

于氧化分解 6.25 g 蛋白质）算出蛋白质的氧化量及蛋白质的产热量。④由蛋白质氧化量算出蛋白质代谢的 $O_2$ 消耗量和 $CO_2$ 产量，从总 $O_2$ 消耗量和 $CO_2$ 产量中扣除蛋白质氧化代谢的份额，计算出非蛋白呼吸商。⑤查出非蛋白呼吸商所对应的氧热价，进而算出非蛋白代谢产热量。⑥算出总产热量，即蛋白代谢产热量和非蛋白代谢产热量之和。

间接测热法的测算步骤相对有些烦琐，临床上常用简略法，即测得一定时间内的耗 $O_2$ 量和 $CO_2$ 产量，求出呼吸商，作为非蛋白呼吸商（不考虑蛋白质代谢部分），查出非蛋白呼吸商对应的氧热价，然后将氧热价乘以耗 $O_2$ 量，便得出该时间内的产热量。另一种更简便的方法是测出受试者 6 min 的耗 $O_2$ 量。由于受试者一般都吃混合食物，所以通常将非蛋白呼吸商定为 0.82，相应的氧热价为 20.20 kJ。因此，产热量就等于 20.20 kJ 与 $O_2$ 消耗量的乘积。

### 三、影响能量代谢的主要因素

影响能量代谢的主要因素有肌肉活动、精神活动、食物的特殊动力效应和环境温度等。

#### （一）肌肉活动

肌肉活动对能量代谢的影响最为显著。机体任何轻微的活动都可提高代谢率，剧烈运动时产生的热量可达安静状态的 10 ~ 20 倍。

#### （二）精神活动

当人体处于精神紧张状态时，代谢率比安静时明显增多。一方面是因为精神紧张增加了骨骼肌的紧张性活动，使耗氧量和产热量增加；另一方面精神紧张时会引起一些激素类物质（如肾上腺素）分泌增多，也会增加代谢率。

#### （三）食物特殊动力效应

人体在进食后一段时间内（进食后 1 h 左右开始，延续到 7 ~ 8 h），即使处于与进食前同样的安静状态，产热量也比进食前多。食物能刺激机体"额外"产热的现象称为食物特殊动力效应。若进食蛋白质食物，额外产热量可增加 30 % 左右；若进食糖类或脂肪食物，额外增加的产热量为 4 % ~ 6 %。这种现象的机制尚未完全了解，动物实验观察到，将氨基酸经静脉注入后仍可有这种现象，但在切除肝脏后此现象即消失，因而人们认为食物特殊动力效应与食物在消化道内的消化和吸收无关，可能主要与肝脏处理氨基酸或合成糖原等过程有关。

### （四）环境温度

人体在安静时的能量代谢在 2～30 ℃的环境中最为稳定。实验证明，当环境温度低于 20 ℃时，代谢率开始有所增加；环境温度在 10 ℃以下时，代谢率显著增加。环境温度低时，代谢率增加，主要是由于寒冷刺激反射性地引起寒战，以及骨骼肌肌紧张增强。在 20～30 ℃时代谢稳定，主要是由于肌肉放松的结果。当环境温度超过 30 ℃时，代谢率又会逐渐增加，这是体内化学反应速率加快，同时发汗功能旺盛及呼吸、循环功能增强等因素的作用。

## 四、基础代谢与基础代谢率

### （一）基础代谢

基础代谢是指基础状态下的能量代谢。所谓基础状态，是指受试者禁食 12 h 之后，在室温 20～25 ℃的环境中处于清醒、静卧、精神放松的状态。在这种状态下，体内能量的消耗只用于维持基本的生命活动，能量代谢比较稳定，所以把这种状态下的能量代谢称为基础代谢。

### （二）基础代谢率

基础代谢率（basal metabolic rate，BMR）是指在基础状态下，单位时间内的能量代谢。临床上常用单位时间内单位平方米体表面积的产热量为指标评估基础代谢率，其单位是 kJ/（$m^2$·h）。在测量或计算体表面积时经常采用下列 Stevenson 公式：

体表面积（$m^2$）=0.0061× 身长（cm）+0.0128× 体重（kg）–0.1529

基础代谢率与性别、年龄等有关。一般男性的基础代谢率比女性的高，儿童比成年人高，成年人比较稳定，老年人有所降低。

一般来说，BMR 的实际数值同上述正常的平均值比较，若相差在

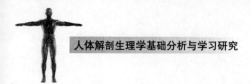

10％～15％，均为正常；若相差超过20％，才有可能是病理变化。例如：甲状腺功能低下时，BMR可比正常值低20％～40％；甲状腺功能亢进时，BMR可比正常值高出25％～80％。

# 第二节　体温及其调节

## 一、人体的正常体温及其生理性变动

生理学所说的体温是指机体深部的平均温度，即体核温度。

### （一）人体的正常体温

人类的体温在正常条件下稳定在37 ℃左右。在实际测量时，通常用直肠、口腔（舌下部）和腋窝等处的温度来代表体温。其中，直肠温度为36.9～37.9 ℃，口腔温度为36.7～37.7 ℃，腋窝温度为36.0～37.4 ℃。

体表各部位之间温度差别较大，四肢末梢低，越近躯干、头部，其温度越高。气温高时，皮肤各部位温差将减小，在寒冷的环境中，各部位温差增大。

### （二）体温的正常变动

人的体温是相对恒定的，但这并不意味着其数值是一成不变的。在生理情况下，体温可随昼夜周期、年龄、性别等因素而变化，但变化的幅度一般不超过1 ℃。

1.昼夜周期性变化

在一天内，随着人体代谢水平的昼夜变化，体温也呈周期性波动。一般2:00—6:00体温最低，14:00—20:00最高，体温的昼夜波动幅值一般不超过1 ℃。体温的这种昼夜周期性波动称为昼夜节律。体温的昼夜节律同肌肉活动及$O_2$消耗量等没有因果关系，而是由一种内在的生物节律所决定的。下丘脑的视交叉上核很可能是生物节律的控制中心。

2.年龄的影响

体温也与年龄有关。一般来说，儿童的体温较高，新生儿和老年人的体温较低。新生儿由于体温调节机制发育还不完善，调节能力差，体温容易受环境温度的影响而变动。老年人则由于基础代谢降低，体温偏低，体温调节能力也较差。

3.性别的影响

女子的体温比男子略高。妇女的基础体温随月经周期呈现规律性的波动，即月经期和月经后的前半期体温低，后半期则明显增高，排卵日体温最低。一般认为，妇女基础体温的这种周期性变化与性激素（尤其是孕激素）的变化有关。

此外，肌肉活动、情绪变化、进食等因素都会影响体温，但以上这些因素造成的体温变化都是生理范围内的正常变动。

在恒温动物中，人的直肠温一般在 36.9 ～ 37.9 ℃（平均 37.4 ℃）的范围内。其他常见哺乳动物的直肠温一般比人的直肠温略高一些，例如：马 37.2 ～ 38.6 ℃（37.9 ℃），牛 37.5 ～ 39.0 ℃（38.3 ℃），绵羊 38.5 ～ 40.5 ℃（39.5 ℃），猪 38.0 ～ 40.0 ℃（39.0 ℃），狗 37.0 ～ 39.0 ℃（38.0 ℃），兔 38.5 ～ 39.5 ℃（39.0 ℃），猫 38.0 ～ 39.5 ℃（38.8 ℃），大鼠 38.5 ～ 39.5 ℃（39.0 ℃），小鼠 37.0 ～ 39.0 ℃（38.0 ℃）。鸟类的直肠温一般比人和哺乳动物的直肠温高 2 ～ 4 ℃，例如：鸡 40.6 ～ 43.0 ℃（41.8 ℃），鸭 41.0 ～ 42.5 ℃（41.8 ℃），鹅 40.0 ～ 41.3 ℃（40.7 ℃）。鸟类比哺乳动物更能耐受高体温，许多鸟类的致死体温为 46.0 ～ 47.0 ℃，而一般哺乳动物的致死体温为 42.0 ～ 44.0 ℃。当用这些动物的器官、组织做实验时，应该考虑这些问题。

## 二、产热机制和散热机制

人体具有产热和散热两个生理过程，在体温调节系统的控制下，产热和散热两个生理过程处于动态平衡状态，因此人体能维持相对恒定的体温。

### （一）产热

体内的总产热量主要包括基础代谢、食物特殊动力效应和肌肉活动等所产生的热量，归根到底其是由三大营养物质在各组织器官中进行分解代谢时产生的。基础代谢高，产热量多；基础代谢低，产热量少。从影响整体体温的角度看，人体主要的产热器官是肝和骨骼肌。肝是人体内代谢最旺盛的器官，产热

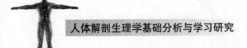

量最大。在安静状态下，骨骼肌的产热量并不大，但骨骼肌具有巨大的产热潜力。骨骼肌的紧张度稍有增强，产热量即可发生明显的改变：轻度运动时，其产热量可比安静时增加3～5倍；剧烈运动时，可增加40倍之多。

在寒冷环境中，机体通过战栗产热和非战栗产热两种形式来增加产热量以维持体温。战栗是骨骼肌发生的不随意的节律性收缩，由于屈肌和伸肌同时收缩，所以不做外功，但产热量很高。非战栗产热又称代谢产热，以褐色脂肪组织的产热量为最大。

参与产热活动调节的既有体液因素也有神经因素，其中，甲状腺激素是调节产热活动的最重要的体液因素。

（二）散热

人体产生的热量大部分经皮肤散到外界；小部分则随呼出气、粪、尿等排泄物而散发。皮肤散热的方式包括辐射、传导、对流和蒸发。

1.辐射

辐射散热是指人体以热射线（红外线）的形式将热量传给外界较冷物质的一种散热形式。辐射散热量同皮肤与环境间的温度差及机体有效辐射面积等因素有关。皮肤温度比气温高得越多，或机体有效辐射面积越大，辐射的散热量就越多。

2.传导

传导散热是机体的热量直接传给同它接触的较冷物体的一种散热方式。机体深部的热量以传导方式传到机体表面的皮肤，再由后者直接传给同它相接触的物体，如床或衣服等。人体脂肪的导热速率较低，因此皮下脂肪可减少散热作用。水的导热速率较高，根据这个道理可利用冰囊、冰帽给高热患者降温。

3.对流

对流散热是指通过气体或液体交换热量的一种方式。对流是传导散热的一种特殊形式。人体周围总是绕有一薄层同皮肤接触的空气，人体的热量传给这一层空气，由于空气不断流动，便将体热散发到空间。对流所散发的热量的多少，受风速影响极大。风速越大，对流散热量越多；相反，风速越小，对流散热量越少。

辐射、传导和对流的散热效率主要取决于皮肤和环境之间的温度差。当外界温度低于皮肤温度并且相差较大时，人体主要以这几种方式散热。当外界温度很高，接近于皮肤温度（如35 ℃）时，上述几种散热方式的散热效果就不大，而几乎全靠蒸发的方式来散发体热。

4.蒸发

蒸发散热是机体通过体表水分的蒸发来散发体热的一种形式。据测定，体表每蒸发1 g水要吸收43 kJ热量。蒸发散热分为不感蒸发和发汗两种形式。

人即使处在低温环境中，皮肤和呼吸道仍有水分渗出而被蒸发掉，这种水分蒸发一般不为人们所察觉，称为不感蒸发或不显汗。据测定，室温30 ℃以下时，人体每昼夜不感蒸发量一般为1 000 mL左右，其中通过皮肤蒸发的为600 ～ 800 mL。

发汗是通过汗腺主动分泌汗液的过程，又称为可感蒸发。汗液是低渗液体，水分占99 %，固体成分中大部分为NaCl，也有少量KCl及尿素等。汗液蒸发可有效地带走热量。人在安静状态下，当环境温度达30 ℃左右时便开始发汗。如果空气湿度大，而且着衣较多，气温达25 ℃便可引起人体发汗。发汗速度受环境的温度和湿度影响。环境温度越高，发汗速度越快；湿度越大，汗液不易蒸发，体热不易散发。

发汗是一种反射活动。在中枢神经系统中有管理发汗的反射中枢，起主要作用的是下丘脑的发汗中枢。人体汗腺主要接受交感胆碱能纤维支配，所以乙酰胆碱有促进汗腺分泌的作用。手、足及前额等处的汗腺有一些是受肾上腺素能纤维支配的，所以温热刺激和精神紧张都能引起发汗，分别称为温热性发汗和精神性发汗。温热性发汗见于全身各处，主要参与体温调节；精神性发汗主要见于手掌、足跖和前额等部位，与体温调节关系不大。

## 三、体温调节

人和其他恒温动物的体温，在体温调节中枢的控制下，通过调节产热和散热的途径，如增减皮肤的血流量、发汗、战栗等生理反应，可维持在一个相对稳定的水平。通常将通过人体生理活动变化而调节体温的形式称自主性体温调节，而将人在不同环境中的姿势和行为，特别是人为保温和降温所采取的措施，如增减衣物等称行为性体温调节。

自主性体温调节是体温调节的基础，是由体温自身调节系统来完成的。体

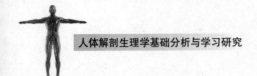

温调节经过一系列神经反射和神经 - 体液调节过程，也是一个典型的自动控制过程。

### （一）温度感受器

对温度敏感的感受器称为温度感受器，温度感受器分为外周温度感受器和中枢温度感受器两类。

外周温度感受器存在于皮肤、黏膜和内脏中，均为游离神经末梢。温度感受器又可分为冷感受器和热感受器。当局部温度升高时，热感受器兴奋；反之，冷感受器兴奋。这两种感受器各自对一定范围内的温度敏感。外周温度感受器对皮肤温度变化速率更敏感。

中枢温度感受器存在于中枢神经系统内，是对温度变化敏感的神经元。在脊髓、脑干网状结构及下丘脑中都含有这样的温度敏感神经元。温度升高时冲动发放频率增加的称为热敏神经元，温度降低时冲动发放频率增加的称为冷敏神经元。这两种神经元对温度的变化很敏感，当温度仅变动 0.1 ℃时，神经元放电频率就会变化。

### （二）体温调节中枢

体温调节中枢在脑和脊髓中都有分布。多种恒温动物的脑分段切除实验证明，只要保持下丘脑及其以下的神经结构的完整，动物虽然在行为方面可能出现一些欠缺，但仍具有维持恒定体温的能力，这说明调节体温的基本中枢在下丘脑。实验表明，视前区 - 下丘脑前部（PO/AH）在体温调节中占有非常重要的地位，它是体内各部位温度传入信息的汇聚处，通过对传入信息进行整合，再传出信息调节机体的产热和散热过程。

### （三）体温调定点学说与体温恒定

体温调定点学说认为，体温的调节类似于恒温器的调节，在下丘脑体温调节中枢中有个温度调定点，即规定的体温数值（如 37 ℃）。通常认为，PO/AH 中的温度敏感神经元可能在体温调节中起着确定调定点的作用，调定点实际上就是热敏神经元和冷敏神经元对温度变化反应的交叉点。这两种神经元温度反应曲线的交点所对应的脑温可能就是体温调定点的设定值。如体温高于 37 ℃，热敏神经元冲动发放频率就增加；体温低于 37 ℃，冷敏神经元冲动发放频率就增加。

体温调节是生物自动控制系统的实例。下丘脑体温调节中枢，属于控制系统。它的传出信息控制着产热器官（如肝、骨骼肌）及散热器官（如皮肤、汗腺）等受控系统的活动，使受控对象——机体深部温度维持在一个稳定水平。输出变量——体温总是会受到内、外环境因素的干扰（如运动、气温、湿度、风速等），此时通过温度检测器——皮肤及深部温度感受器（包括中枢温度感受器）将干扰信息反馈至调定点，并将与调定点之间的信号偏差值输给控制系统。经过体温调节中枢的整合，再调整受控系统的活动，对机体产热和散热过程进行调节，使体温维持在相对稳定的水平。

## 四、体温调节障碍

### （一）发热

发热（又称"发烧"），是体温过高的一种特殊形式。发热时机体依然能调节体温，只是由于下丘脑温度调节中枢重新调整，使其处于一个较高的调定点。发热的原因有很多，包括感染、肿瘤、内分泌失常、免疫扰乱、组织损伤、毒物和药物作用等，其中感染最为常见。在感染时，单核细胞和巨噬细胞将释放内源性致热原。内源性致热原使热敏神经元的温度反应阈值升高，而冷敏神经元的阈值降低，导致调定点上移（如 39 ℃）。因此，发热反应一开始先出现恶寒、战栗等产热反应，直到体温升高到 39 ℃时才出现散热反应。只要致热因素不消除，体温就会维持在较高水平。在体内起内源性致热原作用的化学物质包括白细胞介素 -1、肿瘤坏死因子和白细胞介素 -6 等。

### （二）中暑

中暑是指在高温和热辐射的长时间作用下，体内热积蓄过多或体温调节障碍，水、电解质代谢紊乱及神经系统功能损害症状的总称，是热平衡机能紊乱而发生的一种急症。中暑一般以出汗停止导致身体排热不足、体温升高、脉搏

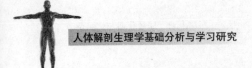

加速、虚脱及昏迷等为特征。除了高温、烈日曝晒，工作强度过大、时间过长、睡眠不足、过度疲劳等均为常见的诱因。

### （三）体温过低

一般将低于 36 ℃的体温称为体温过低或低体温，人处在寒冷环境中或浸泡在冷水中时，散热量大于产热量，容易引起体温过低。严重外伤后也可造成体温过低。

动物实验和临床观察证明，寒冷对高等动物和人的作用首先是激活体温调节中枢，引起对寒冷的反应（如战栗）。随之出现脑的抑制，从而发生昏迷，即进入低温麻醉。最后，低温可直接作用于心脏而使心搏停止。被冻死的人，直肠温通常已降到 26 ～ 30 ℃。

# 第八章　循环系统

## 第一节　循环系统的结构

循环系统是由分布于周身的密闭管道及管道内液体所组成的系统，包括心血管系统和淋巴系统。心血管系统由心、血管和血液组成。血管分为动脉、毛细血管和静脉。淋巴系统由淋巴、淋巴管、淋巴组织和淋巴器官组成，是血液循环的辅助系统。

血液在心脏和血管内周而复始地、不间断地沿一个方向流动，称为血液循环。心脏的节律性搏动是血液流动的动力，血管是血液流动的管道和物质交换的场所，瓣膜能保证血液按一个方向流动。根据血液运行的途径不同，血液循环可分为体循环和肺循环，两者相互联系构成一个完整的循环系统。

### 一、心

#### （一）心的位置

心（heart）斜位于胸腔纵隔内、两肺之间，2/3 在身体正中面左侧，1/3 在右侧。在胚胎发育过程中，心曾沿长轴向左发生旋转，使右心大部分偏于前面，左心大部分偏于后下方。

#### （二）心的形态

心为前后稍扁的、似倒置的圆锥体，大小与人自身的拳头相近，可分一底、一尖、二面、三缘。心底朝向右后上方，大部分由左心房组成，小部分由右心房组成。左、右肺静脉分别从两侧注入左心房，上、下腔静脉分别从上、下注入右心房。心尖朝向左前下方，由左心室构成，钝圆形。胸肋面为贴近胸骨体、肋软骨的前面，朝向前上方，约 3/4 由右心室和右心房构成、1/4 由左心室构成。

膈面为朝向膈的几乎呈水平位的下面，约2/3由左心室构成、1/3由右心室构成。下缘锐利，接近水平位，由右心室和心尖构成；左、右缘圆钝，左缘绝大部分由左心室构成、上方一小部分由左心耳构成，右缘由右心房构成。

近心底的表面有一环形浅沟称冠状沟，是心房、心室的表面分界线，右上方为心房、左下方为心室。在心的胸肋面和膈面都有一条从冠状沟至心尖右侧的浅沟，分别称前室间沟和后室间沟，是左、右心室在心表面的分界，二沟在心尖右侧的会合处稍凹陷称心尖切迹。冠状沟和室间沟内都有为心脏输送营养的血管经过及脂肪填充，故沟底浅平，轮廓不清。

### （三）心的构造

#### 1.心腔结构

心为一中空的肌性器官，后上部为心房，前下部为心室。同侧房、室间有房室口相通。左、右心房由房间隔分隔，左、右心室由室间隔分隔，互不相通。

（1）右心房。右心房构成胸肋面的右上部，其前上部的锥体形盲囊突出部分称右心耳。房间隔下部有一卵圆形浅凹称卵圆窝，为胎儿时期连通左、右心房的卵圆孔闭合后的遗迹，房间隔缺损多在此发生。

右心房有三个入口、一个出口，出口即通向右心室的右房室口。入口为上腔静脉口、下腔静脉口，以及下腔静脉口与右房室口之间的冠状窦口。下腔静脉口前缘、冠状窦口下缘均有薄的半月形瓣膜，分别称为下腔静脉瓣、冠状窦瓣。下腔静脉瓣内侧延伸至卵圆窝前缘，在胎儿时期具有引导下腔静脉血经卵圆孔流向左心房的作用。

（2）右心室。右心室构成胸肋面的大部分，接受右心房来的血液，入口为右房室口，口周缘附有右房室瓣，此瓣膜被三个深陷的切迹分为三个相似的三角形瓣叶称为三尖瓣。内腔呈尖端略向下的锥体形，锥底被位于后上方的右房室口和左上方的肺动脉口占据。右心室腔面室壁有纵横交错的肌隆起称为肉柱，其中3或4处特别发达，锥体状突入室腔称为乳头肌，每个乳头肌尖端有数条结缔组织细索称为腱索，分别连于三尖瓣相邻的两个尖瓣的游离缘。当右心室收缩时，三尖瓣受血液压迫而封闭房室口，由于乳头肌收缩牵拉腱索，使瓣膜不致翻入右心房，防止血液逆流。流出道的上端是通向肺动脉干的肺动脉口，口周缘有三个袋口向上的半月形瓣膜称肺动脉瓣。当心室收缩时，血液冲开肺动脉瓣进入肺动脉；当心室舒张时，瓣膜被倒流的血液充盈而关闭，阻止血液返流入右心室。

（3）左心房。左心房构成心底的大部分，突向左前方的部分称左心耳，其腔面肌小梁交织成网。左心房后部较大，腔面光滑，有五个开口。后方两侧分别有左肺上、下静脉和右肺上、下静脉的开口，开口处无瓣膜，但是心房肌围绕肺静脉延伸 1～2 cm，具有括约肌的作用，能减少心房收缩时血液的逆流；前下方有左房室口通左心室。

（4）左心室。左心室构成心尖和心的左缘，室壁特别厚，约为右心室的 3 倍。室腔似倒置的圆锥形，其尖向左下，即心尖，底被左房室口和主动脉口所占据，以二尖瓣前瓣为界分为流入道和流出道。左心室流入道，其入口为左房室口，周缘有左房室瓣。左房室瓣被两个深陷的切迹分为前尖和后尖，故称二尖瓣，其游离缘也附有腱索连于左心室乳头肌。流出道的出口为主动脉口，口周缘也有三个袋口向上的半月形瓣膜称主动脉瓣。

2.心壁结构

心壁由心内膜、心肌层和心外膜组成。心内膜是衬覆于房室内腔表面的薄膜，表面是内皮，与血管内皮相连。心瓣膜由心内膜突向心腔折叠形成，表面被覆内皮，下面为致密结缔组织，与心纤维骨骼（房室口、肺动脉口和主动脉口周围的致密结缔组织构成心纤维性支架称心纤维骨骼，其质地坚韧而富有弹性，为心肌纤维和心瓣膜提供附着处，在心肌运动中起支撑和稳定作用）相连。心肌层由心肌和心肌间质组成，心肌间质为心肌纤维之间的致密结缔组织和血管、神经纤维等。心房肌与心室肌被心纤维骨骼分开，心房肌薄、心室肌厚。心室肌分内纵、中环和外斜三层，纵行的深层肌形成肉柱和乳头肌。心外膜是浆膜，为心包膜的脏层，表面被覆间皮，其下为薄层结缔组织。

房间隔与室间隔由双层心内膜夹以结缔组织和少量心肌组成，卵圆窝处最薄。室间隔大部分由心肌构成，称为肌部，只有上方中部有一不规则的结缔组织构成的膜性结构称为膜部，是室间隔缺损的常见部位。

3.心脏特殊传导系统

心脏特殊传导系统由特殊分化的心肌纤维构成，包括窦房结、房室交界、房室束和浦肯野纤维网，产生并传导冲动，维持心的节律性搏动。

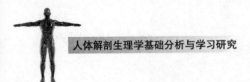

（1）窦房结

窦房结位于上腔静脉与右心房交界处的心外膜下 1～2 mm，人的窦房结体积通常为 15 mm×5 mm×2 mm，是心跳的起搏点。窦房结由起搏细胞和过渡细胞组成。起搏细胞简称 P 细胞，较小，直径 5～10 μm，呈梭形或多边形，是自律细胞，位于窦房结中心部分；过渡细胞，呈细长形，较心肌纤维细而短，位于窦房结周边部分，不具自律性，将 P 细胞自动产生的兴奋传给心房肌。窦房结的兴奋除通过心房肌传到右心房和左心房外，还通过优势传导通路传到房室交界。优势传导通路是由右心房卵圆窗前连接窦房结与房室交界的一些排列比较整齐、传导速度较其他心房肌纤维快的心房肌构成的。

（2）房室交界

房室交界是心房与心室间的特殊传导组织，是兴奋由心房传入心室的唯一通道，位于房间隔下部、冠状窦口的前上方。房室交界可分为 3 个功能小区，自上而下分别称为房结区、结区和结希区。结区即光学显微镜所见的房室结，呈扁椭圆形，大小约 6 mm×3 mm×1 mm，结希区是房室束的近侧部。房结区和结希区具有传导性和自律性，在窦房结障碍时，可产生冲动。房室结无自律性，传导性很低，将窦房结的兴奋延搁一段时间后再传向心室。

（3）房室束及其分支

房室束也称希氏束（His 束），起自房室结，经室间隔膜部下行，至室间隔肌部分为左、右束支，分别沿室间隔左、右两侧的心内膜深面下降。左束支呈扁带状，分支多，分布于左心室；右束支呈细索状，分支少，分布于右心室。房室束及其分支由浦肯野纤维组成，此类细胞比心肌细胞短，胞质中肌原纤维较少，细胞间有发达的闰盘相连。

（4）浦肯野纤维网

左、右束支的分支在心室的心内膜下交织成网状，并垂直向心外膜延伸，再与普通心肌细胞相连接。房室束及末梢浦肯野纤维网的功能是将心房传来的兴奋迅速传播到整个心室。

## 二、血管

血管分为动脉、毛细血管和静脉，是血液流动的管道和物质交换的场所。

（一）血管结构及其机能特点

除毛细血管外，血管管壁从腔面向外依次分为内膜、中膜和外膜三层，但各层膜的厚度与组织成分因血管的种类和功能不同而存在差异。

1.动脉

动脉按管径大小可分为大、中、小和微动脉四级，其管腔的大小和管壁的构造是渐变的，因此它们之间没有明显的界限。中动脉的管壁结构最典型：内膜最薄，分三层，内皮是衬于腔面的单层扁平上皮；内皮下层是一薄层疏松结缔组织，含有胶原纤维、弹性纤维和少量平滑肌，具有缓冲和联系作用；内皮下层外侧有一层由弹性蛋白组成的有孔薄膜，具有弹性，有利于血管收缩，称内弹力膜。中膜由 10 ～ 40 层环形排列的平滑肌构成。外膜由疏松结缔组织组成，内有营养性血管和神经分布。

（1）大动脉

大动脉包括主动脉、肺动脉、无名动脉、颈总动脉、锁骨下动脉和髂总动脉等。其结构特点是管壁中富含弹性纤维，成人中膜的弹性纤维可达 70 层，因此大动脉弹性强，又称弹性动脉。由于弹性动脉富含弹性纤维，所以在心室射血时，弹性动脉被动扩张，将心室射出血液的 2/3 暂时储存起来，并使它们的动能转化为势能储存在弹性动脉管壁中；在心室舒张时，被动扩张的血管发生弹性回缩，将储存的势能又转化为动能继续推动血管内的血液向前流动，从而使间断的射血变为连续的血流。大动脉的这种功能称为弹性储器作用，因此大动脉又称"弹性储器血管"。

（2）中动脉

中动脉是指解剖学上有名称的除大动脉外的动脉，其管壁的平滑肌相当丰富，收缩力强，又称肌性动脉。在中膜的平滑肌细胞之间，还有交感神经纤维分布，可调节血管的管径，对全身各部血量的分配起调节作用，因此中动脉又称分配血管。

（3）小动脉

管径在 0.3 ～ 1 mm 的动脉称为小动脉，一般都分布在器官内，也属于肌性动脉，但其中膜内仅有几层环形平滑肌。

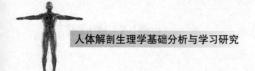

（4）微动脉

管径在 0.3 mm 以下的动脉称为微动脉，中膜有 1 或 2 层平滑肌。小动脉和微动脉的管径小，对血流的阻力大，又称毛细血管前阻力血管。它们不仅对外周血流阻力产生影响，还调节器官、组织的血流量，维持正常血压。

2.毛细血管

毛细血管是管径最细、分布最广的血管，直径在 8 μm 以下，由内皮和基膜组成。较细的毛细血管横切面由一个内皮细胞围成，较粗的毛细血管由 2 或 3 个内皮细胞围成。在内皮细胞和基膜之间散在一种扁而有突起的细胞，细胞突起紧贴在内皮细胞基底面，称为周细胞。周细胞不仅有机械支持作用，还能分化为成纤维细胞和平滑肌细胞。毛细血管管壁极薄，通透性极大，是血管内血液和血管外组织液进行物质交换的场所，又称交换血管。

3.静脉

静脉是运送血液回心的血管，可分微静脉、小静脉、中静脉和大静脉。小静脉和中静脉常与相应的动脉伴行。与伴行的动脉相比，静脉管腔大，管壁薄而软，弹性小，因此易于扩张。在安静状态下，循环血量的 60% ~ 70% 容纳在静脉中，起到血液储存库的作用，因此静脉又称容量血管。微静脉和小静脉管壁平滑肌的舒缩活动可影响毛细血管的血压、容量及滤过作用，对血流也会产生一定的阻力，称为毛细血管后阻力血管。

管径在 2 mm 以上的静脉管壁内膜突向管腔，形成两个相对的半月状小袋，袋口朝向心脏，称为静脉瓣。静脉瓣表面衬有内皮，夹心为含有弹性纤维的结缔组织，基部与管壁内膜相连接。静脉瓣可防止血液逆流，有利于静脉内的血液向心回流。在重心影响较大的下肢静脉中，静脉瓣较多。

（二）血管的分布及其规律

1.全身血管分布

全身血管分为动脉系和静脉系。

（1）动脉系

动脉系包括肺循环的肺动脉和体循环的主动脉及其分支。

①肺动脉

肺动脉干起自右心室，在升主动脉前上行，至主动脉弓下方分为左、右肺动脉。左肺动脉较短，在左主支气管前方横行，分两支进入左肺上、下叶。右肺动脉较长且粗，在升主动脉和上腔静脉后方向右横行，至右肺门处分成三支进入右肺的上、中、下叶。在肺动脉干分叉处稍左侧与主动脉弓下缘之间有一短纤维索，称为动脉韧带，是胚胎时期的动脉导管闭锁后的遗迹。若出生后 6 个月不闭锁称为动脉导管未闭，是一种常见的先天性心脏病。

②主动脉

主动脉是体循环动脉的主干，起自左心室，依其行程分为升主动脉、主动脉弓和降主动脉。

升主动脉从左心室发出，在上腔静脉左侧上行，至右侧第 2 胸肋关节处移行为主动脉弓。升主动脉起始处稍膨大的主动脉窦发出左、右冠状动脉。

主动脉弓续接升主动脉，呈弓形弯向左后方，于第 4 胸椎体下缘左侧移行为胸主动脉。主动脉弓凹处侧发出数条细小的支气管支和气管支，凸侧发出三大分支，从右向左依次为头臂干、左颈总动脉和左锁骨下动脉。头臂干又称无名动脉，粗短，向右上方斜行至右胸锁关节后方分为右颈总动脉和右锁骨下动脉。左、右颈总动脉发出分支主要营养头颈部，左、右锁骨下动脉为营养上肢的主干。左、右颈总动脉均经胸锁关节后方，沿食管、气管和喉的外侧上行，至甲状软骨上缘平面分为颈内动脉和颈外动脉。

降主动脉以膈的主动脉裂孔为界，分为胸主动脉和腹主动脉（腹腔动脉），前者在胸腔，后者在腹腔。腹主动脉平第 4 腰椎体下缘分出左、右髂总动脉。

（2）静脉系

静脉系包括肺循环的肺静脉和体循环的静脉，肺静脉左、右各一对，分别为左上、左下肺静脉和右上、右下肺静脉，起自肺门，向内行注入左心房后部。

体循环静脉分深、浅两种。深静脉位于深筋膜深面与动脉伴行，称为伴行静脉，其名称、行程和引流范围与其伴行的动脉相同。浅静脉位于皮下浅筋膜内，又称皮下静脉，数目多，不与动脉伴行，有各自独立的名称、行程和引流范围，但最终注入深静脉。体循环静脉主要包括上腔静脉系、下腔静脉系和心静脉系。

上腔静脉系由上腔静脉及其属支组成，收集头颈部、上肢和胸部的静脉血，注入右心房。上腔静脉是一粗大的静脉干，成人上腔静脉长 5～7 cm、口径 1.7～1.9 cm，由左、右头臂静脉在右侧第 1 胸肋结合处后方汇合而成，下降

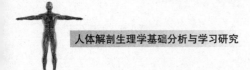

至第 3 胸肋关节下缘注入右心房。头臂静脉由颈内静脉和锁骨下静脉在胸锁关节后方汇合而成，汇合处的夹角称为静脉角，是右淋巴导管和胸导管注入静脉的部位。

下腔静脉系由下腔静脉及其各级属支组成，收集膈以下下半身的静脉血，注入右心房。下腔静脉是人体最粗大的静脉干，于第 4 至第 5 腰椎体右前方由左、右髂总静脉汇合而成。下腔静脉的属支分壁支和脏支，壁支与同名动脉伴行，脏支分为成对脏支和不成对脏支。成对脏支收集腹腔内成对脏器的静脉血，直接或间接注入下腔静脉。腹腔内不成对脏支汇合成肝门静脉入肝，再经肝静脉注入下腔静脉。

肝门静脉是一短而粗的静脉干，长 6～8 cm，直径约 1.25 cm，由肠系膜上静脉和脾静脉在胰头和胰体交界处的后方汇合而成，至肝门处分左、右支分别入肝左叶、肝右叶，在肝内反复分支汇入肝血窦，经肝内各级静脉汇合为肝静脉。因此，肝门静脉是起始端和分支末端都与毛细血管相连的静脉干。

2.血管分布规律

人体除角膜、毛发、指甲、趾甲、牙质等处无血管外，血管遍布全身，其分布主要规律如下。

（1）对称性分布

身体左右对称部分的血管分布通常也具有对称性。

（2）与功能相适应

血管分布与器官功能相适应：在容易受牵引或压迫的关节附近和经常变换形状的胃、肠等器官，血管多吻合成网或弓；代谢旺盛的内分泌腺，血管分布丰富；具泌尿功能的肾，其血管口径较一般脏器粗大。

（3）与神经伴行

动脉、静脉常与神经伴行，并由结缔组织包裹形成血管神经束，此束行径多与骨的长轴平行，一般位于四肢的内侧或关节屈侧。

（4）最短距离分布

动脉从主干分支后，常以最短距离到达所分布器官，但少数动脉以较长的行程分布到远方的器官，是由于胚胎后期器官移行造成的，如睾丸动脉。

### 三、淋巴系统的结构及分布

淋巴系统是循环系统的一个组成部分，由淋巴器官、散在的淋巴组织、各级淋巴管道及其内流动的淋巴液构成。淋巴管是输送淋巴液的管道，可分为毛细淋巴管、集合淋巴管、淋巴干和淋巴导管。

（1）毛细淋巴管

毛细淋巴管是淋巴管道的起始段，以膨大的盲端起始于组织间隙，彼此吻合成网。管壁由一层内皮细胞构成，无基膜和外周细胞，内皮细胞间呈覆瓦状邻接，细胞间隙有 0.5 nm，允许液体通过间隙流入毛细淋巴管，但不能倒流。由于毛细淋巴管的通透性比毛细血管大，所以一些不能进入毛细血管的蛋白质、细菌和癌细胞等物质较易进入毛细淋巴管。一般毛细淋巴管直径比毛细血管大，为 0.01～0.2 mm。全身除脑、脊髓、软骨、内耳、角膜、晶状体、脾髓、骨髓外，都有毛细淋巴管的分布。

（2）集合淋巴管

毛细淋巴管汇集形成集合淋巴管，常称淋巴管。管壁结构近似小静脉，但薄，有平滑肌，可以收缩。具有大量的向心方向的瓣膜防止淋巴逆流，瓣膜附近管腔略扩张呈窦状，使充盈的淋巴管外观呈串珠状。在集合淋巴管沿途有淋巴结介入，经输入淋巴管进入淋巴结，再经输出淋巴管导出。淋巴管分深、浅两种，浅淋巴管行于皮下组织，多与浅静脉伴行；深淋巴管多与深部的血管神经束伴行，与浅淋巴管间存在广泛的交通吻合支。

（3）淋巴干

全身各部的浅、深淋巴管在向心行程中经过一系列的淋巴结，其最后一群淋巴结的输出管汇合成较大的淋巴管，称为淋巴干。全身共有 9 条淋巴干：头颈部的淋巴管汇合成左、右颈干，上肢及部分胸腹壁的淋巴管汇合成左、右锁骨下干，部分胸腹壁的淋巴管汇合成左、右支气管纵隔干，腹腔消化器官及脾被膜处的淋巴管汇合成一条肠干，下肢、盆部、腹腔部分脏器及部分腹壁的淋巴管汇合成左、右腰干。

（4）淋巴导管

全身的 9 条淋巴干汇合成两条最大的淋巴管，称为淋巴导管，分别为胸导管和右淋巴导管。淋巴导管管壁结构近似大静脉，但更薄，三层膜的区分不清

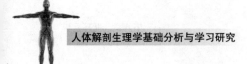

楚。胸导管是全身最长、最粗的淋巴导管，长 30～40 cm，管径约 3 mm，管腔内瓣膜较少。胸导管起于乳糜池，注入左静脉角。乳糜池为一膨大的囊状结构，由肠干和左、右腰干汇合而成，常位于第 1 腰椎前方。在注入静脉角之前，胸导管还收纳左颈干、左锁骨下干和左支气管纵隔干回流的淋巴，因此胸导管收集全身 3/4 的淋巴：左侧上半身和整个下半身。右淋巴导管为一短干，长1～1.5 cm，由右颈干、右锁骨下干和右支气管纵隔干汇合而成，注入右静脉角，收集全身 1/4，即右侧上半身的淋巴。

# 第二节　心脏生理

## 一、心肌细胞的生物电现象

心肌细胞可分为工作细胞和自律细胞两类。工作细胞是构成心房壁和心室壁的普通心肌细胞，含有丰富的肌原纤维，具有兴奋性、传导性和收缩性，执行收缩功能。自律细胞是构成心脏特殊传导系统的心肌细胞，肌原纤维含量很少，基本丧失收缩能力，具有兴奋性、传导性和自律性，主要是产生和传播兴奋、控制心脏的节律性活动。

### （一）工作细胞的生物电现象

#### 1.静息电位

人和哺乳类动物心室肌细胞的静息电位约 –90 mV，其形成机制与神经纤维的静息电位相似，主要由 $K^+$ 外流形成的。

#### 2.动作电位

心室肌细胞的动作电位与神经纤维的动作电位明显不同：复极化持续时间长，导致动作电位的升支与降支不对称。通常将心室肌细胞动作电位分成 0 期、1 期、2 期、3 期、4 期五个时期。

（1）去极化过程（0 期）

0 期与神经纤维的去极化机制一样。心室肌细胞受到适宜刺激时，引起部分电压门控 $Na^+$ 通道开放和少量 $Na^+$ 内流，使膜去极化。当去极化达到阈电位水平（-70 mV）时，大量 $Na^+$ 通道被激活，$Na^+$ 顺电位梯度和化学浓度梯度流入膜内，使膜内电位迅速上升到约 +30 mV，接近 $Na^+$ 平衡电位，形成动作电位的上升支（0 期）。此期持续时间短，仅 $1 \sim 2$ ms，去极化速度快，幅度可达 120 mV，速率可达 $200 \sim 300$ V/s。决定 0 期去极化的 $Na^+$ 通道是一种快通道，激活开放速度和激活后失活关闭的速度均很快。在阈电位水平附近，$Na^+$ 通道激活开放，开放时间仅为 1 ms 左右，当膜去极化到 0 mV 左右时，部分 $Na^+$ 通道开始失活。快 $Na^+$ 通道可被河鲀毒素选择性阻断而失活。凡是由快 $Na^+$ 通道开放引起快速去极化的心肌细胞都称快反应细胞，如心室肌细胞、心房肌细胞和浦肯野细胞。

（2）复极化过程

从 0 期去极化结束到恢复至静息电位的过程称复极化过程，心室肌细胞复极化过程分为 1 期、2 期、3 期、4 期四个时期，历时 $300 \sim 400$ ms。

1 期（快速复极初期）。心室肌细胞膜电位由 +30 mV 快速下降至 0 mV 左右，形成复极化 1 期，历时约 10 ms。0 期去极化和 1 期复极化速度都很快，记录图形呈尖峰状，合称锋电位。1 期复极化是由 $K^+$ 外流形成的。

2 期（缓慢复极期、平台期）。此期膜电位下降极缓慢，基本停滞于 0 mV 左右，记录曲线比较平坦，因而称平台期，持续 $100 \sim 150$ ms。平台期是心室肌细胞动作电位持续时间较长的主要原因，也是区别于神经纤维和骨骼肌纤维动作电位的主要特征。

形成平台期的离子机制比较复杂。心室肌细胞膜上除了有 $K^+$ 通道，还有一种 $Ca^{2+}$ 通道，其激活的阈电位为 $-40 \sim -30$ mV，$0 \sim 10$ mV 时激活得最多，产生的 $Ca^{2+}$ 内向电流最大。这种 $Ca^{2+}$ 通道的激活、失活和复活都慢，经它进行的 $Ca^{2+}$ 跨膜内流起始慢，开放后持续时间长，称为 L 型 $Ca^{2+}$ 通道。L 型 $Ca^{2+}$ 通道可被锰（$Mn^{2+}$）和多种 $Ca^{2+}$ 通道阻断剂（如维拉帕米）阻断，但对阻断快 $Na^+$ 通道的河鲀毒素不敏感。因此，在平台期既有 $K^+$ 外流，也有 $Ca^{2+}$ 内流，二者基本保持平衡，因此膜电位稳定在 0 mV 左右，形成所谓的"平台期"。随后，$Ca^{2+}$ 通道逐渐失活，$K^+$ 外流逐渐增加，膜电位随之下降而缓慢复极化，形成平台期晚期。

3 期（快速复极末期）。此期膜电位由平台期的 0 mV 左右迅速恢复

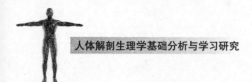

到 –90 mV，完成复极化过程，历时 100～150 ms。2 期与 3 期之间无明显界限。3 期复极是由于 L 型 $Ca^{2+}$ 通道关闭，$Ca^{2+}$ 内流停止，而 $K^+$ 外流进一步增加所致。

心室肌细胞膜上的 $K^+$ 通道有两种亚型，静息状态、动作电位平台期开放的 $K^+$ 通道和复极化 1 期开放的 $K^+$ 通道是两种不同亚型的 $K^+$ 通道。

4 期（完全复极期，或静息期）。在复极化 3 期结束后，心室肌细胞的膜电位虽稳定在 –90 mV，但在形成动作电位过程中进入细胞内的 $Na^+$、$Ca^{2+}$ 和流出细胞外的 $K^+$ 所造成的细胞内外离子分布的改变并未恢复。因此，4 期内并不"静息"，而是 $Na^+$ 泵、$Ca^{2+}$ 泵活动加强的时期，将动作电位过程中进入细胞内的 $Na^+$、$Ca^{2+}$ 泵出细胞外，流出膜外的 $K^+$ 泵入细胞内。

心房肌细胞动作电位的形状、形成机制与心室肌细胞的相似，但动作电位时程较短，历时仅 150 ms 左右。

### （二）自律细胞的生物电现象

自律细胞与工作细胞跨膜电位的最大区别是在动作电位的 4 期。工作细胞 4 期的膜电位是基本稳定的，没有外来刺激，不产生动作电位。而自律细胞在动作电位 3 期复极末达最大值（最大复极电位）之后，4 期膜电位并不稳定在这一水平，而是立即自动去极化，当去极化达到阈电位水平后，引发新的动作电位。这种 4 期自动去极化是自律细胞产生自动节律性兴奋的基础。不同类型自律细胞 4 期自动去极化的速度、离子基础和机制有所不同。

## 二、心肌的生理特性

心肌细胞具有兴奋性、自律性、传导性和收缩性四种基本生理特性。其中，兴奋性、自律性和传导性是以生物电活动为基础的，属于电生理特性；收缩性是以收缩蛋白的活动为基础的，是心肌的一种机械特性。

### （一）兴奋性

1.影响兴奋性的因素

（1）静息电位与阈电位之间的差值。静息电位（自律细胞为最大复极化电位）绝对值增大或阈电位水平上移，都会导致二者之间的差值增大，使引起兴奋所需的刺激强度增大，兴奋性降低。反之，二者之间的差值减小，兴奋性就会增高。乙酰胆碱通过 M 受体可激活 $K^+$ 通道，使膜对 $K^+$ 通透性增加，促进 $K^+$ 外流，细胞膜发生超极化，兴奋性降低。奎尼丁可抑制 $Na^+$ 通道的激活过程，使阈电位上移，心肌兴奋性降低；低血钙时阈电位降低，导致兴奋性升高。

（2）离子通道的性状。0 期去极化的 $Na^+$ 通道和 $Ca^{2+}$ 通道都有静息、激活和失活三种功能状态和复活过程，但处于何种状态，取决于当时的膜电位水平及有关的时程，即这些通道的功能状态改变具有电压依从性和时间依从性。当膜电位处于静息电位水平（–90 mV）时，$Na^+$ 通道处于静息状态，当膜电位去极化至阈电位水平（–70 mV）时，$Na^+$ 通道被激活而产生动作电位。激活的 $Na^+$ 通道迅速失活，待膜复极化至 –60 mV 或更负时才开始复活，因此复极化至 –70 mV 时不产生动作电位。可见，$Na^+$ 通道是否处于静息状态，是快反应心肌细胞该时刻是否具有兴奋性的前提。慢反应心肌细胞的兴奋性取决于 L 型 $Ca^{2+}$ 通道的功能状态。L 型 $Ca^{2+}$ 通道的激活、失活和复活的速度均较慢，其激活的阈电位约在 –40 mV，直至 –10 mV 才开始失活，复活需要待膜电位完全复极化后才开始。$Na^+$ 通道或 $Ca^{2+}$ 通道的状态还受许多药物的影响，使之激活或失活，这是各种抗心律失常药物发挥作用的基础。

2.兴奋性的周期性变化

与神经细胞相似，心肌细胞在一次兴奋过程中，兴奋性也发生一系列的周期性变化，但没有低常期。

（1）有效不应期

心肌细胞受到刺激发生兴奋时，从动作电位 0 期去极化开始到 3 期复极化至 –55 mV，这段时间因膜的兴奋性完全丧失，对任何刺激都不产生反应，称为绝对不应期。这是由于膜电位过低，$Na^+$ 通道处于完全失活的状态。膜电位从 –55 mV 复极化到 –60 mV 这段时间内，由于 $Na^+$ 通道刚开始复活，若给予一个足够强度的刺激可引起少量 $Na^+$ 通道开放，产生局部兴奋，但没恢复到可被激活的静息状态而不能产生动作电位，称为局部兴奋期。从动作电位 0 期去极化开始到 3 期复极化至 –60 mV 这段时间，因心肌不能产生新的动作电位称为有效不应期。

（2）相对不应期

3 期复极化到膜电位为 –80～–60 mV 时，若给予心肌细胞一个阈刺激，

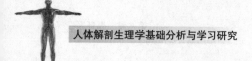

仍不能产生新的动作电位，但给予一个阈上刺激可产生一次新的动作电位，称为相对不应期。原因是此时已有相当数量的 $Na^+$ 通道复活至静息状态，但仍未达到静息电位时的水平，兴奋性仍低于正常水平。

（3）超常期

3 期复极化到膜电位为 $-90 \sim -80\ mV$ 时，由于 $Na^+$ 通道已基本复活，而此时膜电位与阈电位之间的差距较小，心肌兴奋性高于正常，称为超常期。此期内给予心肌一个适宜的阈下刺激也能引起一个新的动作电位。

复极完毕，膜电位和兴奋性恢复到静息水平。在 4 期恢复期中参与细胞膜内外离子分布恢复的是 $Na^+$ 泵和 $Ca^{2+}$ 泵，不出现神经纤维那种只有 $Na^+$ 泵参与引起的超极化而形成的低常期。

### （二）自动节律性

自动节律性是指心肌在没有外来刺激的情况下自动发生节律性兴奋的特性，简称自律性。正常情况下，心肌组织自动兴奋的节律都较规则，而自动节律性兴奋的频率则常发生变化。

1.心脏的起搏点

心脏特殊传导系统的自律细胞的自律性存在等级差异，每分钟自动兴奋的频率，窦房结 P 细胞最高，约为 100 次，其余依次为房室交界约 50 次，房室束约 40 次，末梢浦肯野纤维网最低，约 25 次。心房和心室按当时自律性最高的兴奋频率搏动。正常情况下，窦房结的自律性最高，对心脏兴奋起主导作用，是心脏兴奋的正常开始部位，称为正常起搏点，所形成的心脏节律称为窦性节律。窦房结之外的其他自律组织在正常情况下并不自动产生兴奋，只起兴奋传导作用，称为潜在起搏点。当潜在起搏点自律性增高并超过窦房结而控制部分或整个心脏的活动时，这些异常起搏部位称为异位起搏点。

2.影响自律性的因素

自律细胞自动兴奋是 4 期自动去极化使膜电位从最大复极电位达到阈电位水平引起的，因此自律性的高低主要取决于 4 期自动去极化的速度，以及最大复极电位与阈电位之间的差距。

（1）最大复极电位与阈电位之间的差距

最大复极电位的绝对值减小，或阈电位水平下移，都会使两者间的差距缩小，自动去极化达到阈电位水平所需的时间缩短，自律性增高；反之，则自律性降低。迷走副交感神经兴奋时释放乙酰胆碱使窦房结自律细胞膜上的 $K^+$ 通道激活，在复极 3 期 $K^+$ 外流增加，导致最大复极电位的绝对值增大，使自律性降低，心率减慢。

（2）4 期自动去极化的速度

4 期自动去极化的速度增快，达到阈电位所需的时间就缩短，单位时间内发生兴奋的次数就增多，自律性增高，反之则自律性降低。

交感神经兴奋释放去甲肾上腺素可促进窦房结 P 细胞的 $Ca^{2+}$ 通道开放得更多，$Ca^{2+}$ 内流增多，4 期自动去极化速度加快，自律性增高。迷走副交感神经兴奋时释放乙酰胆碱使窦房结 P 细胞膜对 $K^+$ 的通透性增大，$K^+$ 外流增多，使 $Ca^{2+}$ 内流超过 $K^+$ 外流的时间延长，自动去极化到阈电位的时间延长，自律性降低。

### （三）传导性

心肌细胞具有传导兴奋的能力，称为传导性，其高低可用兴奋的传播速度来衡量。

#### 1.兴奋在心脏的传导

兴奋在心脏内通过特殊传导系统经过有序的扩布到达心房、心室，心房、心室的兴奋以局部电流的形式通过闰盘这些低电阻通道直接扩布至相邻的细胞，实现心肌细胞的同步活动，使整个心室或整个心房构成一个功能性合胞体。

不同心肌细胞的传导性高低不等。普通心房肌的传导速度较慢，约为 0.4 m/s，而心房中一些小肌束组成的"优势传导通路"传导速度较快，为 1.0～1.2 m/s，窦房结的兴奋可沿这些通路很快传到房室交界，约耗 0.06 s。房室交界的细胞传导性较低，其中结区传导最慢，速度仅 0.02 m/s。人类的房室交界区约 2.2 mm 长，兴奋在此处传导耗时达 0.1 s。兴奋在房室交界区传导速度缓慢而使兴奋在此延搁一段时间的现象称房室延搁，其意义是使心室的收缩必定发生在心房收缩完毕之后，而不会发生房室收缩重叠，有利于心室充盈和射血。这也使得房室结成为传导阻滞的好发部位，房室传导阻滞是临床上极为常见的一种心律失常。

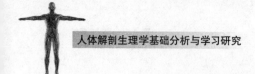

心室内传导系统的传导速度最快，为 2～4 m/s，兴奋从房室束传到浦肯野纤维末端历时约 0.03 s。心室肌的传导速度约为 1 m/s，兴奋由心内膜表面沿螺旋排列的心室肌传至心外膜表面约需 0.03 s。由于末梢浦肯野纤维呈网状分布于心室壁，使房室交界传入心室的兴奋能迅速传遍左、右心室，耗时约0.06 s，保证全部心室肌几乎完全同步收缩，产生很好的射血效果。

2.影响传导性的因素

心肌传导性取决于心肌细胞的结构特点和电生理特性。

（1）结构因素

肌细胞的直径是决定传导性的主要结构因素，细胞直径越大，细胞的电阻就越小，传导速度越快，反之亦然。心房肌、心室肌和浦肯野细胞的直径大于窦房结和房室交界的细胞直径，其中，末梢浦肯野纤维细胞的直径最大，牛的浦肯野纤维细胞直径可达 70 μm，兴奋传导速度最快；窦房结细胞直径较小，为 5～10 μm，传导速度较慢；结区细胞直径更小，仅 3 μm，传导速度最慢。另外，房室交界细胞间缝隙连接的通道数目较少，纵向细胞内电阻较大，局部电流难以从一个细胞进入相邻细胞，因此传导速度很慢。在心肌细胞缺血受损、细胞内 $Ca^{2+}$ 或 $H^+$ 浓度过高时，细胞间的缝隙连接可以关闭，使兴奋的传导明显减慢。

（2）生理因素

心肌细胞的电生理特性是影响心肌传导性的主要因素。电生理特性包括动作电位 0 期去极化的速度、幅度，膜电位水平，兴奋传导时邻近未兴奋区肌膜的兴奋性，等等。这些生理因素的改变均会影响传导性。

（四）收缩性

心肌细胞发生兴奋后，通过兴奋 - 收缩耦联引起细胞内肌丝相对滑行，形成心肌纤维缩短的特性，称心肌收缩性。心肌细胞收缩机制与骨骼肌细胞收缩机制相似，但有自己的特点。

1.对细胞外液 $Ca^{2+}$ 的依赖性

骨骼肌细胞触发肌肉收缩的 $Ca^{2+}$ 来自肌质网内 $Ca^{2+}$ 的释放。心肌细胞的肌质网不如骨骼肌发达，储 $Ca^{2+}$ 量少，在收缩过程中有赖于细胞外的 $Ca^{2+}$ 内流。

动作电位平台期，细胞外的 $Ca^{2+}$ 通过 L 型 $Ca^{2+}$ 通道流入细胞内，使细胞质内 $Ca^{2+}$ 浓度增高，触发肌质网释放大量的 $Ca^{2+}$，在短时间内可使胞质内的 $Ca^{2+}$ 浓度升高约 100 倍，从而发动心肌收缩。这种由少量 $Ca^{2+}$ 内流引起细胞内 $Ca^{2+}$ 库释放大量 $Ca^{2+}$ 的过程称为钙致钙释放。心肌收缩结束后通过三种机制使细胞内的 $Ca^{2+}$ 浓度恢复到静息水平：肌质网上的 $Ca^{2+}$ 泵主动回收 $Ca^{2+}$ 进入肌质网（80 % ～ 90 %），细胞膜上的 $Na^+$-$Ca^{2+}$ 交换体将 $Ca^{2+}$ 排出细胞外，细胞膜上的 $Ca^{2+}$ 泵可将少量 $Ca^{2+}$ 主动排出细胞。后两种占 10 % ～ 20 %。胞质内 $Ca^{2+}$ 浓度下降，使心肌细胞得以舒张。

2."全或无"式收缩

一个骨骼肌细胞产生的兴奋不能扩布到其他肌细胞，多个骨骼肌细胞的同步收缩是由支配该骨骼肌的那些运动神经纤维同步发放神经冲动引发的。由于心肌细胞之间存在缝隙连接，兴奋可以在细胞间迅速传播，使整个心房或心室的所有心肌细胞几乎同步发生收缩，整个心房或整个心室构成一个功能合胞体。对心室来说，阈下刺激不能引起心室肌收缩，而当刺激强度达到阈值后，所有心室肌细胞几乎同步收缩，称"全或无"式收缩。

3.不发生完全强直收缩

由于心肌细胞兴奋后有效不应期特别长，相当于整个心肌细胞的收缩期和舒张早期，因此心肌不可能在收缩期内再接受刺激产生收缩，即心肌不会发生完全强直收缩。这一特性使心肌在一次收缩后必定跟随一段时间的舒张期，从而保证心脏的血液回心充盈，以实现心脏的泵血功能。

4.可发生期前收缩

如果在心房肌或心室肌的有效不应期之后、下一次窦房结兴奋达到之前，心房或心室受到一次内源性（如缺血、炎症等）或外源性（如电击等）刺激，可产生一次提前出现的兴奋和收缩，分别称期前兴奋和期前收缩。期前兴奋也有自己的有效不应期。当紧接在期前兴奋之后的那次窦房结兴奋传到心房或心室时，如果落在期前兴奋的有效不应期内，则不能引起心房或心室新的兴奋和收缩，形成一次兴奋和收缩的"脱失"，需待下一次窦房结的兴奋到来时才能引起心房或心室兴奋和收缩。因此，在一次期前收缩之后往往出现一段较长时间的心室舒张期，称为代偿间歇。如果窦性心律较慢，下一次窦房结的兴奋在

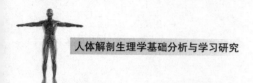

期前兴奋的有效不应期结束后才传到心室，则可引起心室一次新的兴奋和收缩而不出现代偿间歇。

### 三、理化因素对心肌生理特性的影响

#### （一）$K^+$

在细胞外 $K^+$ 浓度逐步升高的过程中，心肌细胞（主要是快反应细胞）的兴奋性将出现先升高后降低的双相变化：细胞外 $K^+$ 浓度轻度升高时，膜内外的 $K^+$ 浓度梯度减小，根据 Nernst 公式，静息电位的绝对值减小，与阈电位之间的差距缩小，兴奋性增高；如果细胞外 $K^+$ 浓度显著升高，会导致静息电位绝对值过小，在膜内为 $-60 \sim -55$ mV 时，$Na^+$ 通道将失去活性，使兴奋性丧失。

因为细胞外 $K^+$ 和 $Ca^{2+}$ 有竞争性抑制作用，胞外 $K^+$ 浓度升高使动作电位 2 期的 $Ca^{2+}$ 内流减少，从而也降低心肌的收缩性。有一经典的生理学实验——蟾蜍离体心脏灌流，用林格液灌流离体蟾蜍心脏，记录其收缩曲线。向灌流液中加入适量的 KCl 时，心肌的收缩力会越来越小，如果加的 KCl 较多，心肌会停止在舒张状态。临床输液时，如果输入的液体中有 $K^+$ 的话，应该严格注意 $K^+$ 的输入量和输入速度。

#### （二）$Ca^{2+}$

胞外 $Ca^{2+}$ 浓度升高使 2 期缓慢复极过程中 $Ca^{2+}$ 内流量增多，使心肌兴奋-收缩耦联活动增强，从而使心肌收缩性显著增强。如果胞外 $Ca^{2+}$ 浓度过高，将引起心肌收缩的"钙僵"现象，即处于持续缩短状态。离体蟾蜍心脏灌流实验很容易观察到这一现象。

胞外 $Ca^{2+}$ 浓度降低对心肌生理特性的影响基本上与增高时相反。由于 $Ca^{2+}$ 内流减少，心肌收缩力减弱。

#### （三）$Na^+$

$Na^+$ 是形成动作电位的重要离子。但是，心肌细胞对胞外 $Na^+$ 浓度的变化并不敏感，只有在胞外 $Na^+$ 浓度发生较大变化时，才会对心肌生理特性有影响。

由于正常生理状态下胞外 $Na^+$ 浓度变化不大，因此对心肌生理特性的影响较小。但若胞外 $Na^+$ 浓度过高，会使心肌收缩力减弱。

### 四、心脏的泵血功能

心脏不停地将压力很低的静脉中的血液抽吸进来，并将其射到压力较高的动脉内，这一活动同水泵相似，故称心泵。心脏泵血活动是心脏有节律地收缩和舒张交替的周期性活动，引起心腔内压周期性变化，以及心瓣膜规则地开启和关闭，促使血液沿单一方向循环流动。

#### （一）心动周期

心脏一次收缩和舒张构成一个机械活动周期，称为心动周期，其长短与心率有关。每分钟心动周期的次数称心率。正常人安静状态时的心率为 60～100 次/分，平均 75 次/分。在一个心动周期中，心房和心室的机械活动均可分为收缩期和舒张期。以成人平均心率 75 次/分计算，一个心动周期为 0.8 s。其中，心房收缩期为 0.1 s、舒张期为 0.7 s，心室收缩期约为 0.3 s、舒张期约为 0.5 s。当心率增快时，心动周期缩短，则收缩期和舒张期均缩短，但以舒张期的缩短更为明显。如心率增至 120 次/分时，心动周期为 0.5 s，心室收缩期为 0.25 s，心室舒张期也为 0.25 s；心率增至 200 次/分时，心动周期为 0.3 s，心室收缩期为 0.16 s，而心室舒张期为 0.14 s。心房和心室的收缩不是同时进行的。按其活动次序可把心动周期分为 3 个时期：首先，心房收缩，称为房缩期，此时心室舒张；其次，两心房舒张而两心室收缩，称为室缩期；最后，两心室舒张而心房仍处于舒张状态，称为全心舒张期，约占 0.4 s，有利于静脉血流回心。由于射血的力量来自心室收缩，故临床上所称的收缩期和舒张期一般是指心室的收缩和舒张活动。

#### （二）泵血过程

左、右心室的泵血过程相似，而且几乎同时进行。现以左心室为例，说明一个心动周期中心室射血和充盈的过程。

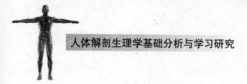

1.心室收缩期

根据心室内压力和容积等的变化，心室收缩期可分为等容收缩期和射血期，射血期又分为快速射血期和减慢射血期。

（1）等容收缩期

心室收缩前，室内压低于主动脉压和房内压，此时主动脉瓣关闭而房室瓣开放，血液由心房流入心室，心室容积最大。心房收缩结束后，心室开始收缩，室内压迅速升高，当室内压高于心房内压时，心室内的血液推动房室瓣关闭，由于瓣膜受腱索牵引不能翻转，可防止血液逆流入心房。此时室内压仍低于主动脉压，半月瓣还保持关闭状态，心室暂时成为一个封闭的腔。由于液体的不可压缩性，尽管心室肌在强烈收缩，心室容积仍不变。从房室瓣关闭到主动脉瓣开启的这段时间，称为等容收缩期，持续约 0.05 s。当动脉血压升高或心肌收缩力减弱时，等容收缩期将延长。

（2）快速射血期

随着心室肌的继续收缩，心室内压继续上升，当室内压超过主动脉压时，心室的血液将半月瓣冲开，迅速射入主动脉，称为射血期。在射血的前期，由心室射入主动脉的血液流速很快，血液量较多，约占总射血量的 2/3，这个时期称为快速射血期，历时约 0.1 s。在快速射血期，由于心室内的血液很快进入主动脉，心室的容积明显缩小；但由于心室肌的强烈收缩，室内压可继续上升并达到峰值，主动脉压也随之升高。

（3）减慢射血期

随后，由于心室内血液减少及心室肌收缩强度减弱，射血的速度逐渐减慢，因此射血期的后期称为减慢射血期，历时约 0.15 s。在减慢射血期，心室内压和主动脉压都由峰值逐渐下降。

在快速射血期的中期或稍后，心室内压已经低于主动脉压，不过此时心室内血液因具有较高的动能，仍能依其惯性作用逆压力梯度继续射入主动脉。

2.心室舒张期

心室舒张期按心室内压力和容积的变化可分为等容舒张期和心室充盈期，后者又可分为快速充盈期、减慢充盈期和心房收缩期。

（1）等容舒张期

射血后，心室肌开始舒张，室内压下降，主动脉内的血液向心室返流而推动半月瓣关闭。此时，室内压仍高于房内压，房室瓣仍处于关闭状态，心室再次成为一个封闭的腔。从半月瓣关闭到房室瓣开启的这段时间，心室肌舒张而心室容积并不改变，称为等容舒张期，持续 0.06 ~ 0.08 s。等容舒张期内室内压急剧下降。

（2）快速充盈期

随着心室继续舒张和室内压的下降，当室内压低于心房压时，血液冲开房室瓣进入心室，心室容积增大，称为心室充盈期。心室充盈初期，血液快速流入心室，此期内进入心室的血液量约占总充盈量的 2/3，是心室充盈的主要阶段，称为快速充盈期，历时约 0.11 s。

（3）减慢充盈期

快速充盈期之后，随着心室内血液不断充盈，房室间压力梯度逐渐减小，血液以较慢的速度进入心室，心室容积进一步增大，称为减慢充盈期，历时约 0.22 s。减慢充盈期内仅有很少量的血液从心房进入心室。

（4）心房收缩期

在心室舒张的最后 0.1 s，下一个心动周期的心房收缩期开始。心房收缩将少量血液射入心室，使心室充盈量进一步增加 10 % ~ 30 %。由于心房肌较薄，收缩时间又短，所以通过心房收缩而充盈到心室的量远不如心室舒张"抽吸"的量大。

在心脏泵血过程中，压力梯度是推动血液在心房、心室及主动脉之间流动的主要动力，心室肌的收缩和舒张是室内压力变化从而使心房与心室之间及心室与主动脉之间产生压力梯度的根本原因，心脏瓣膜的启闭活动对室内压力的变化起着重要作用，也能保证血液沿一个方向流动。

右心室的泵血过程与左心室基本相同，但由于肺动脉内压力仅为主动脉内压力的 1/6，所以在心动周期中右心室内压力的变化幅度比左心室小得多：射血时，右心室压力达 24 mmHg，左心室压力达 130 mmHg。

## 五、心输出量及其影响因素

衡量心脏泵血功能的基本指标是心脏射出的血液量。

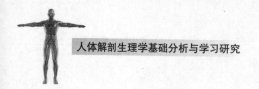

### （一）心输出量

1.每搏输出量和射血分数

一侧心室在一次心搏中射出的血液量称为每搏输出量，简称搏出量。在安静状态下，正常成年人左心室舒张末期容积约为 125 mL，收缩末期容积约为 55 mL，两者之差 70 mL（60 ~ 80 mL）就是搏出量。搏出量与心室舒张末期容积的百分比称为射血分数，一般维持在 55 % ~ 65 %。

2.每分输出量和心指数

一侧心室每分钟射出的血液总量称为每分输出量，简称心输出量，等于心率与每搏输出量的乘积。如果心率为 75 次 / 分，搏出量为 70 mL，则每分输出量为 5.25 L/min。一般健康成年男性在安静状态下的搏出量为 60 ~ 80 mL，心输出量为 4.5 ~ 6.0 L/min，平均为 5 L/min。女性的心输出量比同体重男性的心输出量约低 10 %。成人在剧烈运动时，心输出量可高达 25 ~ 35 L/min，全身麻醉状态下可降至 2.5 L/min。以单位体表面积计算的心输出量称为心指数。中等身材的成年人体表面积为 1.6 ~ 1.7 m²，在安静和空腹情况下心输出量为 5 ~ 6 L/min，所以心指数为 3.0 ~ 3.5 L/（min·m²）。静息心指数随年龄增长而逐渐降低，10 岁左右的少年最高，可在 4 L/（min·m²）以上，到 80 岁时接近 2 L/（min·m²）。

3.心脏的做功量

心室一次收缩射血所做的外功，即心室完成一次心搏所做的机械外功称为每搏功，简称搏功。心脏收缩射血所释放的机械能主要表现为将一定容积的血液提升到一定的压力水平而增加血液的势能，这种由于心室收缩而产生和维持一定压力（室内压）并推动血液流动（心输出量）所做的机械功称为压力 - 容积功。此外，射血释放的机械能还有使一定容积的血液以较快的流速向前流动而增加的血流动能。安静时，血流动能在左心室每搏功中所占比例很小，仅约 1 %。因此，每搏功近似于压力 - 容积功。常以平均动脉压代替射血期左心室内平均值，左心房平均压代替左心室舒张末期压，这样，左心室每搏功（J）= 搏出量（L）× 13.6（kg/L）× 9.807 ×（平均动脉压 － 左心房平均压）（mmHg）× 0.001。式中每搏功单位为焦耳（J），搏出量单位为升（L），汞的密度为 13.6 kg/L，地球上质量为 1 kg 的物体大约受 9.807 牛顿（N）的重力。

由于焦耳 = 牛顿 × 米，所以将 mm 乘 0.001 转化为 m。若搏出量为 70 mL，平均动脉压为 92 mmHg，平均心房压为 6 mmHg，则每搏功为 0.803 J。

每分功是指心室每分钟收缩射血所做的功，即心室完成每分输出量所做的机械外功。每分功等于每搏功乘以心率，心率若按 75 次 / 分计算，每分功则为 60.2 J/min。

4.心力储备

健康成年人静息状态下心输出量为 5 L/min 左右，剧烈体力活动时心输出量可达 25 ～ 30 L/min，为安静时的 5 ～ 6 倍。心输出量随机体代谢需要而增加的能力称为泵功能储备或心力储备。心脏每分钟能够射出的最大血量称为最大输出量，可反映心脏的健康程度。训练有素的运动员的最大输出量可达 35 L/min，为静息时的 7 倍，其比普通正常人能更好地耐受剧烈运动。某些心脏病患者，静息时心输出量与健康人没有明显差别，尚能满足静息状态下的代谢需要，但其最大输出量低于正常人，心力储备明显降低，在运动时心输出量不能相应增加，将出现心悸、气急等症状。心力储备的大小主要取决于每搏输出量和心率能有效提高的程度。

（二）影响心输出量的因素

由于心输出量等于搏出量与心率的乘积，因此凡能影响搏出量和心率的因素均可影响心输出量，搏出量取决于前负荷、后负荷和心肌收缩力。

1.前负荷

前负荷是指肌肉收缩之前遇到的阻力或负荷。前负荷使肌肉在收缩前处于某种程度的拉长状态，使肌肉具有一定的长度，称为初长度。在完整心脏，心室肌的初长度取决于心室收缩前的容积，即心室舒张末期容积。因此，心室舒张末期容积是反映心室前负荷的良好指标。

（1）前负荷对搏出量的影响

初长度对心肌收缩力的影响机制与骨骼肌的类似：不同的初长度可改变心肌细胞肌小节中粗、细肌丝的有效重叠程度和活化横桥的数目，使心肌收缩产生的张力发生改变。在心室最适前负荷和最适初长度时，肌小节的初长度为 2.0 ～ 2.2 μm，此时粗、细肌丝处于最佳重叠状态：所有横桥都处于能与细肌丝重叠而有可能相互作用的位置，收缩时产生的张力最大。在达到最适初长度

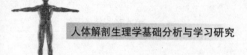

之前，随着前负荷和肌小节初长度的增加，粗、细肌丝的有效重叠程度增加，激活时可能形成的横桥连接的数目相应增加，因此肌小节以至整个心室的收缩强度也逐渐增加。这种通过心肌细胞本身初长度的改变而引起心肌收缩强度的变化称为异长自身调节，其主要作用是对搏出量的微小变化进行精细的调节，使心室射血量与静脉回心血量之间能保持平衡，从而使心室舒张末期的容积和压力能保持在正常范围内。

（2）影响前负荷的因素

心室在舒张末期充盈的血量是静脉回心血量与射血后心室内剩余血量的和。

①静脉回心血量

在大多数情况下，心输出量的变化主要是由于静脉回心血量的变化，因此静脉回心血量的多少是决定前负荷大小的主要因素。心室舒张时接受静脉回心血量的多少受心室充盈时间、静脉回流速度、心包内压和心室顺应性等因素的影响。

心室充盈时间是心室舒张期时程与等容舒张期时程之差。当心率增快时，心室舒张期和充盈时间均缩短，心室充盈减少，使静脉回心血量降低；反之，当心率减慢时，心室舒张期延长，即心室充盈期的持续时间延长，心室充盈完全，静脉回心血量增多。

静脉回流速度是静脉内血液通过心房进入心室的速度。在心室充盈时间不变的情况下，静脉回流速度越快，心室充盈量就越大，静脉回心血量增加；反之，静脉回流速度减慢，心室充盈量就减少，静脉回心血量降低。

心包有助于防止心室过度充盈。但在心包积液时，心包内压增高，可妨碍心脏充盈，使心室舒张末期容积下降，静脉回心血量减少。

②射血后心室内剩余血量

如果静脉回心血量不变，心室内剩余血量的增加将导致心室总充盈量的增加，搏出量也随之增加。但是，当心室内剩余血量增加时，心室舒张期的压力也增高，导致静脉回心血量将有所减少，心室总充盈量不一定增加。

2.后负荷

后负荷是指肌肉开始收缩时才遇到的阻力或负荷，不增加肌肉的初长度，但能阻碍收缩时肌肉的缩短。对心室而言，心室射血时遇到的阻力是主动脉压，它就是后负荷。

（1）后负荷对搏出量的影响

心室发生收缩时，在室内压达到主动脉压水平之前，心室肌不能缩短，表现为等长收缩（等容收缩期）。当主动脉压升高时，等容收缩期室内压的峰值必须相应增高才能冲开主动脉瓣，因此等容收缩期延长，射血期则相应缩短，同时心肌缩短的速度和幅度降低，射血速度减慢，搏出量减少。反之，主动脉压降低，则有利于心室射血。在整体条件下，正常人的主动脉压在 80 ～ 170 mmHg 变动时，心输出量无明显改变，只有当主动脉压升高到 170 mmHg 以上时，心输出量才开始下降。其原因是当动脉血压增高时，搏出量减少，左心室内剩余血量增多，而此时右心室仍能正常泵血，因此左心室舒张末期容积增大，通过异长自身调节使心肌收缩增强，搏出量增大，心室舒张末期容积也逐渐恢复。约 30 s 后，心室舒张末期容积恢复到正常水平。尽管此时主动脉压仍维持在高水平，但搏出量不再减少，这是心肌收缩能力增强的结果。

（2）影响后负荷的因素

由于后负荷决定肌肉收缩时产生的张力大小，因此肌肉缩短前所产生的主动张力可反映后负荷的大小。可用心室射血期的室壁张力来表示心室后负荷。室壁张力与室内压力和心室半径成正比，与室壁厚度的 2 倍成反比。在其他因素不变时，室内压越高，室壁张力越大，后负荷越高；心室半径越大，室壁张力也越大，后负荷越高。后负荷增高，心室必须增强收缩、增大张力才能射血，心肌对能量的需求增加，而外功并未增加，因此心脏效率下降。后负荷如果长期增高，可引起心室壁代偿性增厚，但心室半径并不增厚，有助于降低室壁张力，从而降低心肌的能量需求。

3.心肌收缩能力

前负荷、后负荷是影响心脏泵血功能的外在因素，肌肉内部功能状态的变化也是决定肌肉收缩效果的重要因素。心肌不依赖于负荷而改变其收缩强度和速度的内在特性称为心肌收缩能力。

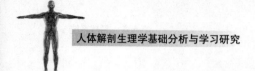

（1）心肌收缩能力对搏出量的影响

在完整的心脏中，心肌收缩能力增强，使搏出量增加，心室泵血功能明显增加。这种通过心肌收缩能力的变化来调节搏出量的方式称为等长自身调节。

（2）影响心肌收缩能力的因素

凡能影响心肌细胞兴奋 - 收缩耦联过程各个环节的因素都能影响心肌收缩能力，其中，活化横桥数和肌球蛋白 ATP 酶活性是控制收缩能力的主要因素。粗肌丝上的横桥只有与细肌丝的肌动蛋白分子结合，形成横桥连接并活化，才能使肌丝滑行并产生张力。在一定初长度的条件下，粗、细肌丝的重叠区提供可以形成连接的横桥，但不是所有的横桥都能成为活化横桥。活化横桥数与最大横桥数的比例，取决于兴奋后胞质内 $Ca^{2+}$ 浓度升高程度和肌钙蛋白对 $Ca^{2+}$ 的亲和力。凡能增高兴奋后胞质内 $Ca^{2+}$ 浓度和（或）肌钙蛋白对 $Ca^{2+}$ 的亲和力的因素，均可增加活化横桥的比例，使心肌收缩能力增强。儿茶酚胺通过激活 β 肾上腺素受体，增加胞质内 cAMP 的浓度使膜上的 L 型 $Ca^{2+}$ 通道开放，促进 $Ca^{2+}$ 内流，从而增强钙致钙释放，使胞质内 $Ca^{2+}$ 浓度升高，因此心肌收缩能力增强。一些钙增敏剂（如茶碱）可以增加肌钙蛋白对 $Ca^{2+}$ 的亲和力，使肌钙蛋白对胞质内 $Ca^{2+}$ 的利用率增高，活化横桥数相应增多，因此心肌收缩能力增强。甲状腺素和体育锻炼都能够提高肌球蛋白 ATP 酶的活性，使心肌收缩能力增强。

4.心率

安静时，成人心率每分钟超过 100 次者称心动过速，低于 60 次者称心动过缓。

（1）心率对心输出量的影响

在一定范围内，心率增快可使心输出量增加，可达静息状态时的 2 ～ 2.5 倍。健康成人心输出量随心率加快而增多的最高心率为 160 ～ 180 次 / 分，超过该值，心室充盈时间明显缩短而使心室充盈量减少，致使搏出量减少，到搏出量仅为正常水平的一半左右时，心输出量开始下降。在心率增快但未超过上述界限时，尽管此时心室充盈时间有所缩短，但由于回心血量的绝大部分是在快速充盈期进入心室的，因此心室充盈量及搏出量不会明显减少，而由于心率的增加，每分输出量仍可增加。如果心率过慢，低于 40 次 / 分，此时心室舒张期过长，心室充盈早已接近最大限度，心室舒张期的延长已不能进一步增加充盈量和搏出量，反而因心率过慢而使每分输出量减少。

（2）影响心率的因素

心率受神经和体液因素的控制。交感神经活动增强，循环血液中的肾上腺素、去甲肾上腺素和甲状腺素的水平增高，都可加快心率。迷走神经活动增强时，心率减慢。体温每升高 1 ℃，心率可增加 12 ～ 18 次 / 分。

# 第三节　血管生理

## 一、血流与血压

血液在血管系统中流动的力学属于血流动力学，主要研究血流量、血流阻力和血压之间的关系。由于血管是具有可扩张性的弹性管道而不是硬质的管道系统，血液是含有血细胞和胶体等物质的液体而不是理想流体，血流速度又受心脏舒缩活动的影响，因此血流动力学除符合流体力学的一般规律外，还有其自身的特点。

### （一）血流量

单位时间内流过血管某一横截面的血量称为血流量，也称容积速度，单位为 mL/min 或 L/min。血流量（$Q$）与血管两端的压力差（$\Delta P$）成正比，与血流阻力（$R$）成反比，即 $Q=\Delta P/R$。在封闭的管道系统中，任一截面的流量都是相等的，因此在整个循环系统中，各段血管的血流量都相等，都等于心输出量。

血液在血管中流动有层流和湍流两种形式。层流是指液体各质点的流动方向都一致，与血管的长轴平行，而各质点的流动速度不一，在血管轴心的流速最快，越靠近管壁越慢，最快速度约为平均速度的 2 倍。当血液在小血管内以层流的方式流动时，红细胞有向中轴部位移动的趋势，称为轴流，原因是轴心处的血液流速快、压强低。但在较粗的血管中，层流的速度梯度较小，所产生的轴向集中力量不足以使红细胞移向中心部位，因此轴流一般不发生于直径大

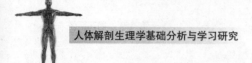

于 1 mm 的血管中。当血液的流速加快到一定程度后，各个质点的流动方向不再一致，出现漩涡，称为湍流。在血流速度快、血管口径大、血液黏度低的情况下易产生湍流。在血流遇到障碍，或血液流经血管分叉处和粗糙面时，也易产生湍流。

（二）血流速度

血液在血管内流动的直线速度，即单位时间内一个质点在血流中前进的距离称为血流速度，通常以 cm/s 或 m/s 表示。血流速度与血流量成正比，与血管的横截面积成反比。由于主动脉的横截面积最小、毛细血管的最大，所以血流速度在主动脉最快，约 20 cm/s，在毛细血管最慢，约 0.02 cm/s。由于血液在血管中流动有层流现象，所以血管中血流速度以轴心处最快。血流速度越快，层流现象越明显。

（三）血流阻力

血液在血管内流动所遇到的阻力称为血流阻力，是由血液流动时血液与血管壁、血液内部之间的相互摩擦而产生的。正常时，血流阻力中主动脉及大动脉约占 9%，小动脉及其分支约占 16%，微动脉约占 41%，毛细血管约占 27%，静脉系统约占 7%，因此小血管（小动脉和微动脉）是产生阻力的主要部位。生理学上常把心脏和大血管称为循环系统的"中心"部分，小血管则是"外周"部分，因此小血管阻力称为外周阻力。影响血流阻力的主要因素是血管半径和血液黏滞度。在生理条件下，血管长度和血液黏滞度的变化很小，但是血管的直径易受神经和体液因素的影响而改变，因此主要通过控制各血管的直径而改变外周阻力，从而能有效地调节各器官的血流量。

（四）血压

血管内的血流对于单位面积血管壁的侧压力，即压强，称为血压。根据国际标准单位规定，压强单位为帕（Pa）或千帕（kPa），但通常习惯以毫米汞柱（mmHg）为单位（1 mmHg=0.133 kPa），大静脉内的压力较低，常以厘米水柱（$cmH_2O$）为单位（1 $mmH_2O$=0.098 kPa）。

## 二、动脉血压与动脉脉搏

动脉内流动的血液对动脉管壁的侧压力称为动脉血压。一般说的血压是指动脉血压，而动脉血压又是指主动脉血压。由于大动脉中血压降落很小，所以通常用在上臂测得的肱动脉压代表主动脉压。

### （一）动脉血压的形成原理

1.足够的血液充盈

整个心血管系统被血液充盈，其充盈程度可用循环系统平均充盈压来表示。人的循环系统平均充盈压接近 7 mmHg，其大小取决于血量与血管容积的相对关系。因此，心血管系统内有足够的血液充盈是形成动脉血压的前提。动脉血压形成的其他因素还有心肌收缩、外周阻力和大动脉的管壁弹性。

2.心肌收缩

心肌收缩是推动血液在血管中流动的原动力。在一个心动周期中，心室收缩期射入动脉的血量多于从动脉流入毛细血管的血量，使动脉血管容积增大，血液对动脉管壁施加的侧压力增大，动脉血压升高。在心室舒张期，心室停止射血，在心室收缩期暂时蓄积在大动脉内的血液继续流入毛细血管，动脉中血量逐渐减少，对血管壁的侧压力也逐渐减少，动脉血压下降。

3.外周阻力

心室射入动脉的血液之所以不能在收缩期全部流出动脉，是由于血液在血管中流动时遇到阻力。小动脉和微动脉对血流的阻力使心室每搏输出的血量大约只有 1/3 在心室收缩期流到外周，其余 2/3 暂时蓄积在主动脉和大动脉内，因而使动脉血压升高。如果仅有心室收缩射血而无外周阻力，则心室收缩所释放的能量将全部表现为动能，射入大动脉的血量将会迅速全部流至外周，因而不能使动脉血压升高。

4.大动脉的管壁弹性

心室收缩释放的动能，一部分消耗于向外周推动血液流动，另一部分用于扩张大动脉壁，转化为势能储存起来。当心室舒张停止射血时，被扩张的主动脉和大动脉发生弹性回缩，使储存的势能又转变成动能使血液流动，向心侧的血流促使主动脉瓣关闭，向外周侧的血流继续推动血液向前流动，使舒张期动

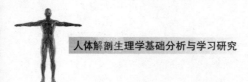

脉血压仍能维持一定高度。因此，大动脉管壁的弹性回缩力是心室舒张期推动血液流动的继发性动力，同时大动脉管壁的弹性回缩还能缓冲动脉血压的波动。

（二）动脉血压的正常值

在一个心动周期中，心室收缩时主动脉血压上升所达到的最高值称为收缩压，心室舒张时主动脉血压下降所达到的最低值称为舒张压，收缩压与舒张压的差值称为脉搏压，简称脉压。在一个心动周期中，动脉血压的平均值称为平均动脉压，大约等于舒张压加 1/3 脉压。临床上的习惯写法是收缩压 / 舒张压。在安静状态下，我国健康青年人的收缩压为 100 ～ 120 mmHg，舒张压为60 ～ 80 mmHg，脉压为 30 ～ 40 mmHg，平均动脉压为 100 mmHg。正常人双侧上臂的动脉血压存在左高右低的特点，差异可达 5 ～ 10 mmHg。大多数人的血压在 2:00—3:00 最低，6:00—10:00 和 16:00—20:00 各有一个高峰，表现出"双峰双谷"的日节律。

高血压是以体循环动脉压增高为主要表现的临床综合征，高血压的标准在不断修订。这一概念的提出，目的是加强人们对早期预防高血压重要性的认识。并建议高血压前期者应采用减肥、适度运动、低盐饮食、戒烟限酒等健康生活方式来预防高血压的发生。收缩压持续超过 160 mmHg 会增加脑卒中、心肌梗死和肾功能衰竭的危险性和死亡率。

（三）影响动脉血压的因素

动脉血压的高低主要取决于心输出量和外周阻力，因此凡是能影响心输出量和外周阻力的因素，都能影响动脉血压。

1.每搏输出量

当每搏输出量增加时，心室收缩期射入主动脉的血量增多，动脉管壁所承受的压力增大，收缩压明显升高。由于收缩压增高使血流速度加快，在舒张期末存留在大动脉中的血量与每搏输出量增大之前比，增加得并不多，故舒张压升高程度较小。因此，当每搏输出量增加而外周阻力和心率变化不大时，动脉血压的升高主要表现为收缩压的升高，舒张压升高不多，所以脉压增大。

2.心率

心率的变化主要影响舒张压。心率加快时，心室舒张期缩短，从大动脉流向外周的血量减少，存留在主动脉内的血量增多，使舒张压明显升高。由于舒张期末主动脉内存留的血量增多，致使心室收缩期内主动脉内血量增多，收缩压也相应升高，但由于血压升高使血流速度加快，在心室收缩期有较多的血液流向外周，使收缩压升高程度较小，故脉压变小。但如果心率过快（一般超过180次／分时），舒张期过于缩短，使心室充盈不足，则导致心输出量减少，动脉血压下降。反之，心率减慢时，舒张压降低的幅度比收缩压降低的幅度大，故脉压增大。

3.外周阻力

如果心输出量不变而外周阻力加大，则心室舒张期内血液流入毛细血管和静脉的速度减慢，心室舒张期末存留在主动脉内的血量增多，舒张压明显升高。在心室收缩期，由于动脉血压升高使血流速度加快，所以收缩压升高的幅度不如舒张压升高的幅度大，脉压减小。反之，当外周阻力减小时，舒张压降低的幅度比收缩压降低的幅度大，脉压加大。可见，在一般情况下，舒张压的高低主要反映外周阻力的大小。

外周阻力的改变，主要是由阻力血管直径的改变引起的。原发性高血压的发病主要是阻力血管直径变小而外周阻力过高所致。

4.大动脉管壁的弹性回缩力

由于大动脉的弹性储器作用，动脉血压的波动幅度明显小于心室内压的波动幅度。部分老年人的大动脉管壁有不同程度的硬化，弹性降低，对血压的缓冲作用减弱，主要导致收缩压升高，脉压加大。如果小动脉也发生不同程度的硬化，外周阻力相应增大，舒张压也升高，但升高的幅度较收缩压升高的幅度小，脉压仍较大。

（四）动脉脉搏

在每个心动周期中，随着心脏的收缩和舒张，动脉内的压力和容积发生周期性变化，导致动脉管壁发生周期性的搏动，称为动脉脉搏，简称脉搏。脉搏波动开始发生在主动脉起始部，然后沿着动脉血管壁向小动脉传播。身体某些

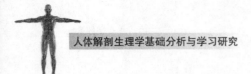

浅表部位（如手腕前面外侧处）的桡动脉脉搏波动较明显，用手指轻按此处可触摸到。这就是中医的"切脉"，可据此诊断心血管的某些疾病。

当左心室收缩将血液射入主动脉时，由于主动脉的顺应性及外周阻力的作用，心室收缩期射入主动脉的血液有一部分暂时存留在动脉内，故动脉管壁被动扩张；当心室舒张停止射血时，大动脉弹性回位，就形成了血管的搏动。一般说来，脉搏的频率与节律是心搏频率与节律的反映，如心搏快，脉搏也增快；心律失常，脉搏也不规则。脉搏的强弱取决于血管内血液充盈度和脉压的大小，如充盈度高，脉压大，则脉搏强大，反之则脉搏微弱。

### 三、静脉血压与静脉血流

#### （一）静脉血压

1.静脉血压

体循环血液经过动脉和毛细血管到达微静脉时，血压降至 $15 \sim 20\,\mathrm{mmHg}$，到下腔静脉时只有 $3 \sim 4\,\mathrm{mmHg}$，最后进入右心房时最低，接近于 0，即接近于大气压。因此，测定心血管各部分的压力时应以右心房压作为参照水平，即应使被测部位与右心房处于同一水平。通常将右心房和胸腔内大静脉的血压称为中心静脉压，为 $3 \sim 9\,\mathrm{mmHg}$；而各器官静脉的血压称为外周静脉压，成人肝门静脉压约为 $9.5\,\mathrm{mmHg}$，颈外静脉和肘前静脉压约为 $7.5\,\mathrm{mmHg}$。

2.重力对静脉压的影响

血管内的血液受地心引力的影响，产生一定的流体静力压。各部分血管流体静力压的高低取决于人体的体位。因此，实际测定身体各部分血管（包括动脉和静脉）的血压值时，除心脏做功形成的那部分外，还要加上该部分血管的流体静力压。各部分血管流体静力压的高低，取决于该血管所处位置与右心房水平之间的垂直距离的大小。流体静力压的数值等于血管与右心房水平之间的垂直距离、血液密度和重力加速度三者的乘积。一般来说，血管位置在右心房水平以下，每降 $1\,\mathrm{cm}$，流体静力压增高 $0.74\,\mathrm{mmHg}$。而在右心房水平以上的血管，重力的作用使血压相应降低。例如，在平卧时，身体各部分血管的位置大致都处在和心脏相同的水平，故流体静力压也大致相同。但当人体改成直立位时，足部血管内的血压比平卧位时高，其增高的部分相当于从足至心脏这段血柱高度形成的流体静力压，约 80 mmHg。而在心脏以上的部分，血管内的压力较平卧时低，如颅顶脑膜矢状窦内压可降至 –10 mmHg。又如，在身体直立手臂下垂时，手在心脏水平以下，手背的皮下静脉充盈鼓起；而将手举过头部时，手背的皮下静脉就塌陷。

因此，我们测量血压时，要尽量使上臂中心部与心脏保持在同一水平面上。

### （二）静脉血流

1.静脉对血流的阻力

在静脉系统中，从微静脉至右心房的压力降落仅约 15 mmHg，可见静脉对血流的阻力很小。大静脉处于扩张状态时，对血流阻力很小；但当管壁塌陷时，因其管腔截面由圆形变成椭圆形，截面积减小，对血流的阻力增大。血管周围组织对静脉的压迫也可增加静脉对血流的阻力。

2.静脉回心血量的影响因素

单位时间内的静脉回心血量取决于外周静脉压与中心静脉压的差，以及静脉对血流的阻力，凡能影响这三者的因素都能影响静脉回心血量。

（1）体循环平均充盈压

反映血管系统充盈程度的指标：血管系统充盈程度越高，静脉回心血量就越多。当血容量增多，或交感神经兴奋使容量血管收缩，或全身骨骼肌收缩增强使静脉血管受到骨骼肌挤压时，体循环平均充盈压升高，与右心房压之间的差值增大，静脉回心血量增多；反之，则静脉回心血量减少。

（2）心脏收缩力

静脉回心血量与心脏收缩力成正比。心脏收缩力增强时，心室收缩期末容积减小，心室舒张期室内压较低，对心房和大静脉中血液的抽吸力也较大，静脉回心血量增多，反之则回心血量减少。当右心室衰竭时，右心收缩力减弱，心室舒张期中室内压较高，静脉回心血量减少，血液淤积在右心房和大静脉内，患者可出现颈外静脉怒张、肝脾肿大、下肢浮肿等体征。当左心衰竭时，左心房和肺静脉压升高，可引起肺淤血和肺水肿。

（3）体位改变

当体位改变时，可因静脉跨壁压的改变而影响静脉回流。当从平卧变为直

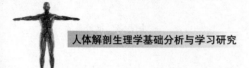

立时，身体低垂部分的静脉跨壁压增大，使静脉扩张，静脉的容积增大，可多容纳 400～600 mL 血液，故静脉回心血量减少。静脉回心血量减少使心输出量降低，动脉血压下降，健康人对这种变化会通过颈动脉窦和主动脉弓的压力感受性反射使动脉血压迅速恢复正常而不易被察觉。但是，长期卧床或体弱久病的人，由于静脉管壁紧张性较低，可扩张性较大，加之腹壁和下肢肌肉的收缩力量减弱，对静脉的挤压作用减小，故由平卧或蹲位突然站立起来时，大量血液淤滞在下肢，静脉回心血量过少，导致心输出量减少，动脉血压急剧下降，使视网膜缺血出现眼前发黑、脑组织供血不足出现晕厥症状。

（4）骨骼肌的挤压作用

静脉具有只能向近心方向开放的能防止血液逆流的瓣膜，与骨骼肌一起，对静脉回流起着"泵"的作用，称为"肌肉泵"或"静脉泵"。骨骼肌节律性舒缩时，位于肌肉内和肌肉间的静脉受挤压，由于瓣膜的作用，静脉内的血液被挤向心脏。肌肉泵的这种作用，对于立位情况下降低静脉压和减少血液在下肢静脉内潴留有十分重要的生理意义。例如，在站立不动时，足部的静脉压可达 80 mmHg，而在步行时可降至 25 mmHg 以下。在跑步时，两下肢肌肉泵每分钟挤出的血液可达数升，对心脏泵血起重要的辅助作用。

（5）呼吸运动

呼吸运动能促进静脉回流，可称呼吸泵，与心泵、肌肉泵一起构成促进静脉血回流的三个泵。由于胸膜腔内压低于大气压，即为负压，所以胸腔内大静脉的跨壁压较大，经常处于充盈扩张状态。在吸气时，胸腔容积加大，胸膜腔负压进一步增大，使胸腔内的大静脉和右心房更加扩张，压力也进一步降低，因此有利于外周静脉内的血液回流至右心房。呼气时，胸膜腔的负压减小，由静脉回流入右心房的血量也相应减少。

## 四、微循环

微动脉与微静脉之间的血液循环称为微循环，能进行血液与组织之间的物质交换，这是血液循环的最基本功能。

### （一）微循环的解剖结构

#### 1.微循环的组成

一个典型的微循环由微动脉、后微动脉、毛细血管前括约肌、真毛细血管、通血毛细血管、动静脉吻合支和微静脉七部分组成。微动脉的管壁厚度与其内径的比值较大，当管壁外层的环行肌收缩或舒张时，可使管腔内径显著缩小或扩大，起着控制微循环血流量的总闸门的作用。微动脉分支成为管径更细的后微动脉，每根后微动脉向一根至数根真毛细血管供血，真毛细血管通常从后微动脉以直角方向分出。在后微动脉发出毛细血管的部位，即真毛细血管的起始端，通常由 1 或 2 个平滑肌细胞形成一个环，就是毛细血管前括约肌。毛细血管前括约肌没有神经纤维支配，也没有结缔组织外膜被覆，易受局部代谢产物的调控，其舒缩活动可以控制所属毛细血管网的血流量，在微循环中起分闸门的作用。微动脉、后微动脉都是微循环的前阻力血管。毛细血管壁由单层内皮细胞构成，外面有一薄层基膜包围，总厚度约 0.5 μm，内皮细胞之间的相互连接处有微细裂隙，宽 6～7 nm，成为沟通毛细血管内外的孔道，因此毛细血管的通透性较大。毛细血管数量多，与组织液进行物质交换的面积大。毛细血管的血液进入微静脉，最细的微静脉管径不超过 30 μm，管壁没有平滑肌。较大的微静脉管壁有平滑肌，在功能上属于毛细血管后阻力血管，是微循环的后闸门，其舒缩活动可影响毛细血管血压，进而影响毛细血管处的液体交换和静脉回心血量。在肠系膜微循环中常见一种与后微动脉直接相通的较长的毛细血管，称为通血毛细血管，在皮肤微循环中还有动静脉吻合支。

#### 2.微循环的血流通路

微循环的血液从微动脉可由 3 条通路流向静脉。

#### （1）迂回通路

血液经微动脉、后微动脉、真毛细血管网而汇入微静脉的通路称为迂回通路。真毛细血管数量多、迂回曲折，相互交错形成网状，穿插于各细胞间隙。真毛细血管中血流缓慢，是血液与组织液之间进行物质交换的主要场所，所以此通路又称为"营养通路"。真毛细血管是交替开放的，其开放数量与器官当时的代谢水平有关。在安静时，真毛细血管网的不同部分是轮流开放的，由

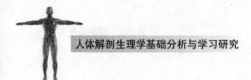

毛细血管前括约肌的收缩和舒张来控制，在同一时间大约有 20 % 的毛细血管开放。

（2）直捷通路

血液经微动脉、后微动脉、通血毛细血管而汇入微静脉的通路称为直捷通路，在骨骼肌中较多。直捷通路的血管比较短而直、血流阻力较小、流速较快，经常处于开放状态。其主要功能是使一部分血液迅速通过微循环而由静脉回流到心脏，以保持血流量相对恒定。血液在此通路中也能与组织液进行少量物质交换。

（3）动静脉短路

血液经微动脉、动静脉吻合支而流入微静脉的通路称为动静脉短路，人的皮肤中有较多的动静脉吻合支。动静脉短路的血管壁较厚、流速快，没有物质交换功能，主要参与体温调节。在一般情况下，皮肤的动静脉短路经常处于关闭状态，有利于保存体内的热量；当环境温度升高时，动静脉短路开放，使皮肤血流量增加，皮肤温度升高，可增加辐射散热。

（二）微循环的生理特性

1.血压低

在正常情况下，毛细血管动脉端的血压为 30 ～ 40 mmHg，毛细血管静脉端的血压为 10 ～ 15 mmHg，为组织液在毛细血管处的生成和回流提供了动力。当毛细血管前阻力和毛细血管后阻力的比例为 5∶1 时，毛细血管的平均血压约为 20 mmHg。这一比值增大时，毛细血管血压就降低，比值变小时则毛细血管血压升高。

2.血流慢

毛细血管分支多，数量大，总横截面积很大，因而血流最慢，仅为 0.3 ～ 0.7 mm/s，约为主动脉中血流速度的 1/500，为血液与组织细胞之间进行物质交换提供了充分的时间。微循环中有些毛细血管直径约为 5 μm，小于红细胞的直径，因此红细胞必须变形后才能通过毛细血管，这对维持微循环的正常血流及保证器官正常的血液灌流量有重要的意义。

3.交换面积大

人体全身约有 400 亿根毛细血管，但在不同器官组织中其密度差异很大：

心肌、脑、肝、肾中毛细血管密度为每立方毫米组织 2 500～3 000 根，骨骼肌中毛细血管密度为每立方毫米组织 100～400 根，骨、脂肪、结缔组织中毛细血管密度较低。假设毛细血管的平均半径为 3 μm，平均长度为 750 μm，则每根毛细血管的表面积约为 14 000 μm²。由于微静脉的起始段也有交换功能，故估计每根毛细血管的有效交换面积为 22 000 μm²，全身毛细血管总的有效交换面积将近 1 000 m²。

## 五、组织液的生成原理及其影响因素

组织液存在于细胞间隙内，绝大部分呈胶冻状，不能自由流动，因此不会因重力作用而流至身体的低垂部位。组织液凝胶的基质是胶原纤维和透明质酸细丝。组织液中只有极小部分呈液态，可以自由流动。组织液中各种离子成分与血浆相同，但蛋白质的浓度比血浆低得多。

### （一）组织液生成的原理

组织液是血浆中的液体通过毛细血管壁滤过形成的，再由毛细血管重吸收。液体的滤过和重吸收取决于四个因素：毛细血管血压、组织液流体静力压、血浆胶体渗透压和组织液胶体渗透压。其中，毛细血管血压和组织液胶体渗透压是促进液体从毛细血管内向毛细血管外滤过的力量，组织液流体静力压和血浆胶体渗透压则是将液体从毛细血管外重吸收入血管内的力量。促进液体滤过与重吸收的压力之差称为有效滤过压。有效滤过压 =（毛细血管血压 + 组织液胶体渗透压）-（血浆胶体渗透压 + 组织液流体静力压）。

毛细血管不同部位的血压是有差异的，如动脉端为 32 mmHg，静脉端为 14 mmHg。在皮下组织等比较疏松的组织，组织液流体静力压略低于大气压，即为负压，一般为 -2 mmHg；而在有致密包膜的器官，如肾、肌肉、脑等，组织液流体静力压为正压，如肾脏组织液流体静力压为 6 mmHg。血浆胶体渗透压一般为 25 mmHg，组织液的胶体渗透压比血浆胶体渗透压低，一般为 8 mmHg。组织液流体静力压若以 2 mmHg 计算，在毛细血管动脉端的有效滤过压为 32+8-25-2=13（mmHg），液体滤出毛细血管，不断形成组织液；而在毛细血管静脉端的有效滤过压为 14+8-25-2=-5（mmHg），组织液被重吸收。毛细血管静脉端重吸收的动力虽然比动脉端小，但是毛细血管静脉端的通透性

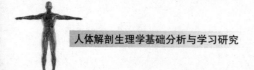

比动脉端大，所以仍有较多液体被重吸收。在一般情况下，流经毛细血管的血浆，有 0.5 % ～ 2 % 在毛细血管动脉端以滤过的方式进入组织间隙，其中约 90 % 被毛细血管静脉端重吸收回血液，其余约 10 % 进入毛细淋巴管成为淋巴液。

### （二）影响组织液生成的因素

（1）毛细血管血压。毛细血管血压降低时，组织液生成量就减少；毛细血管血压升高时，组织液生成量就增多。微动脉扩张、肌肉运动或炎症部位均可发生毛细血管血压升高。右心衰竭时，静脉回流发生障碍，可使毛细血管血压逆行升高，组织液的生成也会增加，并可产生组织水肿。

（2）血浆胶体渗透压。血浆胶体渗透压降低时，有效滤过压增大，组织液生成量增加。出现肝脏疾病、营养不良或某些肾脏疾病时，由于血浆蛋白生成量减少或大量丢失，血浆胶体渗透压降低，有效滤过压增大，可产生水肿。

毛细血管壁的通透性在烧伤、过敏反应时局部组织释放大量组胺，使毛细血管壁的通透性增大，部分血浆蛋白渗出，使组织液胶体渗透压升高，组织液生成量增多而回流减少，出现水肿。

淋巴回流正常时一部分组织液经淋巴管回流入血液，保持组织液生产量和回流量的平衡。淋巴回流受阻（如丝虫病）时，组织液积聚在受阻淋巴管上游部位组织间隙中，可出现水肿。

## 六、淋巴液的生成原理及淋巴循环的生理意义

组织液进入淋巴管形成淋巴液，简称淋巴。

### （一）淋巴液生成的原理

毛细淋巴管相邻的内皮细胞呈覆瓦状排列，形成只向管内开放的活瓣，组织液及悬浮于其中的微粒（红细胞、细菌等）可通过这种活瓣进入毛细淋巴管而不能倒流。内皮细胞还以胶原纤维细丝与组织中的胶原纤维束相连。当组织液增多时，组织的胶原纤维和毛细淋巴管之间的胶原纤维细丝可将相互重叠的内皮细胞边缘拉开，使内皮细胞之间出现较大的缝隙，便于组织液进入毛细淋巴管。正常成人在安静状态下大约每小时有 120 mL 淋巴液生成，其中约

100 mL 经由胸导管，20 mL 经由右淋巴导管进入血液，每天生成的淋巴液总量为 2～4 L。组织液和毛细淋巴管内淋巴液之间的压力差是组织液进入淋巴管的动力，毛细血管血压升高、血浆胶体渗透压降低、组织液胶体渗透压升高、毛细血管壁通透性增加等都能增加淋巴液的生成速度和回流量。毛细淋巴管汇合成集合淋巴管后，集合淋巴管壁平滑肌的收缩活动和淋巴管腔内的瓣膜共同构成"淋巴管泵"，能推动淋巴流动。骨骼肌的节律性舒缩活动、邻近动脉的搏动及外部物体对组织的压迫和按摩等，均能推动淋巴液的流动。

### （二）淋巴循环的生理意义

1.回收蛋白质

由毛细血管动脉端滤出的少量血浆蛋白分子，只能通过毛细淋巴管进入淋巴液，再运回至血液。每天由淋巴液带回到血液的蛋白质多达 75～200 g，从而能维持血浆蛋白的正常浓度，并使组织液中蛋白质浓度保持较低的水平。

2.运输脂肪及其他营养物质

食物中的脂肪 80%～90% 由小肠绒毛中的毛细淋巴管吸收并运输到血液，因此小肠的淋巴液呈乳糜状。少量胆固醇和磷脂也经淋巴管吸收并被运输进入血液循环。

3.调节体液平衡

淋巴管系统是组织液向血液回流的一个重要辅助系统，在调节血浆量与组织液量的平衡中起重要作用。

4.防御和免疫功能

当组织受损伤时，可能有红细胞、异物、细菌等进入组织间隙，这些物质可被回流的淋巴液带走。淋巴液在回流的途中要经过多个淋巴结，在淋巴结的淋巴窦内有大量具有吞噬功能的巨噬细胞，能将红细胞、细菌或其他微粒清除。淋巴结还能产生具有免疫功能的淋巴细胞，参与机体的免疫机制。

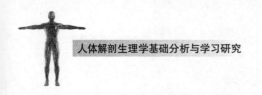
# 第四节　心血管活动的调节

在不同的生理状况下，机体各组织器官的代谢强度不同，对血流量的需求也有变化。机体通过神经、体液和自身调节，协调心血管的功能，合理分配各器官之间的血流量，从而使心血管活动与整个机体的代谢需要相适应。其中，最主要的调节方式是神经调节。

## 一、神经调节

心肌和血管平滑肌接受内脏神经支配。机体对心血管活动的神经调节是通过各种心血管反射实现的。

### （一）心脏和血管的神经支配

1.心脏的神经支配

支配心脏的传出神经为心交感神经和心迷走神经。

（1）心交感神经及其作用

心交感神经的节前神经元位于脊髓第 1 至第 5 胸段的中间外侧柱，其发出的节前神经轴突末梢释放的递质是 ACh，与节后神经元膜上的 $N_1$ 型胆碱受体结合，兴奋节后神经元。心交感节后神经元的胞体位于星状神经节或颈交感神经节，其节后神经元的轴突在心脏附近组成心脏神经丛，支配窦房结、房室交界、房室束、心房肌和心室肌。

心交感节后纤维末梢释放去甲肾上腺素，主要与心肌细胞膜上的 $\beta_1$ 受体结合，使心肌细胞内 cAMP 浓度升高，继而激活蛋白激酶和细胞内蛋白质的磷酸化过程，最终引起以下效应：①使窦房结 P 细胞 4 期自动去极化速率加快，自律性增高，心率加快。②增加房室交界细胞的 $Ca^{2+}$ 内流，使其动作电位 0 期上升幅度和速度均增加，故房室传导速度加快。③激活工作细胞 $Ca^{2+}$ 通道，使平台期 $Ca^{2+}$ 内流增多，心肌收缩力增强；同时，心肌舒张时，去甲肾上腺素又降低肌钙蛋白与 $Ca^{2+}$ 的亲和力，并促进肌质网膜上的钙泵对 $Ca^{2+}$ 的回收，使胞质内 $Ca^{2+}$ 浓度快速下降，有利于粗、细肌丝分离，加速心肌舒张过程，使心室舒张更完全，有利于心室充盈。总之，心交感神经兴奋导致心率加快，房室交界的传导加快，心房肌和心室肌的收缩能力增强，这些效应分别称为正性变时作用、正性变传导作用及正性变力作用。

（2）心迷走神经及其作用

心迷走神经是指支配心脏的副交感神经节前纤维和节后纤维，行走于迷走神经干中。节前纤维从延髓的迷走神经背核和疑核发出，节后纤维从心壁内的副交感神经节发出，支配窦房结、心房肌、房室交界、房室束及其分支，仅有极少数纤维支配心室肌。左、右两侧心迷走神经对心脏的支配有所不同，右侧心迷走神经主要影响窦房结的活动，左侧心迷走神经主要影响房室交界的功能。

当心迷走神经兴奋时，节后纤维末梢释放 ACh，作用于心肌细胞膜上的 $M_2$ 型胆碱受体，抑制腺苷酸环化酶活性，使 cAMP 浓度降低，从而引起以下效应：①促进窦房结 P 细胞复极过程 $K^+$ 外流，使 P 细胞 3 期最大复极电位的绝对值增大，到达阈电位所需的时间延长，使 4 期自动去极化速度减慢，自律性降低，心率减慢。②抑制房室交界细胞膜 $Ca^{2+}$ 通道，$Ca^{2+}$ 内流减少，使其动作电位 0 期去极化速度和幅度均减小，传导速度减慢。③因为 $Ca^{2+}$ 通道受抑制，膜外 $Ca^{2+}$ 内流和肌质网 $Ca^{2+}$ 释放减少，使工作细胞胞质内 $Ca^{2+}$ 浓度下降，心肌收缩能力减弱。总之，心迷走神经兴奋导致心率减慢、房室交界的传导变慢、心肌收缩能力减弱，这些效应分别称为负性变时作用、负性变传导作用和负性变力作用。

一般来说，心交感神经和心迷走神经对心脏的作用具有拮抗性，但二者的作用又是协同的，即当心迷走神经的作用增强时，心交感神经的作用将减弱。在大多数情况下，以心迷走神经的作用为主；在运动或紧张等情况下，心交感神经的活动占优势。

2.血管的神经支配

除真毛细血管外，其余的血管壁都有平滑肌。几乎所有的血管平滑肌都受自主神经支配，但毛细血管前括约肌上神经分布很少，其舒缩活动主要受局部代谢产物的影响。引起血管平滑肌收缩的神经纤维称为缩血管神经纤维，引起血管平滑肌舒张的神经纤维称为舒血管神经纤维，二者合称血管运动神经纤维。

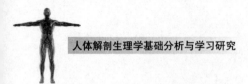

（1）缩血管神经纤维

所有的缩血管神经纤维都是交感神经纤维，故又称交感缩血管纤维。其节前神经元位于脊髓第1胸段至第2或第3腰段的中间外侧柱，纤维末梢释放的递质为ACh。节后神经元胞体位于椎旁或椎前神经节，节后纤维末梢释放的递质为去甲肾上腺素，可与血管平滑肌上的α肾上腺素受体、β$_2$肾上腺素受体结合。与α受体结合导致血管平滑肌收缩；与β$_2$受体结合导致血管平滑肌舒张。由于去甲肾上腺素与α受体结合的亲和力较与β受体的强得多，故交感缩血管纤维兴奋时表现为缩血管效应。

体内几乎所有的血管平滑肌都受交感缩血管纤维支配，但不同部位的血管中缩血管纤维分布的密度不同。皮肤血管中缩血管纤维分布最密，骨骼肌和内脏的血管中次之，冠状血管和脑血管中分布较少。在同一器官中，各段血管中缩血管纤维分布的密度也不同，动脉的高于静脉的，微动脉中的密度最高。

人体大部分血管只接受交感缩血管纤维单一神经支配。在安静状态下，交感缩血管纤维发放1～3次/秒的低频神经冲动，称交感缩血管紧张性活动，这种紧张性活动使血管平滑肌维持一定程度的收缩。当支配某一器官血管床的交感缩血管纤维兴奋时，血管平滑肌进一步收缩，可引起以下三方面的效应：①该器官血管床的血流阻力增高，血流量减少。②毛细血管前阻力和毛细血管后阻力的比值增大，故毛细血管平均压降低，有利于组织液被吸收入血管内。③容量血管收缩，使静脉回流量增加。

正是因为不同部位血管的缩血管纤维分布的密度不同，所以一旦交感缩血管纤维发放频率改变，对各器官的血流量影响不同，引起血液在体内的重新分布。例如，在室温条件下，皮肤的小动脉一直处于交感神经所发放的合适频率的冲动控制之下。如果机体受到刺激如急性失血或害怕，会使得交感神经放电频率升高，小动脉进一步收缩，导致皮肤、内脏血流量减少，以优先保证心脏、脑的血液供给，从而保护这些生命活动最重要的器官。相反，如果体温升高，会反射性地抑制交感神经对皮肤血管的放电频率，皮肤小动脉舒张，血流量增多，皮肤充血发红，有助于散热。

（2）舒血管神经纤维

①交感舒血管神经纤维

在有些动物，如狗和猫，支配骨骼肌微动脉的交感神经中除有缩血管纤维外，还有舒血管纤维。刺激交感神经可使骨骼肌血管发生先舒张后收缩的双重反应。交感舒血管节后纤维释放的神经递质为ACh。和缩血管纤维不同，交感舒血管神经纤维在平时并无紧张性活动，只有在动物处于激动和准备做剧烈肌肉运动等情况下才发放冲动，使骨骼肌血管舒张。在这种情况下，体内其他器官的血管则因缩血管纤维活动加强而发生收缩，因此骨骼肌可得到充分的血液供应。在人体中可能也有交感舒血管神经纤维存在。

②副交感舒血管神经纤维

有少数器官，如脑、唾液腺、胃肠道腺体和外生殖器等，其血管平滑肌除接受交感缩血管神经纤维支配外，还接受副交感舒血管神经纤维支配。面神经中含有支配软脑膜血管的副交感纤维，迷走神经中含有支配肝脏血管的副交感纤维，盆神经中含有支配盆腔器官和外生殖器血管的副交感纤维等。这些神经的节后纤维末梢释放ACh，与血管平滑肌的M型胆碱受体结合，引起血管舒张。副交感舒血管神经纤维的活动只起调节器官组织局部血流的作用，对循环系统总的外周阻力影响很小。

### （二）心血管中枢

心血管中枢是指在中枢神经系统内，与控制心血管活动有关的神经元胞体及其树突集中的部位。

1.延髓心血管中枢

延髓是心血管活动的基本中枢。动物实验发现：在延髓上缘切断脑干后，动脉血压无明显变化，刺激坐骨神经引起的升压反射也仍存在，但如切断延髓与脊髓的联系，则动物血压立即下降至40 mmHg，说明延髓中存在着调节血压的基本中枢。延髓心血管中枢的神经元有心迷走神经元和控制心交感神经及控制交感缩血管活动的神经元，这些神经元平时都有紧张性活动，分别称为心迷走紧张、心交感紧张和交感缩血管紧张。在机体处于安静状态时，这些延髓神经元的紧张性活动表现为心迷走神经纤维和交感神经纤维的低频放电活动，其紧张性随呼吸节律的改变而改变，而且心交感中枢与心迷走中枢之间存在交互抑制作用。

延髓心血管中枢至少包括以下4个部位。

（1）延髓头端腹外侧区，交感缩血管中枢和心交感中枢所在的部位，称缩血管区。

（2）延髓尾端腹外侧区，该区神经元兴奋时，可抑制延髓头端腹外侧区神经元的活动，使交感缩血管紧张性降低，血管舒张，故称为舒血管区。

（3）延髓迷走背核和疑核，心迷走中枢所在部位，故称为心抑制区。

（4）延髓孤束核，心血管反射活动第一级传入神经接替站。孤束核神经元接受颈动脉窦、主动脉弓和心脏感受器经舌咽神经与迷走神经的传入信息，并发出冲动至延髓和中枢神经系统的其他部位，以影响心血管活动。所以孤束核又称为传入神经接替站。

2.延髓以上的心血管中枢

在延髓以上的脑干、下丘脑、小脑和大脑中，都存在与心血管活动有关的神经元。它们影响着延髓心血管中枢的活动，特别表现为对心血管活动和机体其他功能之间复杂的整合作用。因此，当我们情绪激动，如兴奋、紧张、气愤时，以及运动、逃跑、防御时，交感缩血管中枢和心交感中枢被上述高级中枢激活，交感神经元放电频率增加，肾上腺髓质释放肾上腺素与去甲肾上腺素，导致心率加快，心搏力增强，心输出量增加，皮肤与内脏血管收缩，骨骼肌血管舒张，血压稍有升高。这些心血管反应是与当时机体所处的状态相协调的，可以使骨骼肌、脑、心脏有充足的血液供应，以适应当时行为的需要。相反，当我们练瑜伽或沉思时，迷走神经紧张性增强，心率变慢。

（三）心血管反射

神经系统对心血管活动的调节是通过各种心血管反射实现的。在不同的生理状况下，各种心血管反射会导致心输出量、各器官的血流量及血压发生相应的改变，以适应当时机体所处的状态，维持内环境的稳定。

1.颈动脉窦和主动脉弓压力感受性反射

（1）动脉压力感受器

动脉压力感受器主要分布于颈动脉窦和主动脉弓的血管外膜下，为对牵张刺激敏感的感觉神经末梢。所以，压力感受器的适宜刺激是血管壁的机械牵张，并不直接感受血压的变化。当动脉血压升高时，动脉管壁被牵张的程度增加，压力感受器发放的神经冲动也就增多，所以称为压力感受器。在一定范围内，压力感受器的传入冲动频率与动脉管壁的扩张程度或动脉血压的高低成正比。

（2）传入神经和中枢的联系

颈动脉窦压力感受器的传入神经纤维组成窦神经。窦神经加入舌咽神经进入延髓，末梢止于孤束核；主动脉弓压力感受器的传入神经组成主动脉神经，并入迷走神经干进入延髓，也到达孤束核。主动脉弓的传入神经自成一束，与迷走神经伴行，称主动脉神经或减压神经。

压力感受器的传入冲动到达孤束核后，可通过延髓内的神经通路使延髓头端腹外侧区的血管运动神经元抑制，孤束核的神经元还与延髓内其他部位的核团，以及脑桥和下丘脑的一些神经核团发生联系，最终使交感神经紧张性减弱，心迷走神经紧张性加强。孤束核神经元也可以抑制下丘脑视上核和室旁核释放血管升压素，使血管舒张，血压降低。

（3）反射效应

当动脉血压升高时，颈动脉窦和主动脉弓压力感受器的传入冲动增多，通过上述的中枢机制，使心交感神经、交感缩血管神经的紧张性活动减弱，心迷走神经的紧张性活动加强，最终导致心率减慢，心缩力减弱，心输出量减少；同时，外周血管舒张，阻力减小，血压回降，该反射称颈动脉窦和主动脉弓压力感受性反射，又称降压反射。反之，当动脉血压下降时，压力感受性反射活动减弱，出现血压回升效应。

（4）压力感受性反射的生理意义

压力感受性反射是一种负反馈调节，其生理意义在于快速调节动脉血压，使动脉血压不致发生过大的波动，而在正常范围之内保持相对稳定。在平时安静状态下，动脉血压已高于压力感受器的阈值水平，因此压力感受性反射在平时就经常起作用了。通过减压反射，心迷走神经的紧张性加强，而心交感神经与交感缩血管神经紧张性降低，从而使心率不致过快，血管阻力不致过高，动脉血压保持在正常水平。当动脉血压突然升高时，压力感受器传入冲动增多，减压反射增强，导致心率减慢，血压回降。当动脉血压突然降低时，如当人体从平卧位突然站立时，由于身体低垂部分的静脉跨壁压增大，静脉扩张，血容量增大，回心血量减少，此时心输出量也会降低，血压下降，脑血流量减少，所以有时会感到头晕。而血压的降低会使压力感受器的传入冲动减少，压力感

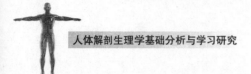
受性反射减弱，故心迷走神经的紧张性减弱，而心交感神经与交感缩血管神经紧张性加强，引起心率加快，血管阻力升高，血压回升。相应地，上述头晕症状便会消失。

实验表明，在高血压患者中，减压反射依然存在，只是减压反射的工作范围发生改变。在实验性高血压动物中，减压反射的敏感压力不在 100 mmHg 左右，而在更高水平甚至达到 160 mmHg。也就是说，在高血压的情况下，减压反射在高的血压水平上工作，使血压维持于较高水平。这种现象称减压反射的重调定，即高血压患者减压反射在较高的血压水平上达到新的平衡。

需要指出的是，减压反射只是对血压的突然改变起重要调节作用，动脉血压的长期调节主要是通过肾脏调节细胞外液的量来实现的。

2.颈动脉体和主动脉体化学感受性反射

在颈内外动脉分叉处、主动脉弓与肺动脉之间的血管壁外存在一些对血液中 $CO_2$ 分压过高、$H^+$ 浓度过高、缺氧等化学成分变化敏感的感受装置，分别称为颈动脉体化学感受器和主动脉体化学感受器。二者都是由上皮细胞构成的扁平椭圆形小体，有丰富的血液供应和感觉神经末梢分布。颈动脉体和主动脉体兴奋，信号分别经窦神经和迷走神经传入延髓孤束核，换神经元后传入延髓呼吸中枢和心血管中枢，改变它们的活动。

化学感受性反射使交感缩血管中枢紧张性增强，主要表现为骨骼肌、内脏和肾脏等器官的血管收缩，外周阻力增大，血压升高。对心脏活动的效应则受呼吸的影响，在人为地保持呼吸频率和深度不变的情况下，使心迷走中枢紧张性增强，心交感中枢紧张性下降，表现为心率减慢，心输出量减少，但由于外周阻力增大的作用超过心输出量的减少作用，血压仍升高。在保持自然呼吸的情况下，由于化学感受性反射主要使呼吸加深、加快，可间接地引起心率加快，心输出量增加。

在正常生理状态下，化学感受性反射的作用主要是调节呼吸运动，对心血管活动的影响很小，只有在低氧、窒息、失血、动脉血压过低和酸中毒时才发挥比较明显的作用。因此，化学感受性反射主要参与应急状态时的循环机能调节。

## 二、体液调节

体液调节是指血液和组织液中的一些化学物质对心肌与血管平滑肌活动的调节作用。

### （一）肾上腺素和去甲肾上腺素

肾上腺素和去甲肾上腺素在化学结构上都属于儿茶酚胺。血液中的肾上腺素和去甲肾上腺素主要来自肾上腺髓质。肾上腺髓质释放的激素中，肾上腺素约占 80%，去甲肾上腺素约占 20%。交感神经节后纤维末梢释放的神经递质去甲肾上腺素也有一小部分进入血液。肾上腺素和去甲肾上腺素对心脏和血管虽然有许多共同点，但由于它们与肾上腺素受体结合的能力不同，因此作用不完全相同，具体如下。

1. 肾上腺素对心血管的作用

肾上腺素可与 α 肾上腺素受体和 β 肾上腺素受体结合。在心脏，肾上腺素与 $β_1$ 受体结合，使心跳加快、传导加速、心肌收缩力增强，故心输出量增多。在血管，肾上腺素的作用取决于血管平滑肌上 α 和 β 受体分布的情况。在皮肤、肾脏和胃肠道血管主要为 α 受体，肾上腺素使这些器官的血管收缩；在骨骼肌、肝脏和冠状血管，β 受体在数量上占优势，小剂量的肾上腺素以兴奋 β 受体为主，引起血管舒张，但大剂量应用时，肾上腺素也能作用于这些血管上的 α 受体，引起血管收缩。在完整机体，生理浓度的肾上腺素使血管的舒张作用稍大于收缩作用，故外周阻力稍有下降，舒张压降低，由于心输出量的增多，收缩压升高，平均动脉血压无显著的变化。在临床上，肾上腺素多用作强心剂。

2. 去甲肾上腺素对心血管的作用

去甲肾上腺素主要与血管的 α 肾上腺素受体结合，也可与心肌的 $β_1$ 受体结合，但对血管的 $β_2$ 受体作用较弱。

静脉注射去甲肾上腺素可使全身大多数血管收缩，外周阻力增加，舒张压和收缩压均显著升高。对心脏的作用则有离体和在体的不同，去甲肾上腺素可使离体的心脏收缩力加强，心率加快，对完整机体的心脏则表现为心率减慢。这是由于在整体内，去甲肾上腺素使动脉血压明显升高，压力感受性反射活动加强，其对心脏的反射性抑制效应超过去甲肾上腺素对心脏的直接效应，故在

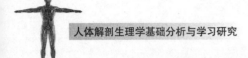

临床上去甲肾上腺素常用作升压药。但由于去甲肾上腺素有强烈的缩血管作用，所以皮下注射时可引起注射部位血管强烈收缩，导致组织缺血坏死。因此，临床上禁止皮下注射去甲肾上腺素。

### （二）肾素-血管紧张素系统

肾素是由肾近球细胞合成和分泌的一种蛋白酶，经肾静脉进入血液循环发挥作用。当各种原因引起肾血流量减少，或血浆中 $Na^+$ 浓度降低时，肾素分泌都会增加。肾素的分泌受神经和体液调节（详见"泌尿系统"）。血管紧张素原可在肾素的作用下分解，产生十肽的血管紧张素Ⅰ。血管紧张素Ⅰ在血浆和组织中尤其是肺血管内的血管紧张素转换酶的作用下水解，产生八肽的血管紧张素Ⅱ。血管紧张素Ⅱ在血浆和组织中的氨基肽酶的作用下水解，成为七肽的血管紧张素Ⅲ。对体内多数组织、细胞来说，血管紧张素Ⅰ不具有活性。血管紧张素Ⅲ可强烈刺激肾上腺皮质球状带细胞合成和释放醛固酮，有较弱的缩血管作用。血管紧张素Ⅱ是已知最强的缩血管物质之一，与血管紧张素受体结合，引起相应的生理效应。

（1）作用于血管平滑肌，使全身微动脉收缩，血压升高；使微静脉收缩，回心血量增加。

（2）作用于交感缩血管纤维末梢上的血管紧张素受体起接头前调制作用，使交感神经末梢释放去甲肾上腺素增多。

（3）作用于脑的室周器，使交感缩血管神经紧张性加强；引起渴觉，导致饮水行为；使血管升压素和促肾上腺皮质激素释放增加；抑制压力感受性反射，使血压升高引起的心率减慢效应明显减弱。

（4）刺激肾上腺皮质球状带细胞合成和释放醛固酮，后者可促进肾小管对 $Na^+$、水的重吸收，使细胞外液和循环血量增加。

# 第九章 神经系统

## 第一节 神经系统的解剖结构

神经系统是由脑、脊髓和分布于全身的周围神经组成。神经系统是对人体生理功能发挥主导调节作用的系统。神经系统借助感受器接收机体内外环境中各种变化因素的信息，并对其进行分析、整合，再发出指令对身体各器官、系统的功能进行调节，从而使机体适应多变的外环境并维持内环境的稳定。

### 一、神经系统的分类和常用术语

#### （一）神经系统的分类

神经系统按其位置和功能，分为中枢神经系统和周围神经系统。中枢神经系统包括脑和脊髓，分别位于颅腔和椎管内。周围神经系统是中枢神经系统以外的所有神经结构。周围神经按其与中枢相连部位的不同，分为与脑相连的脑神经和与脊髓相连的脊神经；按其在周围分布的部位不同，分为躯体神经和内脏神经；按其功能可分为感觉（传入）神经和运动（传出）神经。内脏运动（传出）神经称为自主神经系，又称为植物性神经系，分为交感神经和副交感神经两大类。

#### （二）神经系统的常用术语

组成神经系统的基本结构单位是神经元，神经元有胞体和突起，因部位和排列方式的不同给予不同的术语。

1.灰质和白质

在中枢神经系统中，神经元胞体和树突聚集处，新鲜时色泽灰暗，称灰质。在大脑和小脑，灰质分布于它们的表面，分别称大脑皮质（皮层）和小脑皮质

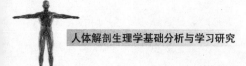

（皮层）。在中枢神经系统中，神经元轴突聚集处，因其表面的髓鞘色泽亮白，称白质。在大脑和小脑，白质分布于皮质的深层，称髓质。

2.神经核与神经节

形态和功能相似的神经元胞体聚集成的灰质团块，位于中枢神经系统内的称神经核，位于周围神经系统内的称神经节。

3.纤维束和神经

在中枢神经系统中，起止和功能基本相同的神经纤维聚集成的束，称纤维束或传导束；在周围神经系统中，神经纤维聚集成粗细不等的条索状结构，称神经。

## 二、脊髓和脊神经

### （一）脊髓

1.脊髓的位置和外形

脊髓位于椎管内，其上端平枕骨大孔处与延髓相连，下端在成人平第1腰椎体下缘，新生儿可达第3腰椎下缘。成人脊髓长40～45 cm，呈前后略扁的圆柱形。脊髓全长有两个膨大，上端的为颈膨大，连有分布到上肢的神经；下端的为腰骶膨大，连有分布到下肢的神经。脊髓末端变细呈锥形，称脊髓圆锥，脊髓圆锥的下端延续为无神经组织的终丝，附于尾骨。

脊髓表面有纵贯全长的六条沟和裂，位于前面正中的称前正中裂，较深，位于后面正中的称后正中沟，较浅，它们将脊髓分为左右对称的两部分。前正中裂和后正中沟的两侧，各有一条浅沟，分别称前外侧沟和后外侧沟，沟内分别连有31对脊神经的前根和后根。前根、后根在出椎间孔处汇合成脊神经，每条脊神经后根上，都有一个膨大的脊神经节。脊神经共有31对，每对脊神经所连的一段脊髓，称一个脊髓节段。因此，脊髓相应分为31个节段，即8个颈节、12个胸节、5个腰节、5个骶节和1个尾节。

2.脊髓的内部结构

脊髓主要由灰质和白质两部分组成，各节段的内部结构大致相似。在脊髓横切面上，中央有一小孔称中央管，纵贯脊髓全长，其周围为"H"形的灰质，灰质的四周是白质。

（1）灰质：在横切面上呈"H"形，左右对称。每一侧灰质向前突出的宽而短的部分，称前角（柱），内含躯体运动神经元胞体；向后突出的部分狭长，称后角（柱），内含与感觉传导有关的联络神经元胞体；在脊髓第1胸节至第3腰节，前角与后角之间有向外突出的侧角（柱），内含交感神经元胞体；脊髓第2至第4骶节虽无侧角，但在相当于侧角的部位含副交感神经元胞体，称骶副交感核。

（2）白质：脊髓白质排列在灰质周围，借脊髓表面的沟和裂分为两侧前外侧沟之间的前索、前外侧沟与后外侧沟之间的外侧索、两侧后外侧沟之间的后索。各索都由多个纵行纤维束组成。起自脊神经节或脊髓灰质后角，将脊神经传入的感觉冲动传至脑的称上行传导束，有传导躯干、四肢本体觉和精细触觉的薄束、楔束，二者位于后索内；传导躯干、四肢痛、温度、触（粗）压觉的脊髓丘脑束等，位于外侧索和前索内。起自脑的不同部位，下行止于脊髓各节段，将脑发出的冲动传至脊髓的称下行传导束，有管理骨骼肌随意运动的皮质脊髓侧束和皮质脊髓前束，分别位于外侧索和前索中，以及调节肌张力、协调肌群间活动的红核脊髓束，位于外侧索内。

### （二）脊神经

脊神经共31对，其中颈神经8对、胸神经12对、腰神经5对、骶神经5对、尾神经1对。每条脊神经都由前根和后根在出椎间孔前汇合而成。脊神经出椎间孔后立即分为前支、后支、脊膜支和交通支。脊神经前支较粗大，除胸神经前支在胸、腹部保持明显的节段性分布外，其余前支先相互交织形成神经丛，再由丛发出分支分布到头颈、上肢和下肢。神经丛的形态和分布已失去明显节段性。脊神经丛有颈丛、臂丛、腰丛、骶丛。

1.颈丛

颈丛由第1至第4颈神经的前支组成，位于胸锁乳突肌的深面，发出皮支和肌支。皮支自胸锁乳突肌后缘中点的附近，穿深筋膜浅出，呈放射状走向颈侧后外侧部、耳部及肩部，布于相应区域的皮肤。肌支主要是膈神经，膈神经是混合性神经，其运动纤维支配膈，感觉纤维主要布于胸膜、心包及膈下中心腱的腹膜，右膈神经的感觉纤维还分布于肝、胆囊、胆道。

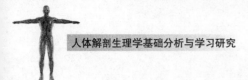

2.臂丛

臂丛由第 5 至第 8 颈神经前支和第 1 胸神经前支的大部分纤维组成，穿斜角肌间隙，行于锁骨下动脉的后上方，经锁骨后方入腋窝，从外、后、内三方包绕腋动脉。臂丛的分支主要有腋神经、肌皮神经、正中神经、尺神经、桡神经等，分布于胸、背浅层肌（斜方肌除外）及上肢肌和皮肤。

3.胸神经前支

胸神经前支共 12 对，除第 1 对大部分参加臂丛，第 12 对小部分参加腰丛外，其余各对均不形成丛。第 1 至第 11 对胸神经前支，称肋间神经，行于相应的肋沟内，第 12 对称肋下神经，行于第 12 肋下方。胸神经前支的肌支分布于胸、腹壁肌；皮支在胸、腹壁皮肤的分布有明显的节段性，按神经序数自上而下依次排列。临床上椎管内麻醉时，亦可依据痛觉丧失平面来判断麻醉平面的高低。脊髓损伤时可根据感觉障碍平面的高低，对脊髓损伤节段进行定位。

4.腰丛

腰丛由第 12 胸神经前支的一部分和第 1 至第 3 腰神经前支的全部及第 4 腰神经前支的一部分组成，位于腰大肌的深面，除发出肌支支配髂腰肌和腰方肌外，还发出分支分布于腹股沟区及大腿的前部和内侧部。其主要分支有髂腹下神经、髂腹股沟神经、股神经、闭孔神经、生殖股神经。

5.骶丛

骶丛是由第 4 腰神经前支的一部分和第 5 腰神经前支先聚成腰干，再与全部骶、尾神经前支组合而成的，是全身最大的神经丛。骶丛位于盆腔后壁、梨状肌前面、器内动脉的后方。分支布于盆壁、臀部、会阴、股后部、小腿及足。其主要分支有臀上神经、臀下神经、阴部神经、坐骨神经。

### 三、脑和脑神经

#### （一）脑

脑位于颅腔内，可分为端脑、间脑、小脑、脑干（中脑、脑桥、延髓）四部分。

1.脑干

脑干位于颅后窝枕骨大孔前上方的斜坡上，上接间脑，下续脊髓，背侧与小脑相连。脑干自上而下分为中脑、脑桥和延髓三部分。延髓、脑桥与小脑之间的室腔称第四脑室，中脑内的管腔称中脑水管。

（1）脑干的外形

①腹侧面：延髓上部膨大，下部缩细，表面有与脊髓相续的同名沟、裂。上部前正中裂的两侧各有一纵形隆起称锥体，它由从大脑皮质到脊髓的皮质脊髓束（又称锥体束）构成。自锥体下端起，皮质脊髓束的大部分纤维左右交叉，构成锥体交叉。锥体外侧前外侧沟，连有舌下神经根，再外侧从上向下依次是舌咽神经根、迷走神经根、副神经根。延髓与脑桥之间有明显的沟，称延髓脑桥沟，沟内自内向外依次有展神经根、面神经根和前庭蜗神经根。

脑桥腹侧面宽阔膨隆，称基底部，正中有纵行浅沟，称基底沟。基底部的两侧逐渐缩窄与背侧小脑相连。在脑桥基底部，有较粗的三叉神经根。

中脑腹侧面有一对柱状结构，称大脑脚。两脚之间的凹窝，称脚间窝，窝内连有动眼神经根。

②背侧面：延髓背侧面下部，后正中沟两侧各有两个纵行隆起，内侧的称薄束结节，外侧的称楔束结节，深面分别埋有薄束核和楔束核。延髓上部和脑桥共同形成菱形的凹窝，称菱形窝，是第四脑室底部。中脑背侧面有上、下两对隆起：上方的一对称上丘，与视觉反射有关；下方的一对叫下丘，与听觉反射有关。在下丘的下方有滑车神经根穿出。

（2）脑干的内部结构

脑干的内部由灰质、白质和网状结构构成。

脑干的灰质为分散的神经核团，大致分为两类。一类与脑神经有关的称脑神经核。其名称与其相连的脑神经的名称一致，如与滑车神经相连的滑车神经核。各脑神经核的位置与其相连脑神经的连脑部位大致相对应。另一类与脑神经不直接相关，称非脑神经核，作为脑干低级中枢或上、下行传导束的中继站，如延髓的薄束核、楔束核，与本体觉和精细触觉冲动的传导有关。

脑干的白质主要由纤维束构成。其中，上行传导束有脊髓丘脑束（脊髓丘系）、内侧丘系、三叉丘系等，下行传导束有锥体束等。

脑干网状结构位于脑干中央区域，神经纤维纵横交织，其间散布着大量大小不等的细胞核团，与中枢神经系统的各部有广泛联系，是非特异性投射系统的结构基础。

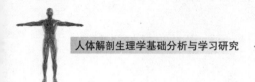

2.小脑

（1）小脑的位置和外形：小脑位于颅后窝内，脑干的背侧，上面被大脑半球所覆盖。脑干和小脑之间为第四脑室。小脑的两侧部膨隆，称小脑半球，中间部缩窄称小脑蚓。小脑的上面较平坦，下面正中部凹陷，内侧近枕骨大孔处有椭圆形隆起，称小脑扁桃体。小脑以原裂和后外侧裂为界，可分为三叶，分别是绒球小结叶（原小脑）、前叶（旧小脑）和后叶（新小脑）。

（2）小脑的内部结构：小脑表面被覆薄层灰质，称小脑皮质；皮质深面是白质，称小脑髓质；在髓质深部藏有四对神经核，称小脑核。

3.间脑

间脑位于中脑的前上方，大部分被大脑半球所掩盖。间脑主要包括背侧丘脑、后丘脑和下丘脑等。间脑的室腔称第三脑室。

（1）背侧丘脑：又称丘脑，位居间脑的背侧部，是一对卵圆形的灰质块。它被"Y"形的白质板分隔为三部分：前核群、内侧核群和外侧核群。

（2）后丘脑：在背侧丘脑的后下方，为左、右各一对隆起。位于内侧的称内侧膝状体，为听觉传导的中继核（皮质下听觉中枢）；位于外侧的称外侧膝状体，为视觉传导的中继核（皮质下视觉中枢）。

（3）下丘脑：位于背侧丘脑的前下方，由前向后包括视交叉、灰结节，灰结节向下移行为漏斗，漏斗下端接垂体，灰结节后方为一对乳头体。下丘脑内部结构复杂，含多个重要核群，包括视上核、室旁核等。

4.端脑

端脑又称大脑，是脑的高级部位。主要由左、右两大脑半球借胼胝体连接而成。两侧大脑半球之间的深裂，称大脑纵裂。端脑与小脑之间的裂，称大脑横裂。

（1）大脑半球的外形和分叶：大脑半球的表面凸凹不平，满布深浅不同的沟，沟与沟之间是隆起的脑回。每侧大脑半球都可分为上外侧面、内侧面和底面，并借三条叶间沟分为五叶。

大脑半球的叶间沟和分叶：外侧沟位于大脑半球的上外侧面，是一条自前下斜向后上行走的深沟；中央沟位于大脑半球的上外侧面，自半球上缘中点的稍后方向前下斜行，几乎达外侧沟；顶枕沟位于大脑半球内侧面的后部，自胼胝体后端的稍后方斜向后上，并略延至上外侧面。此三沟将半球分成五叶：额叶位于外侧沟之上，中央沟的前方；顶叶位于外侧沟的上方，中央沟与顶枕沟之间；枕叶位于顶枕沟的后方；颞叶位于外侧沟的下方，枕叶的前方；岛叶隐于外侧沟的深处，被额叶、顶叶、颞叶所掩盖，略呈三角形。

在大脑半球的上外侧面，位于中央沟的前方且大致与其平行的为中央前沟，两沟之间的脑回，称中央前回。自中央前沟的中部向前发出上、下两条大致与半球上缘平行的沟，分别称额上沟、额下沟，它们将额叶中央前回之前的部分分为额上回、额中回、额下回。位于中央沟的后方且大致与其平行的中央后沟，两沟之间的脑回，称中央后回。在中央后沟后方有一条大致与半球上缘平行的沟，称顶内沟，它将中央后回以后的部分分为顶上小叶、顶下小叶，顶下小叶围绕外侧沟末端的称缘上回，围绕颞上沟末端的称角回。外侧沟下方，两条大致与外侧沟平行的颞上、下沟，将颞叶分为颞上回、颞中回、颞下回。在颞上回的后部、外侧沟的下壁处，有数条斜行的短回，称颞横回。

在大脑半球的内侧面，位于胼胝体背侧和头端的脑回，称扣带回。扣带回背侧的中部有中央前、后回在半球内侧面的延续部，合称中央旁小叶。自胼胝体后端的下方开始，有一弓形伸入枕叶的沟，称距状沟，距状沟的前下方，自枕叶向前伸入颞叶的沟，称侧副沟。侧副沟前部的上方为海马旁回。海马旁回前端向后返曲的部分，称钩。扣带回、海马旁回和钩等环绕大脑内侧缘、间脑、脑干，总称为边缘叶。

在大脑半球的下面，在额叶下方有一对椭圆形的嗅球，它的后端缩窄延伸成嗅束，与嗅觉传导有关。

（2）大脑半球的内部结构：大脑半球表面的灰质层，即大脑皮质；深部的白质，即大脑髓质；藏于髓质的灰质团块，称基底核；大脑半球内的室腔，称侧脑室。

①大脑皮质的功能定位：大脑皮质是神经系统的最高中枢，神经元数目约140亿个，分层排列，各层神经元之间的联系非常复杂。在皮质的不同部位，各层厚度、细胞形态和纤维联系等存在差异，其实质反映了功能上的区别。在人类长期的进化过程中，大脑皮质的不同部位逐渐成为接受某种刺激、完成相应功能活动的相对区域，称为大脑皮质的特定功能区（中枢）。

躯体运动区：主要位于中央前回和中央旁小叶前部。特点是左右交叉，管理对侧半身骨骼肌的随意运动；上下倒立，身体各部在此区的对应定位关系，

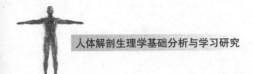

犹如一个倒置的人形，但头面部是正立的；身体各部在此区所占面积的大小与体表面积不成正比，而与功能的精细、复杂程度成正比。

躯体感觉区：主要位于中央后回和中央旁小叶后部。特点是左右交叉，接受对侧半身感觉冲动；上下倒立，传导对侧冲动的纤维在此区的投影，亦呈一个倒置的人形，但头面部仍正立；身体各部在此区所占面积的大小，不与体表面积成正比，而与感觉的灵敏程度成正比。

视区：位于半球内侧面枕叶距状沟上、下缘。一侧视区接受同侧眼颞侧和对侧眼鼻侧视网膜传来的视觉信息。

听区：位于颞横回。每侧接受双侧螺旋器的听觉冲动。

②基底核：位于大脑髓质的一群灰质团块，共有四对，分别是尾状核、豆状核、杏仁核和屏状核。尾状核呈"C"字形，分头、体、尾。杏仁核连于尾状核的尾。屏状核位于岛叶皮质深面，呈片状。豆状核在屏状核深部，在水平切面上呈三角形，被两个白质薄板层分为三部分，外侧部最大，称壳，其余二部，称苍白球。尾状核和豆状核合称纹状体，其中尾状核和壳又称新纹状体，苍白球称旧纹状体。

③大脑半球的髓质：大体可分为三种。联络纤维是联系同侧半球皮质内回与回、叶与叶之间的纤维；连合纤维是联系左、右半球的大量横行纤维，位于两半球间纵裂的底部，主要是胼胝体；投射纤维是大脑皮质与皮质下结构之间相互联系的上、下行纤维束。投射纤维除嗅觉投射纤维外，其他所有投射纤维都通过内囊。内囊是位于背侧丘脑、尾状核与豆状核之间的宽厚白质板。在端脑水平切面上，两侧内囊呈尖端向内侧的"〉〈"形。可分为三部：内囊前肢位于豆状核与尾状核头部之间，主要有额桥束和丘脑前辐射；内囊后肢位于豆状核与背侧丘脑之间，主要有皮质脊髓束、丘脑中央辐射、听辐射、视辐射等通过；内囊膝位于内囊前、后肢汇合处，主要有皮质核束通过。因此，内囊损伤时将导致三偏综合征（偏瘫、偏麻、偏盲）。

④侧脑室：位于大脑半球内，左、右各一，内含脑脊液。侧脑室在前部经室间孔与第三脑室相通。侧脑室内有脉络丛，是产生脑脊液的主要部位。

（二）脑神经

脑神经与脑相连，共12对。每对脑神经所含的纤维成分不一，性质也不同。

第 I 、第 II 、第 VIII 对为感觉性脑神经，第 III 、第 IV 、第 VI 、第 XI 、第 XII 对为运动性脑神经，第 V 、第 VII 、第 IX 、第 X 对为混合性脑神经。其中，第 III 、第 VII 、第 IX 、第 X 对脑神经中含内脏运动纤维（副交感神经纤维）。

I 嗅神经——传导嗅觉冲动。

II 视神经——传导视觉冲动。

III 动眼神经——躯体运动纤维支配上睑提肌、上直肌、下直肌、内直肌、下斜肌；内脏运动纤维支配瞳孔括约肌和睫状肌。

IV 滑车神经——支配上斜肌。

V 三叉神经——分眼神经、上颌神经和下颌神经三支。

眼神经——分布于泪腺、眼球结膜，以及上睑和鼻背皮肤、额部皮肤。

上颌神经——分布于上颌窦、鼻腔和口腔顶的黏膜，以及上颌诸牙及牙龈，睑裂与口裂之间的皮肤。

下颌神经——感觉纤维布于下颌的牙、牙龈、口腔底、舌前 2/3 黏膜，下颌牙及牙龈，颏部、下唇皮肤及黏膜。运动纤维支配咀嚼肌。

VI 展神经——支配外直肌。

VII 面神经——内脏感觉纤维布于舌前 2/3 味蕾，传导味觉冲动。内脏运动纤维支配下颌下腺、舌下腺和泪腺的分泌。躯体运动纤维支配面肌。

VIII 前庭蜗神经——由前庭神经和蜗神经组成，分别传导位置（平衡）觉冲动和听觉冲动。

IX 舌咽神经——内脏感觉纤维布于舌后 1/3 的黏膜和味蕾、咽、颈动脉窦和颈动脉小球。内脏运动纤维支配腮腺的分泌。躯体运动纤维支配茎突咽肌支。躯体感觉纤维布于耳后皮肤。

X 迷走神经——内脏运动纤维分布于颈部、胸腔、腹腔（肝、胆囊、脾、胰、肾、胃、结肠左曲以上肠管）脏器的心肌、平滑肌和腺体。内脏感觉纤维分布于颈部、胸腔、腹腔脏器。躯体感觉纤维分布于硬脑膜、耳郭和外耳道皮肤。躯体运动纤维支配咽喉肌。

XI 副神经——支配胸锁乳突肌和斜方肌。

XII 舌下神经——支配舌内肌和舌外肌。

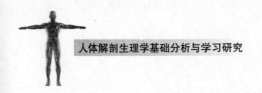

## 四、脑和脊髓的被膜、血管及脑脊液循环

### （一）脑和脊髓的被膜

脑和脊髓的表面都包有 3 层被膜，从外向内依次是硬膜、蛛网膜和软膜。它们具有保护、支持脑和脊髓的作用。

1.硬膜

（1）硬脊膜：厚而坚韧，上附枕骨大孔边缘并与硬脑膜相延续，下端包裹终丝附于尾骨背面。硬脊膜与椎管内面的骨膜之间有狭窄腔隙，称硬膜外隙。隙内有脊神经根经此隙出椎间孔，并有大量静脉丛、脂肪、淋巴管。临床上硬膜外隙麻醉就是将局部麻药注入此隙内，阻滞脊神经根的传导作用。

（2）硬脑膜：厚而坚韧，由两层构成，外层为颅骨内面骨膜与硬膜合成。两层之间分布有硬脑膜的血管和神经。硬脑膜与颅盖诸骨连结疏松，故当颅盖骨损伤而出血时，易使硬脑膜与颅盖骨剥离而形成硬膜外血肿。硬脑膜与颅底诸骨结合较紧，故颅底骨折时，易将硬脑膜连同蛛网膜一起撕裂，导致脑脊液外漏。

硬脑膜内层在某些部位向内折叠形成不同形态的结构，主要有伸入大脑纵裂之间的大脑镰和伸入大脑横裂之间的小脑幕。小脑幕前缘游离，称幕切迹，海马旁回及钩恰在切迹上方的两侧，当幕切迹上部颅腔内有占位性病变，引起颅内压升高时，常可挤压海马旁回及钩，嵌入此切迹内，形成小脑幕切迹疝（或称颞叶沟回疝）。

硬脑膜的某些部位内、外两层分开，内衬内皮细胞，形成特殊的颅内静脉管道，称硬脑膜窦。较大的硬脑膜窦有上矢状窦、直窦、窦汇、横窦、乙状窦、海绵窦等。

2.蛛网膜

蛛网膜薄而透明，缺乏神经和血管。蛛网膜与软膜之间有较宽的间隙，称蛛网膜下隙，隙内充满脑脊液。在脊髓下端平面以下的蛛网膜下隙特别大，称终池，内有马尾。临床上常在此位置进行腰椎穿刺，以抽取脑脊液检查或注入药物。在小脑与延髓之间的蛛网膜下隙较大，称小脑延髓池。脑蛛网膜还形成许多颗粒状小突起，突入硬脑膜窦，主要是上矢状窦，称蛛网膜粒。脑脊液经蛛网膜粒渗入硬脑膜窦，回流入静脉。

3.软膜

软膜为紧贴脊髓和脑表面的一层极薄而富血管的结缔组织膜，它深入脊髓和脑沟裂之中。在各脑室的一定部位，软脑膜及其血管与室管膜上皮相贴，共同构成脉络组织，其血管反复分支，并连同其内表面的软脑膜和室管膜上皮一起突入脑室内，构成脉络丛。脉络丛是产生脑脊液的主要结构。

### （二）脑和脊髓的血液供应

1.脑的动脉

脑动脉主要来自颈内动脉和椎动脉。颈内动脉供应大脑半球前 2/3 和部分间脑；椎动脉供应大脑半球后 1/3、部分间脑、小脑和脑干。

（1）颈内动脉：自颈动脉管入颅腔后，向前穿过海绵窦，在蝶骨前床突两侧发出眼动脉。颈内动脉主干向上分布于脑，主要分支如下。

①大脑前动脉与前交通动脉：大脑前动脉位于视交叉的上面，在进入大脑纵裂前，常有横支连接两侧的大脑前动脉，称前交通动脉。主干沿胼胝体的背面向后行，分布于顶枕沟以前的大部分。其起始部发出数支细小的中央支，供应豆状核和尾状核的前部及内囊前肢。

②大脑中动脉：颈内动脉主干的延续。它进入大脑外侧沟并沿沟向后行走，其分支分布于大脑上外侧面的大部分。在起始部发出数支中央支供应尾状核、豆状核的大部分和内囊膝、后肢。动脉硬化或高血压的病人，中央支较为脆弱，当情绪波动或其他原因使血压骤然增高时，可能使这些血管破裂，引起严重的内囊损伤。

③后交通动脉：在视束的下面向后行，与大脑后动脉吻合，是颈内动脉和椎动脉之间的重要吻合支。

（2）椎动脉：经枕骨大孔入颅后窝，在脑桥的基底部，左、右椎动脉合成一条基底动脉。基底动脉沿脑桥腹侧正中行走，至脑桥上缘分为左右大脑后动脉，它们分别营养左右大脑半球内侧面和下面。

（3）大脑动脉环：又称 Willis 环，由前交通动脉、两侧大脑前动脉起始部、两侧颈内动脉终末端、两侧后交通动脉和两侧大脑后动脉起始段互相通连

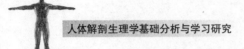

组成。因它位于脑的底部，所以又称基底动脉环。动脉环将两侧颈内动脉和椎动脉相互沟通，有调节脑血流的作用。

2.脑的静脉

脑的静脉一般不与动脉伴行，可分浅、深两组。浅静脉收集皮质和皮质下髓质的静脉血，并直接注入邻近的静脉窦。深静脉收集大脑深部的髓质、基底核、间脑、脑室脉络丛等的静脉血，最后汇成一条大脑大静脉，于胼胝体压部的后下方向后注入直窦。

3.脊髓的动脉

脊髓的动脉有两个来源：一个是从椎动脉分出的脊髓前、后动脉；另一个是来自一些节段性动脉，如肋间后动脉、腰动脉、骶外侧动脉的脊髓支。

4.脊髓的静脉

脊髓的静脉比动脉多，口径也较大，最后集中于脊髓前、后静脉，再经过前、后根静脉注入硬膜外隙内的椎内静脉丛。

### （三）脑脊液及其循环

1.脑脊液

脑脊液是各脑室脉络丛产生的无色透明的液体，成人脑脊液总量约150 mL，充满于脑室和蛛网膜下隙。脑脊液可缓冲外力冲击，减少震荡，以保护脑和脊髓，并对调节颅内压、脑和脊髓的营养供应和代谢产物的清除有很大作用。

2.脑脊液循环途径（图9-1）：

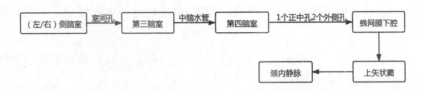

图 9-1 脑脊液循环途径

### （四）血 - 脑屏障

在中枢神经系统内，毛细血管内的血液与脑、脊髓组织细胞之间存在的一层具有选择通透性作用的结构，称为血 - 脑屏障。其结构基础是毛细血管内皮、内皮细胞之间的紧密连接、内皮基膜、神经胶质细胞的突起包绕毛细血管所形成的胶质膜等。它们具有防止有害物质进入脑组织、维持脑组织内环境的相对稳定、保证脑组织的正常生理活动等作用。

# 第二节　神经元与反射活动的一般规律

## 一、神经元和神经纤维

### （一）神经元

神经元是神经系统的结构和功能单位，由胞体和突起两部分构成，突起又分为树突和轴突。神经元的胞体和树突的主要功能是接受其他神经元传来的刺激。轴突较长，一个神经元只有一条，外面包有髓鞘或神经膜，称为神经纤维，主要功能是将兴奋传递给其他神经元、肌肉和腺体。

### （二）神经纤维传导兴奋的特征

1.生理完整性

神经纤维只有在结构和功能两方面都保持完整时，才能正常传导兴奋。如果神经纤维受损伤或遇到麻醉、低温等情况，可因生理传导功能障碍而形成传导阻滞。

2.双向传导

在实验条件下，刺激神经纤维的某一点，产生的动作电位可向两端同时传导，称为双向传导。

3.绝缘性

神经干内包含许多条神经纤维。当神经冲动沿一条神经纤维传导时，基本上不会波及邻近的纤维，这就是神经纤维传导的绝缘性，其生理意义是保证神经调节的准确性。

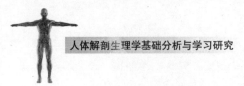

4.相对不疲劳性

神经纤维可长时间接受刺激而不疲劳，仍然保持不衰减地传导冲动的能力，其原因是神经传导冲动时耗能极少。

## 二、神经元之间的信息传递

神经元之间相接触并传递信息的部位称突触。突触之前的神经元称突触前神经元，突触之后的神经元称突触后神经元。突触可分为化学突触和电突触。

### （一）化学突触

1.突触的类型和结构

根据神经元互相接触的部位不同，突触主要分为三类：轴-体突触，轴-树突触，轴-轴突触。根据对下一个神经元功能活动的影响不同，突触又可分为兴奋性突触和抑制性突触。

经典的突触由突触前膜、突触间隙和突触后膜三部分组成。轴突分支末梢膨大，称突触小体，突触小体内有丰富的突触小泡，内含神经递质。突触后膜有与递质结合的相应受体。

2.化学突触传递过程

信息通过突触由突触前神经元向突触后神经元的传递称突触传递。化学突触传递的主要步骤：①动作电位由突触前神经元轴突传至神经末梢，突触前膜去极化达一定程度，突触前膜上电压门控 $Ca^{2+}$ 通道开放；②细胞膜外高 $Ca^{2+}$，$Ca^{2+}$ 内流，触发突触小泡迁移出胞，释放神经递质进入突触间隙；③神经递质与突触后膜受体结合，改变后膜通透性，产生突触后电位；④后电位总和，一旦总和达到阈电位，就可触发突触后神经元产生动作电位。

突触后电位有兴奋性突触后电位和抑制性突触后电位。

### （二）电突触

电突触的结构基础是缝隙连接。电突触传递为双向性，传递速度快，有助于促进神经元同步化活动。

### 三、神经递质

神经递质的种类很多，按产生的部位分为外周神经递质和中枢神经递质两大类。

#### （一）外周神经递质

外周神经递质主要是 ACh 和去甲肾上腺素，其产生部位和生理作用将在本章"自主神经系统"中介绍。

#### （二）中枢神经递质

1.乙酰胆碱

乙酰胆碱属兴奋性递质，分布于脊髓前角运动神经元、丘脑的特异性投射神经元、脑干网状上行激动系统、尾状核、边缘系统等。

2.单胺类

单胺类包括多巴胺、去甲肾上腺素和 5- 羟色胺（5-hydroxytryptamine，5-HT）等。此类递质就其主要作用而言是抑制性递质。多巴胺能神经元主要存在于中枢的黑质纹状体通络。去甲肾上腺素能神经元主要位于脑干网状结构。5-HT 能神经元主要位于低位脑干的中缝核内。

3.氨基酸类

氨基酸类主要是谷氨酸、γ- 氨基丁酸和甘氨酸。前一种是兴奋性氨基酸，后两种是抑制性氨基酸，主要分布于脊髓、小脑和大脑皮质。

除上述三类主要的中枢神经递质外，还有一些神经肽如 P 物质、脑啡肽、强啡肽等，这些物质的详细作用，有待进一步研究。

### 四、中枢神经元及其联系、整合方式

神经调节的基本方式是反射，下面主要介绍反射活动的一般规律。

#### （一）中枢神经元的联系方式

中枢神经系统内存在着数以亿计的神经元，按其在反射弧中的不同作用分

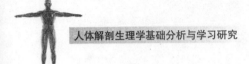

为传入神经元、中间神经元和传出神经元。中枢神经元之间的联系主要有以下几种方式。

1.辐散式

一个神经元通过轴突末梢分支与多个神经元构成突触联系的方式（一传多），称辐散。它可以把一个神经元的兴奋同时传给许多神经元，使它们同时兴奋或抑制。传入通路较多见此种联系方式。

2.聚合式

多个神经元通过轴突末梢与同一个神经元构成突触联系的方式（多传一），称聚合。由于许多神经元的末梢汇聚在一个神经元上，兴奋和抑制信息在此神经元上发生总和，产生整合性的传递效果。

3.链锁式与环式联系

在链锁式联系中，辐散式和聚合式同时存在。兴奋通过神经元的链锁式联系，可以在空间上扩大其作用范围。环式联系是指环路中传出通路上的神经元发出侧支返回最初被传入刺激兴奋的神经元，与之形成反馈回路。它们是反馈与后发放的结构基础。

### （二）中枢兴奋传递的特征

1.单向传递

冲动在神经纤维上的传导是双向的，但通过突触时，只能从突触前神经元向突触后神经元传递，即单向的，称单向传递。这是由于神经递质由突触前膜释放，与突触后膜相应受体结合后才实现信息的传递。这一特征保证了兴奋在中枢传布时按特定的方向传递。

2.中枢延搁

兴奋在中枢内传递比较缓慢，称中枢延搁。这是由于突触前膜去极化、释放递质、递质扩散、递质与受体结合、后膜去极化等过程所消耗的时间较长。某一反射活动在中枢内通过的突触数目越多，中枢延搁的时间就越长，反射所需时间也越长。

3.总和

在反射活动中，单根传入纤维传入的单一神经冲动到达中枢，一般不能引起反射活动。但通过多根纤维同时把多个冲动传入同一神经元或一根神经纤维连续传入多个冲动，就能够引起反射活动，这种现象称总和。前者称空间性总和，后者称时间性总和。突触后电位总和达到阈电位时，突触后神经元兴奋，产生动作电位。

**4.后发放**

当刺激的作用停止后，传出神经仍可在一定时间内发放冲动，使反射活动持续一段时间，这种现象称后发放。在一定限度内，刺激越强或刺激作用时间越久，则后发放就持续得越久。后发放可发生在环式联系的反射通路和各种神经反馈活动中。

**5.对内环境变化敏感和易疲劳性**

神经递质经突触间隙由突触前膜到突触后膜，对内环境的变化及某些药物十分敏感，如 pH 改变、血液中氧分压降低或二氧化碳分压升高、麻醉药物等均可影响突触的传递。当同一中枢连续发生多次兴奋传递后，其兴奋性将逐渐降低，出现疲劳现象。这种疲劳是中枢突触传递受到阻碍的结果，原因可能与突触前末梢递质的耗竭有关。

### （三）中枢突触传递

**1.中枢突触的传递过程**

（1）兴奋性突触：当突触前神经元兴奋时，冲动沿轴突传导至轴突末梢，突触前膜去极化，对 $Ca^{2+}$ 通透性增大，细胞外液中 $Ca^{2+}$ 进入突触前膜，促使突触囊泡向前膜移行并与之融合、破裂，释放出兴奋性递质，递质经突触间隙扩散至突触后膜，与后膜上的相应受体结合，提高突触后膜对某些离子，尤其是 $Na^+$ 的通透性，$Na^+$ 流入突触后膜，使突触后膜发生局部去极化，即产生兴奋性突触后电位（excitatory postsynaptic potential，EPSP）。EPSP 是局部电位，当 EPSP 总和达到阈电位水平时，引起动作电位即突触后神经元兴奋。

（2）抑制性突触：冲动传至轴突末梢后，引起与兴奋性突触相同的效应，只是突触囊泡释放的是抑制性递质。此递质与突触后膜上的相应受体结合后，提高膜对 $K^+$、$Cl^-$，尤其是 $Cl^-$ 的通透性，$Cl^-$ 流入突触后膜，使后膜超极化，形成抑制性突触后电位，使突触后神经元呈现抑制效应。

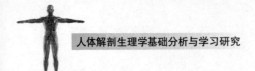

2.中枢抑制过程

中枢抑制过程是兴奋过程的对立，但都是一种主动的神经过程。中枢抑制可分为突触后抑制和突触前抑制两种类型。

（1）突触后抑制：发生在突触后膜上的一种超极化抑制，是由抑制性中间神经元活动引起的。一个兴奋性神经元先引起抑制性中间神经元兴奋，后者释放抑制性递质，使突触后神经元产生抑制性突触后电位，使突触后神经元呈现抑制效应。

①传入侧支抑制：冲动沿传入纤维到达中枢后，除直接兴奋某一中枢的神经元外，还发出侧支兴奋另一抑制性中间神经元，通过抑制性中间神经元的活动，转而抑制相拮抗中枢的神经元，称传入侧支抑制。其意义在于保证反射活动的协调性。例如，膝跳（伸肌）反射活动，在兴奋伸肌中枢的同时，通过侧支兴奋抑制性中间神经元的作用，抑制屈肌中枢，从而完成膝跳（伸肌）反射。

②回返性抑制：冲动沿传出纤维传出的同时，此纤维发出侧支返回原来的中枢，兴奋一个抑制性中间神经元，通过抑制性中间神经元的活动，转而抑制同一传出神经元的活动，称回返性抑制。其意义在于可使神经元的活动及时终止，或使同一中枢内许多神经元的活动同步化。

（2）突触前抑制：发生在突触前膜上的一种去极化抑制。突触前神经元释放的兴奋性递质量减少，造成突触后神经元去极化幅度降低，达不到阈电位，而不能兴奋。突触前抑制多见于感觉传入途径，对调节感觉传入活动有重要作用。

# 第三节 神经系统对躯体运动的调节

人体各种姿势的维持和躯体的各种运动，都是在神经系统的调节和控制下，通过骨骼肌舒缩，牵动骨和关节产生运动而实现的。神经系统的不同部位在调节躯体运动过程中具有不同作用。

## 一、脊髓对躯体运动的调节

### （一）脊髓休克

脊髓有许多反射的基本中枢来完成相应的反射活动，然而完整的机体的脊髓经常处于高位中枢的控制下，脊髓本身的功能不易表现出来。实验动物在脊髓突然与高位中枢断离或失去联系后，反射功能暂时丧失而进入无反应状态，这种现象称脊髓休克。

脊髓休克过后（时间长短不一），脊髓暂时丧失的反射活动逐渐恢复，而且有些反射活动较正常状态更为活跃，如腱反射；有些反射接受不到高位中枢的控制，如排便、排尿反射，则出现大、小便失禁。

### （二）牵张反射

有神经支配的骨骼肌在受到外力牵拉而伸长时，能反射性地引起被牵拉的同一块肌肉收缩，称牵张反射。牵张反射的类型有以下两种。

1.腱反射

骨骼肌受到一次快速牵拉时，引起被牵拉肌的一次快而明显的收缩，称腱反射，如膝反射。

2.肌紧张

骨骼肌在自然重力的作用下，受到持续、缓慢的牵拉时，引起该肌的紧张性收缩（缓慢而持久的收缩），称肌紧张。肌紧张是维持躯体姿势最基本的反射。

## 二、脑干对肌紧张的调节

脑干网状结构对肌紧张的调节是通过起加强作用的易化区和起减弱作用的抑制区实现的。

1.网状结构易化区及作用

脑干中央区背外侧部的网状结构中，有加强肌紧张及运动的区域，称易化区。此区发出冲动，传递兴奋信息到脊髓前角运动神经元，加强其活动。

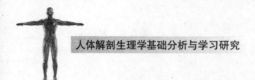

2.网状结构抑制区及作用

延髓网状结构的腹内侧部，具有抑制肌紧张及运动的区域，称抑制区。此区发出冲动，传递抑制信息到脊髓前角运动神经元，抑制其活动。

一般情况下，易化区的活动比较强，抑制区的活动比较弱，二者互相拮抗，调节肌紧张。

3.去大脑强直

在动物中脑的上、下丘之间横断脑干，动物出现四肢伸直、头尾昂起、脊柱挺硬等伸肌过度紧张的现象，称去大脑强直。人类中脑病变时，也呈类似表现。这是由于横断使脑干网状结构抑制区失去了高位中枢的始动作用，对肌紧张的抑制作用减弱，而易化区很少受影响，即易化作用占绝对优势，因而全身伸肌紧张亢进。

### 三、小脑对躯体运动的调节

小脑按功能分为原小脑、旧小脑和新小脑。

1.原小脑

原小脑即绒球小结叶，主要与前庭有联系，又称"前庭小脑"。其主要功能是维持躯体的平衡。

2.旧小脑

旧小脑即小脑前叶，又称"脊髓小脑"。其主要功能是调节接肌紧张。

3.新小脑

新小脑即小脑后叶，又称"皮质小脑"。其主要功能是协调随意运动。

### 四、大脑皮质对躯体运动的调节

大脑皮质是躯体运动的最高级中枢，大脑皮质控制躯体运动的区域为皮质运动区。大脑皮质对躯体运动的调节是通过锥体系和锥体外系下传来实现的。

#### （一）锥体系

锥体系主要由上、下两级运动神经元组成，其功能是管理骨骼肌的随意运动和调节精细动作。上运动神经元的胞体是中央前回和中央旁小叶前部的锥体细胞，其轴突组成的下行纤维束大部分经过延髓锥体，故称锥体系（束），下行至脊髓前角的称皮质脊髓束；在脑干中陆续止于躯体运动核的称皮质核束。下运动神经元的胞体分别位于脊髓前角内和脑干躯体运动核内，前者发出的纤维组成脊神经的躯体运动纤维，后者发出的纤维组成脑神经的躯体运动纤维。

1.皮质核束

上运动神经元是中央前回下 1/3 的锥体细胞，其纤维经内囊膝下降至脑干，陆续止于双侧脑神经躯体运动核，但面神经核的下部（支配睑裂以下面肌的核群）和舌下神经核，只接受对侧皮质核束的纤维。下运动神经元是脑神经运动核内的神经元，它们发出的纤维组成脑神经的躯体运动纤维，支配眼外肌、咀嚼肌、面肌、舌肌和咽喉肌等。

由于大多数脑神经运动核受双侧皮质核束的控制，所以一侧皮质核束损伤，不致引起下运动神经元所支配的骨骼肌瘫痪。但面神经核下部和舌下神经核只受对侧皮质核束控制，所以在一侧皮质核束损伤时，可引起这些下运动神经元所支配的骨骼肌瘫痪。

2.皮质脊髓束

上运动神经元是中央前回上 2/3 和中央旁小叶前部的锥体细胞，发出的纤维经内囊后肢前部、中脑大脑脚、脑桥腹侧部，至延髓腹侧形成锥体，在锥体下端大部分纤维左右相互交叉，构成锥体交叉。交叉的纤维沿脊髓外侧索下行，称皮质脊髓侧束，它沿途逐节止于同侧的前角运动神经元；不交叉的纤维在脊髓同侧的前索内下行，称皮质脊髓前束，它逐节交叉至对侧，止于颈和胸段的前角运动神经元。下运动神经元是脊髓前角运动神经元，它们发出纤维随脊神经分布到躯干和四肢的骨骼肌。但皮质脊髓前束中有少量纤维始终不交叉，终于同侧前角运动神经元，支配躯干肌，所以躯干肌受双侧皮质脊髓束支配。

因此，一侧躯体运动区和皮质脊髓束损伤时可引起对侧的上、下肢瘫痪（硬瘫），但躯干肌运动障碍不明显。

（二）锥体外系及其作用

锥体系以外的控制骨骼肌运动的下行纤维束，称锥体外系。其主要功能是协调肌群的运动，调节肌紧张，以协助锥体系完成精细的随意运动。锥体外系由多级神经元组成，包括中央前回以外的皮质、纹状体、背侧丘脑、底丘脑、红核、黑质、脑干网状结构和小脑等，经广泛联系，多次换元后，终于脊髓前

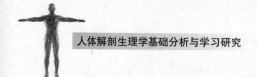

角内和脑神经躯体运动核内的神经元，然后经脊神经和脑神经支配相应骨骼肌而实现其功能。

# 第四节　神经系统对内脏活动的调节

## 一、自主神经系统

调节内脏、心血管、腺体的感觉和运动的神经叫内脏神经，其中支配心和平滑肌的收缩、腺体分泌活动的是内脏运动神经，又称植物性神经或自主神经。自主神经根据其形态结构和生理功能分为交感神经和副交感神经。

### （一）交感神经和副交感神经

交感神经的低级中枢位于脊髓第 1 胸节至第 3 腰节段的灰质侧角内。交感神经节靠近脊髓，按其所在部位分椎旁节和椎前节。椎旁节对称性地位于脊柱两侧，共有 22 ～ 24 对和 1 个奇节。每一侧的椎旁节之间借节间纤维支相互连接，末端皆连于奇节，呈串珠状，称交感干。椎前节位于脊柱的前方，包括腹腔神经节、主动脉肾神经节、肠系膜上神经节、肠系膜下神经节等，交感神经节前纤维短而节后纤维长。

副交感神经的低级中枢位于脑干的副交感神经核和脊髓第 2 至第 4 骶节的骶副交感核内。副交感神经节按其所在位置分器官旁节和器官壁内节，节前纤维长而节后纤维短。

交感神经和副交感神经同属内脏运动神经，体内绝大多数内脏器官都受到它们的双重支配，它们的作用往往是相反的，在形态结构和分布范围等方面亦有不同。

### （二）交感神经和副交感神经系统的递质和受体

内脏运动神经元产生和释放的神经递质主要是乙酰胆碱和肾上腺素，相应受体主要分布于节后神经元和效应器细胞膜上。

1.胆碱能纤维和胆碱受体

凡末梢释放乙酰胆碱的神经纤维，称胆碱能纤维，包括交感神经节前纤维、副交感神经节前纤维、极少数交感神经节后纤维（支配汗腺、骨骼肌和腹腔器官的交感舒血管神经纤维）、全部副交感神经节后纤维。由于支配骨骼肌的躯体运动纤维末梢也释放乙酰胆碱，故从纤维性质上来说，也属于胆碱能纤维。

能与乙酰胆碱进行特异性结合的受体，称胆碱受体，分为两种类型：毒蕈碱型受体（M受体）和烟碱型受体（N受体）。M受体分布在大多数副交感神经节后纤维所支配的效应器细胞、少数交感神经节后纤维所支配的汗腺和骨骼肌血管的平滑肌上。这些作用称毒蕈碱样作用（M样作用）。阿托品是M受体阻滞剂。N受体有两个亚型：分布在内脏神经节细胞膜（突触膜）上的称$N_1$受体，存在于骨骼肌细胞膜上的称$N_2$受体。箭毒可阻断$N_1$和$N_2$受体功能，六烃季胺主要阻断$N_1$受体功能，十烃季胺主要阻断$N_2$受体功能。

2.肾上腺素能神经纤维和肾上腺素受体

凡末梢释放去甲肾上腺素的神经纤维，称肾上腺素能神经纤维。绝大多数交感神经节后纤维（除支配汗腺和骨骼肌血管平滑肌的交感胆碱能纤维外）属此类。

能与肾上腺素和去甲肾上腺素进行特异性结合的受体，称肾上腺素受体。其按分布与作用不同可分为α受体与β受体，β受体又分为$\beta_1$和$\beta_2$受体。皮肤及黏膜、脑和肾的血管、虹膜平滑肌、唾液腺只有α受体；支气管平滑肌和睫状肌为$\beta_2$受体。心肌细胞上除有$\beta_1$受体外，也有α受体，但β受体的作用较明显。酚妥拉明是α受体阻滞剂，普萘洛尔是β受体阻滞剂。

## 二、各级中枢对内脏功能的调节

### （一）脊髓

脊髓是某些内脏活动的低级中枢，可实现发汗、排便、排尿、血管运动等反射活动。但在失去高位中枢控制后，这些反射不能完善地进行。比如，脊髓高位横断的病人，虽可发生排尿、排便反射，但不受意识控制而出现尿失禁和排便失禁。

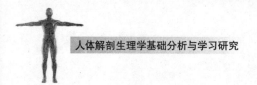
### （二）脑干

脑干中有许多重要的内脏活动中枢。延髓中有心血管活动基本中枢、呼吸基本中枢等；脑桥中有呼吸的调整中枢、角膜反射中枢等；中脑中有瞳孔对光反射中枢、视觉反射中枢和听觉反射中枢等。

### （三）下丘脑

下丘脑是调节内脏活动的较高级中枢，能把内脏活动与其他生理功能（包括躯体活动、情绪反应等）整合起来，对内分泌、体温、摄食、水平衡和情绪控制等重要的生理过程进行调节。

### （四）大脑皮质

大脑皮质与内脏活动有关，引起内脏活动的皮质区域与引起躯体运动的代表区基本一致，如电刺激新皮质运动区，除引起躯体运动外，还可见到心脏活动的变化。

边缘系统有"内脏脑"之称，是调节内脏活动的高级中枢，刺激或损伤边缘系统的不同区域，可引起内脏活动的明显变化。情绪反应也受边缘系统控制，并影响着内脏活动。

# 第十章　特殊感觉器官

## 第一节　视觉器官——眼

视觉器官可感受光波的刺激，将光能转变成神经冲动。一部分信息传入大脑皮质的视觉中枢，产生视觉；另一部分信息传入中脑，通过传出神经引起相应的反射。

### 一、视觉器官的形态结构

视觉器官由眼球及其辅助装置两部分组成。

#### （一）眼球的形态结构

1.眼球壁的结构

眼球壁由外、中、内三层膜组成。

（1）外膜

外膜又称纤维膜，由致密结缔组织构成，厚而坚韧，具有折光和保护其内部结构等作用，包括角膜和巩膜两部分。

角膜占外膜的前1/6，无色透明，曲度很大。角膜上无血管分布，有丰富的神经末梢（三叉神经）。因此，角膜感觉非常灵敏。用棉花纤维轻触角膜时，引起的眨眼动作，称角膜反射。角膜具有折光作用。

巩膜位于外膜的后5/6，为白色坚韧不透明的厚膜，外表面近前部有眼外肌附着，后端与视神经表面的硬膜相延续。巩膜与角膜交界处的内部有一环形的巩膜静脉窦，为房水循环的重要途径。

（2）中膜

中膜又称血管膜，是由大量血管、平滑肌细胞和色素细胞构成的黑色薄膜。中膜由前向后可分为虹膜、睫状体和脉络膜三部分。

虹膜是血管膜的最前部分，呈圆盘状，直径约 12 mm，厚约 0.5 mm，虹膜中央的孔，称瞳孔，是光线进入眼球的通路。虹膜的后部与睫状体相连，此处虹膜与角膜相交构成一环形区域，称虹膜角膜角隙，房水由此渗入巩膜静脉窦。虹膜自前向后可分为 3 层：①前缘层是一层不连续的成纤维细胞和色素细胞。②虹膜基质是富含血管和色素细胞的疏松结缔组织。③上皮层可分为前后两层，前层为平滑肌细胞，在瞳孔边缘处呈环形排列的称瞳孔括约肌，在瞳孔括约肌的外侧呈放射状排列的称瞳孔开大肌。瞳孔括约肌受动眼神经中副交感神经纤维的支配，该肌收缩时，瞳孔缩小。瞳孔开大肌受交感神经纤维的支配，收缩时瞳孔散大。上皮层的后层为立方形色素上皮，可因人种的不同，以及其细胞内所含色素的多少而使虹膜呈现不同的颜色。

睫状体前方与虹膜相接，后方与脉络膜相延续。睫状体的前端较厚，表面有放射状突起，称睫状突。由睫状突发出睫状小带和晶状体相连。睫状体内有环状和放射状排列的睫状肌（平滑肌），收缩时可使睫状小带松弛，消除对晶状体的牵拉，使晶状体曲度变大，增加眼的折光力。

鸟类调节晶状体的睫状肌是横纹肌。横纹肌收缩速度比平滑肌快得多，鹰从高空迅速俯冲到地面准确地捕捉猎物，靠的就是睫状肌迅速收缩改变晶状体的凸度，由高空中的"远视"迅速变为近距离的"近视"。

脉络膜在睫状体之后，为中膜的后 2/3 部分，主要由血管和色素细胞组成。脉络膜具有供给眼球营养和吸收眼球内多余光线的功能。

（3）内膜

内膜又称视网膜，是眼球壁的最内层。衬在虹膜、睫状体内表面的部分称视网膜的盲部，为一层上皮，可分泌房水；衬在脉络膜内面的部分为视网膜的视部（通常所说的视网膜），具有感光功能。视网膜是由神经细胞组成的一层半透明软膜，厚 0.1 ～ 0.5 mm，依据其在光学显微镜下的组织学结构特点，由外向内分为 10 层。视网膜的细胞构筑，由外向内，主要由 4 层细胞构成，即色素上皮细胞、感光细胞（视杆细胞和视锥细胞）、双极细胞和节细胞，在感光细胞与双极细胞之间、双极细胞与节细胞之间还有水平细胞和无长突细胞等。色素上皮细胞内含有黑色素，可吸收没有被感光细胞吸收的光线，从而避免其反射回去影响成像；色素上皮细胞还可以吞噬感光细胞脱落的外段，参与外段的更新。

视网膜节细胞的轴突在眼球后极汇聚成束穿过眼球壁组成视神经。视神经离开视网膜的部位呈圆形区域，称视盘。尸检时，此处为一白色圆形隆起，故又称视神经乳头，其中央略凹，称视盘陷凹，视网膜中央动、静脉由此穿过。在视盘处无感光细胞，进入眼内的光线落在此处，无视觉冲动产生，故该处又称为生理盲点。在视盘外侧约 3.5 mm 处，稍偏下方，有一黄色的小区域，叫黄斑。黄斑的中央有一浅凹，称中央凹，是视网膜视部中最薄的区域，因此处仅有色素细胞层和视锥细胞层，是感光最敏锐的地方。

2.眼的折光物质

眼的折光物质包括角膜、房水、晶状体和玻璃体。

（1）房水

房水为无色透明的液体，除有折光作用外还有营养角膜、晶状体和维持眼内压的作用，充满在眼的前、后房内。角膜与虹膜之间的间隙是眼前房，虹膜与晶状体之间的间隙为眼后房。房水由睫状体内表面的上皮产生，经眼后房、瞳孔到达眼前房，继而汇入巩膜静脉窦中。正常情况下，房水的产生与回流保持着动态平衡。若回流受阻，则引起眼内压增高，可影响视力，临床上称青光眼。

（2）晶状体

晶状体位于虹膜与玻璃体之间，呈双凸透镜状，是一个无色透明的弹性实体，无神经、血管的分布。其外包透明的弹性被囊，此为晶状体囊。晶状体囊借睫状小带与睫状突相连。晶状体混浊时，可引起视力下降，称白内障。

（3）玻璃体

玻璃体为无色透明的胶状物，充满于晶状体与视网膜之间，玻璃体对视网膜起着支撑作用。


（二）眼球的辅助装置

眼球的辅助装置是指对眼球起支持、保护和运动作用的结构，包括眼睑、结膜、泪器和眼外肌。

1.眼睑

眼睑俗称"眼皮"，遮盖在眼球的前方，分为上、下眼睑。上、下眼睑之间的裂隙称睑裂。上、下眼睑在两端的交角，分别称内眦和外眦。内眦部的睑

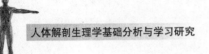

缘有上、下泪点，为泪液汇入泪道的入口。睑的游离缘生有睫毛，睫毛根部有睫毛腺的开口，睫毛腺急性发炎时，临床上称"麦粒肿"。眼睑的组织结构自外向内可分为皮肤、皮下组织、肌层（眼轮匝肌）、睑板和睑结膜5层。

2.结膜

一层透明的黏膜，覆盖于眼睑内表面的称睑结膜，覆盖于眼球前表面的称球结膜。球结膜在角膜缘移行为角膜上皮。上、下睑结膜和球结膜反折形成的隐窝，分别称结膜上、下穹。睑结膜是沙眼的好发部位。

3.泪器

泪器由分泌泪液的泪腺和导流泪液的泪道组成。泪道包括泪点、泪小管、泪囊及鼻泪管。泪腺大小如杏核，位于眼眶内，眼球外上方的泪腺窝内。分泌的泪液经许多小管排泄至结膜上穹，借眨眼动作涂抹于眼球表面。泪液具有湿润角膜、清除灰尘和杀菌的作用。多余的泪液经泪点汇入泪小管、泪囊、鼻泪管流入鼻腔。

2.眼球外肌

眼球外肌在眼球周围，包括运动眼球和眼睑的肌肉。运动眼球的共有6块骨骼肌，即上、下、内、外直肌和上、下斜肌。这6块肌肉除外直肌由第6对脑神经支配、上斜肌由第4对脑神经支配外，其余都由第3对脑神经支配，它们相互协调运动，使眼球正常转动。上眼睑提肌在动眼神经的支配下收缩，上提上眼睑。

## 二、眼的折光成像及其调节

### （一）眼的成像

外界光线进入眼到达视网膜需通过角膜、房水、晶状体和玻璃体等折光物质的折射（折光率：空气为1.00，角膜约为1.38，房水和玻璃体约为1.34，晶状体约为1.42）。不同的折光介质间形成多个折射面，即空气-角膜界面、角膜-房水界面、房水-晶状体界面、晶状体-玻璃体界面，其中空气-角膜界面对光的折射最强。眼的折光系统很复杂，欲准确描述光线在眼内的折射径路较困难。因此，有人提出了简化眼，用来分析眼的成像原理。简化眼假定眼球为一凸的表面，介于空气和眼内液两介质之间，眼内液具有水的折光率，即1.33。简化眼的节点（光心）在晶状体内。节点至角膜的距离为 5 mm，节点至后主焦点（进入眼内的光线，经折射，在眼球内聚焦的位置）的距离为 15 mm。当正常眼处于休息状态时（看 6 m 以外的远处），后主焦点恰好落在视网膜上。

### （二）眼的调节

眼的调节包括视近反射和瞳孔对光反射等。

### 1.视近反射

当眼注视 6 m 以外的物体时，从物体发出的进入眼内的光线被认为是平行光线，可在正常眼的视网膜上形成清晰的物像，无须任何调节。当物体距眼很近时（6 m 以内），若眼仍处在休息状态，来自物体的光线将聚焦在视网膜之后，在视网膜上只能形成一个模糊的物像。但正常眼球通过调节可使来自较近物体的光线仍能在视网膜上聚焦，形成清晰的物像，这个调节过程称视近反射。视近反射包括晶状体曲度增加、瞳孔缩小和视轴会聚 3 个反射。辨别近距离物体主要是靠晶状体曲度增加来完成的。晶状体曲度增加的反射过程为：当视近物时，视网膜上形成模糊的物象，该信息经视神经传入视觉反射低级中枢（中脑），该中枢（其中的缩瞳核）发出信息，经动眼神经中的副交感神经纤维至睫状肌，引起睫状肌收缩，使睫状小带松弛，晶状体由于本身的弹性而使其前表面曲度变大，折光力增加，使来自近处物体的辐射光线聚焦在视网膜上，形成清晰的物像。在晶状体曲度增加的同时，缩瞳核发出的信息，经动眼神经中的副交感神经纤维至虹膜内的瞳孔括约肌，引起该肌收缩，使瞳孔变小，以减少折光系统的球面像差和色像差，使视网膜成像更清晰。视近物时，反射性地引起双眼瞳孔缩小的反射，称瞳孔视近反射。

当双眼注视某一近物或被视物体由远移近时，两眼轴向鼻侧会聚的现象，称视轴会聚，也称辐辏反射。其反射过程为：视近物时在视网膜上形成的模糊物像，信息经视神经传至中脑视觉反射中枢，其中的动眼神经核发出信息，经动眼神经至眼外肌中的内直肌，引起双眼的内直肌收缩，出现视轴会聚。其意义在于，使物象始终能落在两眼视网膜的对称点上，形成清晰的视觉以避免复视。所谓对称点，是指两眼视网膜的中央凹，以及一侧视网膜的鼻侧（颞侧）和另一侧视网膜的颞侧（鼻侧）离开中央凹等角度、等距离的位点。

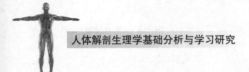

2.瞳孔对光反射

在外界光线较强时，瞳孔反射性缩小；在外界光线较弱时，瞳孔反射性扩大；瞳孔的大小随入射光量的多少而改变的反射活动，称瞳孔对光反射。其意义在于控制进入眼内的光量，减少强光对视网膜的损伤，增加弱光下视力。其反射弧同瞳孔视近反射。临床上经常用瞳孔对光反射判断病变是否损伤到了中脑。

晶状体的调节功能是有限的，经最大调节才能看清物体的最近点，称为眼的近点。若将物体再移近（超过近点），即使睫状肌做最大限度的收缩，也不能使物体发出的光线在视网膜上形成清晰的物像。眼与近点的距离随年龄增大而增加，这是由于晶状体的弹性随年龄的增加逐渐减小。调节时，虽然睫状肌尽量收缩，睫状小带已达最大松弛度，但由于晶状体弹性减小，变凸的程度减弱，折光力降低，不能看清近处物体，而形成老视（花眼）。

（三）眼的折光异常

正常眼在静息时，来自远处物体的平行光线正好聚焦于视网膜上，若眼球的形态和折射面发生异常，则远处物体发出的平行光线不能聚焦于视网膜上，称异常眼。异常眼有近视、远视和散光三种。

1.近视

近视多数是眼球的前后径过长或角膜、晶状体的曲度过大，使来自远处物体的平行光线在视网膜之前聚焦，此后光线又开始分散，在视网膜上形成扩散光点，故视远物模糊。近视可在眼前加一凹透镜矫正。青少年在发育阶段，由于不良的用眼习惯，引起睫状肌持续性紧张收缩，致使眼的屈光性改变，称假性近视。此种近视不必佩戴眼镜，经治疗与合理使用眼睛相结合，视力可以恢复。在患假性近视之后，若得不到及时的治疗，久而久之就会引起眼球的器质性变化，使眼轴变长，成为真性近视。

2.远视

远视一般是眼球前后径过短，偶尔亦有角膜曲度较小，以致远处物体发出的平行光线聚焦在静息眼视网膜之后。远视可在眼前加双凸透镜加以矫正。

3.散光

散光多数是角膜表面经、纬线曲度不一导致的，亦有晶状体曲度异常者。

当光线穿过曲度不一的折光物质时，不能同时聚焦于视网膜，致使视网膜上的物像变形和模糊。散光可用圆柱形透镜矫正。

## 三、眼的感光换能作用

来自外界物体的光线，通过眼的折光系统，在视网膜上形成的物像刺激视网膜产生神经冲动，经视觉传导通路传至大脑皮质的视觉中枢，最终形成视觉。

### （一）感光细胞（视细胞）

感光细胞有视杆细胞和视锥细胞两类。其直径 $1 \sim 4\ \mu m$，中央凹的视锥细胞直径偏小。视杆细胞、视锥细胞的形态由外向内分为外段、内段和终足（突触部）三部分。视杆细胞、视锥细胞因其外段的形态呈杆状和圆锥状而得名。在感光细胞的外段内有许多细胞膜折叠构成的囊状圆盘，称为膜盘；构成膜盘的膜与其他部位的细胞膜在结构上类似，只是脂质双层分子间镶嵌着大量的结合蛋白——感光色素。视杆细胞与视锥细胞膜盘的不同点在于，视杆细胞的膜盘与细胞外膜是分开的，视锥细胞的膜盘与细胞外膜是不分开的；视杆细胞膜盘上的感光色素是视紫红质，而视锥细胞膜盘上的感光色素是视锥色素。视紫红质和视锥色素都是由维生素 A 氧化形成的 11- 顺式视黄醛与视蛋白结合构成的，视蛋白结构的差异使感光色素的功能显著不同。视紫红质对光的敏感性高，能在暗光条件下感受光的刺激引起视觉，但无色觉（因为所有的视杆细胞均含有相同类型的视紫红质，导致视杆细胞只能接受相同波长的光刺激），也不能对微细结构进行辨认（因视杆细胞信号传递系统的高聚合式传递方式）。不同视锥细胞的膜盘上分别含有感红、绿、蓝三色光的感光物质（由视黄醛分别与 3 种不同的视蛋白构成），可在强光情况下感受不同波长的光，这为色觉的形成奠定了基础。

人的视网膜上有 600 万～ 800 万个视锥细胞、12 000 万个视杆细胞，其分布于视网膜的不同部位。在黄斑中央凹处只有视锥细胞而无视杆细胞，由中央凹边缘向外，视锥细胞的分布数量逐渐减少，而视杆细胞的数量逐渐增多。视细胞在不同动物中分布也不同：夜间活动的动物，如猫头鹰的视网膜上仅有视杆细胞；只在白昼活动的动物，如鸡、麻雀的视网膜上仅有视锥细胞。

视杆细胞和视锥细胞分别与双极细胞、节细胞形成信息传导通路，其联系方式有所不同。视杆细胞的联系方式：多个视杆细胞与一个双极细胞联系，多个双极细胞再与一个节细胞联系；如在视网膜的边缘处可见到 250 个视杆细胞与几个双极细胞联系，最后汇聚于一个节细胞的现象。视杆细胞信息传递系统是一种聚合式传递，这种联系方式有利于提高对光的敏感性。视锥细胞的联系方式：中央凹处的 1 个视锥细胞仅与 1 个双极细胞联系，而该处的 1 个双极细胞也仅与 1 个节细胞联系；其他部位的视锥细胞存在着低聚合式或辐散式联系。视锥细胞的这些联系方式有利于亮光下对物体细节的分辨力。

### （二）视网膜的感光换能及信息的初步加工处理

一般认为，视网膜中存在着两种感光换能系统。一是视杆系统，由视杆细胞及其相关的信息传递细胞构成，其特点是对光的敏感性高，在暗环境中能引起视觉，故又称晚光觉系统；二是视锥系统，由视锥细胞及其相关的信息传递细胞构成，其特点是对光的敏感性较低，只有在类似白昼的强光条件下才起作用，能分辨颜色，且对物体细节的分辨力较高，故又称昼光觉系统。该理论被称为视觉的二元学说。

#### 1.视杆细胞的光电反应

在黑暗状态下，视杆细胞外段质膜上的环磷酸鸟苷（cyclic guanosine monophosphate，cGMP）门控 $Na^+$ 通道处于开放状态，$Na^+$ 由胞外流入胞内。此时，视杆细胞的内段质膜对 $K^+$ 的通透性较大，$K^+$ 由胞内流向胞外。这种 $Na^+$、$K^+$ 的移动均为由高浓度向低浓度扩散。当 $Na^+$ 的内流与 $K^+$ 的外流分别趋于平衡时，视杆细胞的跨膜电压为 –40 mV（静息电位），此时视杆细胞终足端持续地释放神经递质（谷氨酸）。当受到光刺激时，视杆细胞外段膜盘上视紫红质中的 11-顺式视黄醛首先发生构型改变，由 11-顺式视黄醛变为全反型视黄醛，进而触发了视蛋白分子的变构，激活了膜盘上的一种称为转导蛋白的 G 蛋白（G），继而激活磷酸二酯酶，活化的磷酸二酯酶可分解 cGMP，使视杆细胞外段 cGMP 的浓度下降。cGMP 在低浓度时，外段质膜上的 $Na^+$ 通道关闭，$Na^+$ 内流减少或停止，而内段膜的 $K^+$ 外流继续，综合效应导致膜电位出现了超极化。此时的跨膜电压为 –70 mV。视杆细胞外段由原来的 –40 mV 至 –70 mV 的超极化电位变化以电紧张的方式沿质膜扩布到终足端，终足停止或减少释放递质，继而影响突触后神经元（双极细胞）的电位变化。视杆细胞在光照条件下产生的超极化电位，属于感受器电位。其特点是在一定光强度范围内，随光强度的增大，细胞的超极化呈等级增大。

合成 11-顺式视黄醛的原料是维生素 A，若长期维生素 A 摄入不足，会使 11-顺式视黄醛的形成减少，使人在暗光下的视力下降，此症状为夜盲症。

2.视锥细胞的感光作用与颜色视觉

目前对视锥细胞光电反应的研究表明，视锥细胞的反应机制与视杆细胞类似，当强光作用于视锥细胞时，视锥细胞也产生超极化电位，作为光电转换的第一步，最终在相应的节细胞上产生动作电位。颜色视觉是一种复杂的物理-心理现象。人的视网膜中存在着三种对不同波长光线特别敏感的视锥细胞，分别对 440 nm、535 nm、565 nm 波长的单色光吸收能力最强，这 3 个波长的光相当于蓝、绿、红三色光的波长，故分别称感蓝、绿、红视锥细胞。

基于这些现象，有人提出了三原色学说来解释色觉的形成原理：当红、绿、蓝单色光分别单独刺激时，会引起相应的感红、绿、蓝细胞单独兴奋，兴奋沿其传入通路到达视皮质，将分别引起红、绿、蓝三种不同的色觉。当三种视锥细胞受到同等刺激而同时兴奋时，引起白色感觉。如果红、绿、蓝三种色光按各种不同的比例做适当的混合，就会产生各种颜色的感觉。

三原色学说还可说明临床上遇到的所谓色盲和色弱的可能发病机制。如有的患者不能感知红色，称为红色盲，被认为是视锥细胞的膜盘上缺乏感红色素所致。推而广之，绿色盲、蓝色盲也是缺乏相应的感光色素导致的。临床上，红绿色盲多见，蓝色盲较少。色盲主要是由遗传因素决定的。另一种色觉异常为色弱，色弱患者仍有三色视觉，但对颜色的辨别能力较低。这种患者的三种视锥细胞俱在，只是它们的反应能力弱一些。色弱主要是由后天许多不良因素造成的。

色觉的形成除与视锥细胞的感受有关外，视网膜上其他神经细胞及视皮质神经细胞的活动对其也有重要影响。

视锥细胞对光的敏感性较视杆细胞差，故在昏暗的条件下不起作用。但是，视锥细胞在较强的背景光下，对光的变化可做出迅速的反应，故宜在昼光条件下起作用。

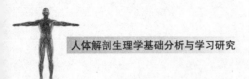

3.视网膜的信息处理

视网膜中的感光细胞可将光能转变为细胞膜上的电变化（膜电位由无光照时的静息电位变为光照时的超极化电位），这种电变化信息通过与双极细胞、水平细胞的突触传递，形成双极细胞的去极化或超极化电位，以及水平细胞的超极化电位。双极细胞的电位变化信息经突触联系输入节细胞、无长突细胞，诱发节细胞、无长突细胞产生去极化电位，其电位随光强度的增加而增大，当节细胞的去极化达到阈电位水平时形成动作电位，这些动作电位作为视网膜的输出信息，经视神经传向中枢。

（三）视敏度

视敏度是指眼辨别物体形态细节的能力，又称视力，通常是以能辨别两条平行光线之间的最小距离为衡量标准。两条平行光线之间的最小距离常以视角表示。视角是指由被看物体的两端（或物体上的两点）发出的光线，至眼折光系统的节点所形成的夹角。视角越大表示物体在视网膜上成像越大，反之亦然。正常眼在亮光下能辨别的最小视角为1′（1/60°）角或小于1′角。此时视网膜上像的大小约为4.4 μm或更小，相当于视网膜上一个视锥细胞的平均直径。物体成像于视网膜上，若能刺激两个或两个以上视锥细胞，人眼将能辨认；若只能刺激一个视锥细胞，则失去辨别能力。因此，国际标准视力表规定，视力=1/视角（视力=视角的倒数）。例如：某人分辨物体上两点发出光线的视角为0.67′角时，视力为1/0.67=1.5；视角是1′角时，视力为1.0；视角为2′角时，视力为1/2=0.5。

视网膜各部的视敏度是不同的。这与视锥细胞外段的直径，视杆、视锥细胞的分布特点，感光细胞与双极细胞、双极细胞与节细胞之间的联系方式等因素有关。中央凹处只有视锥细胞，其外段直径只有1.5 μm，此处的视锥细胞与中央凹周围的双极细胞、双极细胞与节细胞之间都是一对一的"单线联系"。故中央凹处的视敏度最高，分辨力可小于1′角。由于视锥细胞从视网膜中央部向外周部的分布逐渐减少，视杆细胞逐渐增多，感光细胞与双极细胞、双极细胞与节细胞之间的联系聚合程度逐渐变大，故视网膜中部在亮光下辨别细节的能力较强，视敏度由中央凹向外周逐渐下降，周围部的分辨力较弱。但是，视网膜周围部在暗光中对弱光的敏感度却高于中央部。

### （四）明适应与暗适应

当我们从强光处走进暗处时，一开始看不见周围的物体，经过一段时间，才逐渐恢复视觉。这种在暗处眼对光的敏感度逐渐提高的现象称为暗适应。反之，当从暗室内初到强烈的阳光下时，也会感到亮光耀眼，看不清物体，约1 min 后恢复正常视觉，这是明适应。

## 四、视觉传导通路与皮质定位

### 1.视觉传导通路

视网膜中的感光细胞是第一级神经元，双极细胞是第二级神经元，节细胞是第三级神经元，节细胞的轴突构成视神经。视神经在第 3 脑室底面形成视交叉。来自两眼鼻侧视网膜的视神经纤维交叉到对侧，与来自两眼颞侧视网膜的纤维（不交叉的纤维）合并形成视束。视束绕过大脑脚，其中一小部分纤维到达上丘和顶盖前区，参与视近反射、瞳孔对光反射及视觉运动反射；大部分纤维止于外侧膝状体。外侧膝状体内的神经元是第四级神经元，发出的轴突组成视辐射纤维，经内囊后脚投射到枕叶的视觉皮质（矩状沟上、下回），产生视觉。

### 2.皮质定位

由于光线的折射作用，视野内的物体发出的光线对视网膜的刺激存在一定的交叉投射关系。若将一只眼睛的视野分为左右两部分，将一只眼睛的视网膜也分为左右两部分，该眼左侧视野内的物像刺激右侧视网膜，右侧视野内的物像则刺激左侧视网膜，视野上半部的物像刺激下半部视网膜，反之亦然。实验证明，人视网膜的不同部位与外侧膝状体、视觉皮质都有一定的对应投射关系，有利于外侧膝状体、视觉皮质区对视网膜信息的精确分析。视网膜上的节细胞依据其直径或投射到外侧膝状体的大、小细胞层可分为 M 型细胞和 P 型细胞两类。M 型细胞的数量占 5%，可从视杆细胞、视锥细胞获取信息，在暗视觉、运动识别中起作用；P 型细胞数量为 90%，仅从视锥细胞中获取信息，在色觉识别中起作用。灵长类的外侧膝状体依据细胞的构筑可分为 6 层，其中腹侧 2 层为大细胞层，接受视束中来自视网膜 M 型节细胞的传入；背侧 4 层为小细胞层，接受视束中来自视网膜 P 型节细胞的传入。外侧膝状体的大、小细

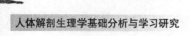

胞层发出纤维，分别投射到距状沟上、下回皮质上。视网膜、外侧膝状体到视觉皮质的这种分信息通道、平行投射是视觉信息平行处理的结构基础。距状沟上、下回的视觉皮质即科比尼安·布罗德曼（Korbinian Brodmann）划分的17区，戈登·霍姆斯（Gordon Holmes）认为该区是视觉的主要皮质投射区，它的主要功能是接收信息（包括彩色信息及空间信息）。而17区前外侧部的18区、19区则接受本侧17区及对侧的视觉信息，分析物体的形态和识别物体。进入20世纪80年代，人们利用正电子发射断层成像技术、功能性磁共振成像技术观察到活体人脑上各个部位的活动与不同波长（颜色）的光、物体的形状、物体的空间位置、物体运动方向等刺激之间的关系，确定了十余个与视觉功能有关的区域。其中，腹侧枕叶主要负责颜色、形状、纹理等特征的识别；而空间、位置和运动知觉主要依赖于枕叶的背侧和顶叶的皮质。

### 五、视野与立体视觉

眼球固定不动时，一只眼所能看到的空间范围，称这只眼的视野。实验证明：在同样的光照下，白色视野最大，其次为黄色、蓝色，再次为红色，而绿色视野最小。

若两眼注视前方一点时，两眼各自的视野有一大部分是重叠的，构成双眼视野。双眼视野内的每一个点都在双眼的视网膜上成像。只要像在两个视网膜的对称点上，看到的就是一个点，这叫单视。如果像不在两个视网膜的对称点上，就形成复视。双眼同时观察一个物体时，不仅使视野扩大、对物体距离及大小的判断较为准确，更重要的是有利于形成立体视觉。因同一物体在两眼视网膜上形成的物像并不完全相等，右眼看到物体的右侧较多，左眼看到物体的左侧较多，来自两眼的这些信息经过中枢整合后产生立体视觉。

## 第二节　位听器官——耳

人的耳包括感受声波的听觉器官和感受机体本身位置变化的位觉器官。这两部分机能虽然不同，但它们的结构却紧密相连，故合称位听器官。

人耳按其结构和位置可分为外耳、中耳和内耳三部分：外耳和中耳是收集、传导和放大声波的结构，内耳是感受声波和位置变动刺激的感受器，也是位听器官的主要部分。

## 一、外耳的形态结构与功能

外耳由耳郭、外耳道和鼓膜三部分组成。

### （一）耳郭

耳郭表面覆以皮肤，其内有弹性软骨为支架，但在耳垂处无软骨，只含有结缔组织。人类的耳郭在进化过程中，耳肌退化，但神经和血管分布丰富。耳郭的前上方有一大孔为外耳门。耳郭具有收集声波的作用。

### （二）外耳道

外耳道是一条自外耳门至鼓膜的弯曲管道，全长 2.1 ～ 2.5 cm。其管壁支架的外 1/3 为软骨，内 2/3 为骨组织。外耳道的内表面衬有自耳郭表面延续而来的皮肤，其内含有毛囊、皮脂腺、汗腺及耵聍腺。耵聍腺的分泌物为耵聍，具有保护外耳道的作用。耵聍与脱落的上皮细胞等混合形成耳垢。外耳道具有共振放大声波的作用。

### （三）鼓膜

鼓膜为卵圆形半透明的薄膜，介于外耳道与中耳鼓室之间，总表面积约为 63 mm$^2$，有效振动面积（总面积减去上部不易移动的部分）约为 43 mm$^2$。鼓膜中央略向鼓室凸出，称为鼓膜脐，是锤骨柄末端附着之处。鼓膜的组织结构由外向内可分为三层，即复层扁平上皮、致密结缔组织和黏膜。鼓膜在传导声波过程中具有重要的作用。

## 二、中耳的形态结构与功能

中耳包括鼓室、咽鼓管和乳突小房等结构。

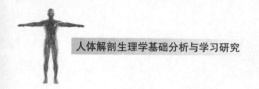
（一）鼓室

鼓室是介于外耳与内耳之间的一个不规则的小腔。其外侧壁为鼓膜，内侧壁即内耳的外侧壁。鼓室内侧壁上有两个孔，上部的孔呈卵圆形，因其与内耳的前庭相通，称为前庭窗，它被镫骨底封闭，前庭窗的面积是鼓膜面积的1/20。下孔为圆形，称为蜗窗，或圆窗，在活体上被结缔组织膜封闭，此膜称为第二鼓膜。鼓室的前壁有咽鼓管的开口；后壁有乳突小房的入口和锥状隆起，上壁以较薄的骨板与颅腔相邻；下壁与颈内静脉仅隔以薄层骨板。因此，鼓室内炎症时往往易波及周围的结构。

鼓室内有3块听小骨和2块听骨肌。3块听小骨自外向内依次为锤骨、砧骨和镫骨。锤骨柄的末端连于鼓膜脐上，锤骨头与砧骨体、砧骨的长脚末端与镫骨头均以关节相连，镫骨底借环状纤维封闭前庭窗。3块听小骨借关节连成一个曲折的杠杆系统，即听骨链。当声波振动鼓膜时，通过听骨链的杠杆作用，镫骨底在前庭窗上做内外摆动，将声波传至内耳。鼓膜和听骨链的振动情况，除受声波影响外，还受听骨肌的调节。两块听骨肌分别为鼓膜张肌和镫骨肌。鼓膜张肌的肌腹位于咽鼓管的上方，起自咽鼓管的软骨部和蝶骨大翼，止于锤骨柄的上端，受三叉神经支配。收缩时，拉锤骨柄向内，使鼓膜紧张，同时也使镫骨略向前庭窗方向移动。这样可使鼓膜的振幅减小，镫骨底的移动范围也减小。一般认为这样可以提高听觉的敏感度。镫骨肌的肌腹位于鼓室后壁的锥状隆起内，以细小肌腱穿出隆起的尖端，止于镫骨头与其脚相连处，受面神经支配。当该肌收缩时可拉镫骨略向外后方移动，从而使由镫骨底传向前庭窗的压力减小。由于该肌肉能减弱声压的传导，因此具有保护内耳的作用。

鼓室内表面、听小骨、肌腱、韧带的表面均覆以黏膜，黏膜内富有血管和神经。鼓室黏膜与咽鼓管和乳突小房的黏膜互相延续。

（二）咽鼓管

咽鼓管是连通鼻咽部和鼓室的一个扁管，长 3.5 ～ 4 cm，可分为外侧的骨性部和内侧的软骨部。骨性部为咽鼓管的鼓口，起于鼓室前壁，软骨部平时闭合，仅在吞咽或打呵欠时才开放，使鼓室和外界的大气压相等，调节鼓室内的压力，保护鼓膜。幼儿的咽鼓管较成人短而平，腔径亦大，故咽部感染易沿咽鼓管侵入鼓室，引起中耳炎。

### （三）乳突小房

乳突小房是颞骨乳突内含气的许多小腔，它们彼此相通，并向前开放于较大的鼓窦，此窦与鼓室相通。

## 三、内耳的形态与结构

内耳位于颞骨岩部的骨质中，由一系列构造复杂的管道组成。它包括骨迷路和膜迷路双套管。骨迷路实为骨组织围成的一些弯曲的小管和小腔，它们之间互相连通。膜迷路是包含于骨迷路内，由结缔组织膜形成的彼此连通的小管和小囊，其形态基本与骨迷路相似。骨迷路与膜迷路内部都充满液体，骨迷路内的液体称外淋巴，膜迷路内的液体为内淋巴。内、外淋巴各不相通。这些淋巴具有营养和传递声波的作用。

内耳按其位置由前向后，沿颞骨岩部的长轴，依次分为耳蜗、前庭和半规管三部分。每一部分都包括外在的骨迷路和内在的膜迷路。耳蜗是听觉的感受装置，前庭和半规管常合称为前庭器，是位觉的感受装置。

### （一）耳蜗

耳蜗形似蜗牛壳，由一条骨质蜗螺旋管绕骨轴转两周半形成。耳蜗的顶朝前外方，耳蜗底向后内方，耳蜗底部与前庭相接。耳蜗中心线上的骨轴称蜗轴，内有螺旋神经节和血管。自蜗轴向管内伸出一螺旋状的骨片，称骨螺旋板。骨螺旋板的另一边与膜性蜗管相连。在耳蜗的断面上可见，每一个骨质螺旋管被骨螺旋板和膜性蜗管分为上、下两个管腔。上边的腔为前庭阶，下边的腔为鼓阶。换言之，纵观耳蜗内共有3条管道，即上方的前庭阶，起自前庭窗，止于蜗顶的蜗孔；中间是膜性蜗管，起自蜗底部，末端终于蜗顶处；下方为鼓阶，起于蜗顶的蜗孔，终于蜗窗（第2鼓膜）。前庭阶和鼓阶在蜗顶处借蜗孔彼此相通。

蜗管是套在骨性耳蜗内的膜性管道。蜗管也随骨质螺旋管做了两周半的旋转。蜗管在蜗顶部为盲端，在蜗底部借一小管连于球囊。在横断面上，膜性蜗管呈三角形，由上、外、下三个壁围成。上壁为前庭膜，外侧部由血管纹和骨膜结合而成，下壁为基底膜。基底膜自蜗底至蜗顶全长 30 mm。其宽度在蜗底处最窄，仅 0.16 mm，在蜗顶处最宽，约 0.52 mm，从蜗底到蜗顶依次渐宽。基底膜的近鼓阶侧，有横向排列的 24 000 条胶原纤维，称为听弦。有人认为，基底膜的宽窄、听弦的长短是基底膜分析音频的结构基础。在基底膜的蜗管腔面，其上皮组织特化为感受声波刺激的螺旋器。螺旋器由盖膜、支持细胞、毛细胞及其周围的蜗神经纤维末梢共同构成。毛细胞可分为近蜗轴侧纵向排列的一行内毛细胞，约 3 500 个；靠外侧纵向排列的 3～5 行外毛细胞，约 20 000 个。在毛细胞的周围有支持细胞，毛细胞的基部与蜗神经末梢形成突触联系。骨螺旋板的骨膜增厚形成前庭唇。前庭唇向蜗管内伸出一片胶状膜，称盖膜，性质柔软，富有弹性，在生活状态下，毛细胞的毛插入其下层。

### （二）前庭

前庭是耳蜗与半规管之间的椭圆形小腔。它的外侧壁即鼓室的内侧壁，壁上有前庭窗和蜗窗。前庭的后上方有 5 个孔与骨性半规管相通，前下方通耳蜗；前庭借蜗小管与颅腔内的蛛网膜下腔相通，蜗小管可能是外淋巴循环的途径。前庭内的膜迷路为两个膜性小囊，分别称椭圆囊和球囊。椭圆囊位于后上方，与三个膜性半规管相通。球囊位于前下方，下端有一小管与蜗管相连。椭圆囊与球囊之间以细小的椭圆球囊管相连，并由此管发出内淋巴管至颞骨岩部的后面，扩大为内淋巴囊。内淋巴可以经内淋巴囊渗出到周围血管丛。这是膜迷路内淋巴循环的通路。椭圆囊、球囊内表面的黏膜局部增厚，突入其腔内，分别形成椭圆囊斑、球囊斑。当人体处在直立位时，椭圆囊斑呈水平位，球囊斑呈垂直位，两斑相互垂直，共同感受头部位置的变化，总称为位觉斑。

位觉斑是由一层上皮和其表面的耳石膜构成的直线变速运动、头部位置感受器。耳石膜是覆盖在位觉斑上皮表面的一层蛋白样胶质膜，其浅层含有碳酸钙形成的晶体，称耳石。位觉斑上皮为单层柱状细胞，借基膜与深层结缔组织相连。上皮细胞包括支持细胞和毛细胞两种：支持细胞呈高柱状，其底部附着在基膜上，细胞核位于基部，细胞质内含有起支持作用的张力纤维，其游离端细胞膜互相连接成网，网眼内有毛细胞的纤毛通过。毛细胞是感觉上皮细胞，呈长颈瓶状，基部圆形不达基膜，被前庭神经节内双极细胞的周围突末梢包绕，构成突触。毛细胞的顶端有一束纤毛穿过由支持细胞构成的网眼，伸入耳石膜内。

### （三）半规管

半规管位于前庭后上方，包括 3 个相互垂直的 "C" 形弯曲小管。它们分别称为前（上）半规管、后半规管和外侧半规管。每个半规管两端都与前庭相通，其中一端稍膨大，称骨壶腹。前、后半规管的相对一端合并成一个总管，因此，3 个半规管只有 5 个孔开口于前庭。骨半规管内套有膜半规管。3 个膜半规管的 5 个管口均开口在椭圆囊，其形状与骨半规管相似。在骨壶腹内，膜半规管也相应地膨大形成膜壶腹。膜壶腹壁一侧黏膜增厚，并向腔内突出，形成一个与半规管长轴相垂直的壶腹嵴。壶腹嵴的结构与位觉斑相似，由特化的上皮和壶腹帽构成。其上皮由支持细胞和毛细胞组成；毛细胞分泌的胶状物形成壶腹帽。毛细胞的毛插在胶质的壶腹帽中，壶腹嵴毛细胞的基部被前庭神经节内双极细胞的周围突末梢所包绕，构成突触。壶腹嵴为旋转变速运动的感受器。

## 四、声波在听觉器官内的传导途径

正常情况下，声波在耳内的主要传导途径：耳郭收集的声波经外耳门、外耳道，引起鼓膜的振动，鼓膜的振动带动了听骨链的运动，经前庭窗将振动传入耳蜗。这条声波传导途径，称气传导。此外，声波还可直接引起颅骨振动，传至颞骨中的耳蜗。这条传导途径称骨传导。在气传导过程中，鼓膜的有效振动面积为前庭窗有效振动面积的 13 ～ 16 倍，且锤骨柄较砧骨长脚长，声波在此传导过程中可增压约 22 倍，因此气传导较骨传导灵敏得多。当鼓膜、听骨链受损时，引起听力下降，临床上称传导性耳聋。

当声波振动通过听骨链到达前庭窗时，压力很快传给耳蜗内的液体和膜性结构，如果镫骨底向前庭内移动，由于压力作用于前庭阶中的外淋巴，使前庭膜和基底膜下移，同时压力沿前庭阶传向蜗孔，通过蜗孔传向鼓阶，最后使蜗窗膜（第 2 鼓膜）外移，以缓冲压力。相反，当镫骨底向外移动时，前庭膜和基底膜形成向上的位移。前庭膜和基底膜的上下振动，引起蜗管内的内淋巴振动，继而引起螺旋器中的毛细胞兴奋。

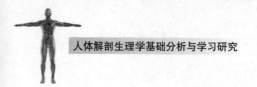

## 五、正常人的听力范围

声源以一定的频率振动，在空气中形成了疏密相间的纵波，向四周传播，这就是声波。声波有频率、振幅和波形等几个物理特性。同这三项物理特性密切相关的是声音感觉的三项心理特征：音调、响度和音色。音调是由声波的频率决定的，频率高的声波会使人感到音调高，频率低时会引起低音感觉。响度是对声波强度的心理反应，它主要依从于声波的振幅，振幅大的声音响度大，振幅小的声音响度小。然而，响度与声波的频率也有密切的关系，在振幅相同、频率不同时，声音在响度上还是有差别的。大多数声源发出的多为复音，即它包括一个频率最低、振幅最大的基音和频率与此主频率成简单整倍数的泛音。正是由于这些泛音成分不同，构成了不同乐器所发出的不同音色。音色主要取决于声波的形状。

通常人耳能感受的声波振动频率为 20 ~ 20 000 Hz，强度为 0.000 2 ~ 1 000 dyn/cm$^2$。每一种频率的声波都有一个刚刚能引起听觉的最小强度，称为听阈。当强度在听阈以上继续增加时，听觉也相应增强，但当强度增加到某一限度时，它引起的将不单是听觉，而且伴有鼓膜的痛感，这个限度即最大可听阈。人耳的听阈随着声音的频率而变化，每种频率都有其听阈和最大可听阈。以声频为横坐标，以声强为纵坐标可绘制出人耳听阈和最大可听阈曲线。两条曲线包绕的中间区域称为听域。人耳对 1 000 ~ 3 000 Hz 的声波感觉最敏感。通常人们用于交流的语言频率较低，而语音的强度在听阈和最大可听阈之间的中等强度处，适合人耳的感受。

## 六、耳蜗对声音的感受和分析

声波所携带的声能经中耳内结构的传导，到达内耳，引起前庭阶、鼓阶外淋巴振动，继而引起蜗管的基底膜振动，基底膜上的毛细胞将这种振动转化成电能，经听觉传导通路传至听觉中枢，才能感觉到声音。

螺旋器是如何将基底膜振动所包含的频率、幅度和波形的信息进行识别和分析的？这一问题十分复杂，由此提出了许多假说解释声波的感受，其中得到大多数学者承认的是位置学说。位置学说中较早流行的为共振学说。该学说是赫姆霍茨（Helmholtz）在 19 世纪 60 年代提出的，其主要依据：①对内耳结构的观察显示，蜗管基底膜上有 24 000 条横行纤维，自蜗底至蜗顶依次逐渐变长；纤维上排列着许多神经感受单位。②实验和临床研究发现，蜗底损伤，高音感受障碍；蜗顶损伤，则低音感受消失。该学说认为，基底膜上的横行纤维可能是对不同频率声波的共振元件，这些元件选择性地对一定频率的声波发生共振。哪一部位的基底膜横行纤维振动，那个部位的毛细胞就兴奋，声波就由此变成神经冲动，经听神经传入中枢，引起音调的感觉。近蜗底处横行纤维短，与高音共振；近蜗顶部横径纤维长，与低音共振。约 24 000 条横行纤维分别与 16 ～ 20 000 Hz 的声波发生共振，使声波得到初步分析。

　　然而，在 20 世纪 40 年代，贝凯西（Békésy）在新鲜尸体上用光学显微镜观察，未发现基底膜的横行纤维有足以产生共振的张力。如用低频声波刺激，整个基底膜都振动，而耳蜗顶部基底膜的振幅最大；如用高频声波刺激，则只引起耳蜗底部的基底膜振动。而且基底膜是以行波的方式振动（像抖动的绸带）的，当最大振幅出现后，行波很快消失，不再传播。由此提出了行波学说，其核心在于，各种声波振动频率在基底膜上都有一个特定的行波传导，并有引起最大振幅的部位，最大振幅部位的毛细胞兴奋，将感受某一频率的声波刺激。目前人们已能在活体动物上观察到基底膜的振幅变化。最近实验证明，基底膜、螺旋器都有极灵敏的频率选择性。上述行波学说是对共振学说的发展，同属位置学说。

　　既然每一种振动频率在基底膜上都有一个特定的行波传导范围和最大振幅区，当某一区发生最大振动时，在这一区域内的毛细胞受到刺激，将这种振动转变成电变化，那么毛细胞是怎样将基底膜振动转变为电变化的呢？基底膜上的毛细胞的顶部纤毛插入盖膜之中或与盖膜接触，在毛细胞的顶部、纤毛表面质膜上有许多机械门控 $K^+$ 通道，毛细胞的基部与蜗神经的末梢形成突触联系。当基底膜振动时，它的振动轴和盖膜的振动轴不一致，这就使得内毛细胞的毛受到一种剪切力的作用。当基底膜向上振动时（向纤毛方向），内毛细胞的毛受到剪切力的作用而被推向纤毛最长的一侧而弯曲，毛细胞顶端的机械门控 $K^+$ 通道开放，$K^+$ 流入毛细胞内，使毛细胞产生去极化。此时，毛细胞侧面的电压依赖式 $Ca^{2+}$ 通道开放，$Ca^{2+}$ 流入胞内，胞内的高 $Ca^{2+}$ 导致毛细胞基底部释放递质（谷氨酸）。同时，又激活毛细胞基底侧膜上的钙激活 $K^+$ 通道，此通道开放，使 $K^+$ 外流，促使毛细胞尽快达到 $K^+$ 平衡电位，保持其兴奋性。毛

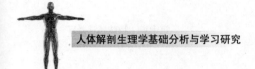

细胞释放的神经递质扩散通过突触间隙，作用于蜗神经末梢，使蜗神经产生动作电位。反之，当基底膜向下移动时，内毛细胞的毛向相反的方向（短毛侧）运动，毛细胞产生超极化电位。外毛细胞的纤毛也随基底膜的上下波动而使外毛细胞出现去极化、超极化反应。外毛细胞在去极化时胞体的纵轴缩短；在超极化时胞体纵向伸长，以增加基底膜的上下波动幅度，放大声波的振动效应。外毛细胞除随基底膜的上下波动发生胞体的缩伸外，在传出神经的支配下（起自上橄榄核，经第Ⅷ对脑神经分布于外毛细胞周围的纤维，其末梢释放 ACh，经配体门控受体介导）出现胞体伸长，以保护内毛细胞免受强大声波刺激的伤害。该传出纤维还与听神经、毛细胞形成突触联系，抑制毛细胞、听神经纤维活动，产生听觉抑制。

研究表明，90% 的听觉传入神经纤维末梢与内毛细胞形成突触，可见主要的听觉信息来自内毛细胞，仅有少量的信息来自外毛细胞。内毛细胞的毛游离于蜗管内淋巴之中，感受内淋巴的振动，只有基底膜发生最大振动时，内毛细胞才兴奋，从而引起蜗神经纤维上的动作电位。因此认为内毛细胞在音频的分析上占有重要的地位。

当声波的振幅加大时，虽然在基底膜上引起振动的区域不变，但振动的幅度增大。其结果不仅会使单条蜗神经纤维上增加冲动频率，并且会使更多的蜗神经纤维向脑发放冲动，有更多的神经元参加活动，从而在大脑皮质听区产生较强的响度感。

## 七、耳蜗的生物电现象

耳蜗是一个将声波的机械振动转变为电能的装置，换能的关键结构为基底膜上的毛细胞。而使毛细胞维持这种功能的条件是怎样的呢？当耳蜗未受刺激时，如果以鼓阶内的外淋巴为参考 0 电位，测得蜗管中内淋巴的电位为 –80 mV 左右，称为耳蜗内电位。此时毛细胞内的电位为 –80 ～ –70 mV，由于毛细胞顶端浸于蜗管的内淋巴液中，该处毛细胞内外的电位差为 160 mV 左右。而毛细胞的周围部却浸于鼓阶的外淋巴液中，此处毛细胞内外的电位差为 80 mV 左右。耳蜗内的这种特殊的电位使毛细胞能够保持兴奋，是产生感受器电位的基础。

动物实验证明，在短音作用下，在蜗窗处可引导出电位变化曲线。该曲线分为前后两部分。前半部分的潜伏期小于 0.1 ms，在一定的刺激范围内，其频率和幅度与声波振动完全一致，无不应期。其对缺氧、麻醉刺激相对不敏感，可随刺激声波的位相改变而改变，将此电位引到扩音器上，可复制出刺激的声音，这是一种微音器效应，这种现象被维弗（Wever）和布雷（Bray）在 1930年首先发现。此电位称微音器电位。这一实验表明，耳蜗具有将声波振动转变为音频信号的作用。采用微电极记录技术对毛细胞的研究表明，微音器电位就是多个毛细胞受刺激时产生的感受器电位的综合向量。蜗神经的动作电位潜伏期为 0.6 ～ 1.0 ms，当刺激声音位相改变时，它的位相不随其改变，易受麻醉、缺氧因素的影响，可随刺激声音的增强而增大，但非线性关系。其成因可能是神经纤维兴奋后产生的复合动作电位，它的大小在一定程度上能表示被兴奋的神经纤维数目。此外，声音位相改变时，微音器电位位相倒转，但听神经动作电位位相不变

### 八、听觉传导通路

听觉传导通路较为复杂，其中需经多级神经元传递，既有同侧通路，又有对侧通路。第一级神经元的胞体位于蜗轴内的螺旋神经节中（双极细胞），其周围突与基底膜上的毛细胞形成突触联系，中枢突构成蜗神经，该神经与前庭神经一起组成第Ⅷ对脑神经，经桥延沟入脑，止于脑干中的耳蜗背、腹核（蜗核）。第二级神经元的胞体位于耳蜗背、腹核内，由此核发出的纤维大部分交叉到对侧，直接或经上橄榄核中继后上行，形成外侧丘系；耳蜗背、腹核发出的少数不交叉纤维终止于同侧上橄榄核，或随外侧丘系上行，止于同侧的外侧丘系核。外侧丘系上行途经中脑时，其中的一部分纤维止于下丘，引起听觉低级反射。另一部分纤维经下丘中继或直接终止于内侧膝状体。由内侧膝状体发出的纤维形成听辐射，经内囊投射到大脑听皮质区（颞横回，或称 41 区和 42区），在听皮质区形成听觉。

听觉传导通路中除了有将听觉信息由感受器传向大脑的上行通路，还有与之平行的下行通路。下行通路主要包括听皮质到内侧膝状体、下丘，下丘到耳蜗核，上橄榄核到耳蜗核、耳蜗毛细胞的投射。最近的研究表明，听觉信息在上行传递过程中，不断受到各级中枢的下行反馈性调节。

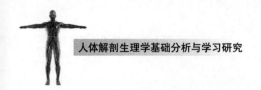

## 九、双耳听觉与声源方向的判定

判断声源方向要双耳协同工作。从一侧来的声波到达两耳的强度和位相都有差别，这种差别就成为判定声源方向的依据。低频声源的方向主要靠声波同一位相到达两耳的时间差别来判定；高频声源则主要靠到达两耳的强度差来判定其方向。若切断狗的胼胝体，狗则不能分辨声源的方向。该实验表明，声源方向的判定还必须在两大脑半球的协同作用下才能完成。

## 十、位置的感受

位于前庭中的椭圆囊和球囊内的位觉斑是头部位置变动和直线变速运动的感受器。位觉斑内的毛细胞基部与杯状前庭神经末梢形成突触联系，毛细胞顶部有长短不一的纤毛，其纤毛分为动毛和静毛，动毛和静毛均嵌入耳石膜内。当人体正常直立时，椭圆囊斑的平面与地面平行，耳石膜位于毛细胞顶部；球囊斑的平面与地面垂直，耳石膜位于毛细胞顶部的一侧。椭圆囊斑、球囊斑上的毛细胞，是怎样感受头部空间位置的呢？当人的头部位于正常位置时，耳石膜与毛细胞之间呈一定的位置关系；当头部位置改变时，耳石膜与毛细胞在空间的相对位置也发生改变，由于耳石的密度大于内淋巴，在不同情况下，耳石膜就向不同的方向以不同的程度牵拉毛细胞的纤毛。当纤毛向动毛侧弯曲时，引起毛细胞的兴奋性升高，放电频率增多；当纤毛向静毛侧弯曲时，引起毛细胞的兴奋性降低，放电频率减少，提供头部位置变化的信息。当人体在水平方向做直线变速运动时，由于耳石膜的惯性，椭圆囊斑上的毛细胞的纤毛受到牵拉，于是刺激了毛细胞。毛细胞的纤毛摆动方向引起毛细胞放电的机制同头部位置变动。毛细胞兴奋后产生电变化，末端释放神经递质，通过突触联系，使前庭神经兴奋，其神经冲动经前庭神经传入中枢，产生在各个方位（如向前、后、左、右等）的直线变速感觉和直线变速反射。同理，当人体在上、下方位直线运动时（如乘坐电梯），主要刺激球囊斑中的毛细胞，毛细胞兴奋后产生电变化，通过突触联系，使前庭神经兴奋，其神经冲动经前庭神经传入中枢，产生在上、下方位的直线变速感觉和直线变速反射。此位觉斑感受器形成的信息传入中枢可引起头部空间位置感觉和姿势状态反射、翻正反射。

位于半规管的膜壶腹内的壶腹嵴是旋转变速运动的感受器。当人体直立，头前倾 30° 时，外半规管将与地面平行。人体绕垂直轴向右做旋转，做变速运动时，双侧的外半规管（水平半规管）内的内淋巴由于压力作用而流动，冲击壶腹嵴，使其壶腹帽向一侧倾斜。壶腹帽的倾斜引起插在其内的毛细胞的毛弯曲，继而毛细胞产生不同的电变化。右侧外半规管的壶腹嵴、壶腹帽斜向前庭侧，引起毛细胞去极化；左侧外半规管的壶腹嵴、壶腹帽斜向半规管侧，则引起毛细胞超极化，产生抑制效应。毛细胞的毛若向动毛侧（向前庭侧）弯曲，继而产生神经冲动；若向静毛侧弯曲（半规管侧），毛细胞超极化，产生抑制效应。毛细胞兴奋产生的去极化电位，使其末端释放神经递质，通过突触联系，促使前庭神经兴奋，其神经冲动经前庭神经传入中枢，引起绕垂直轴右旋的感觉和旋转变速运动反射。与外半规管相类似，其他两对半规管可接受和它们所处方位相一致的旋转变速运动刺激。

位听器官的基本构造和功能在脊椎动物各纲差别较大。鱼类只有内耳，主要负责身体的平衡。两栖类进化出了中耳，但中耳的听小骨只有 1 块耳柱骨。某些爬行类（如鳄鱼、大壁虎等）进化出了外耳的雏形。鸟类有短的外耳道，但无耳郭。哺乳动物和人的耳构造最复杂、功能最完善，外耳郭是哺乳动物所特有的结构。

# 第三节 嗅觉和味觉感受器

## 一、嗅觉感受器

嗅觉感受器是位于上鼻甲及与其相对应鼻中隔的嗅上皮，两侧总面积约为 5 cm$^2$。嗅上皮由嗅细胞（嗅感觉神经元，olfactory receptor neurons，ORN）、基底细胞和支持细胞组成。支持细胞为高柱状，包绕在 ORN 周围，起着绝缘和营养作用。ORN 是位于上皮内的双极神经元，胞体呈圆形，其核为圆形或椭圆形位于胞体的中央，它的周围突呈细棒状，其末端膨大为嗅泡，嗅泡伸出几根嗅纤毛插入嗅上皮表面的黏液中，它的中枢突则形成嗅神经（嗅丝），经筛骨的筛孔进入颅腔，止于嗅球。基底细胞位于嗅上皮底部，形态多样，其分

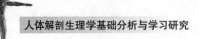

裂分化成新的 ORN，以替代退化的 ORN。老年人的嗅觉灵敏度降低，与基细胞的分裂分化能力下降，使 ORN 减少有关。

当空气中的气味物质接触到嗅黏膜表面的黏液时，经溶解后或直接作用于嗅纤毛上的受体蛋白，当某种气味分子特异性地与其受体结合时，引起受体分子的结构发生变化，从而导致嗅细胞膜对 $Na^+$ 通透性增加，产生感受器电位。其达到一定的阈值时，即诱发一次神经冲动，并传入嗅球。不同气味的化学分子，激活不同的 ORN，引起嗅神经上不同频率的冲动，传入中枢则引起不同的嗅觉。同一种化学物质在不同浓度时，会使人产生不同的气味感觉，其原因可能是每一个 ORN 只能表达一种受体蛋白，表达相同受体蛋白的神经元在嗅球内聚集成几个不同的嗅小球，因 ORN 的分布位置不同，接受同一化学物质的强弱、亲和力不同，导致不同嗅小球的活动强度不一，产生不同的感觉（如硫醇，高浓度时闻起来令人恶心，低浓度时却有甜香的柑橘味）。

在嗅觉传导路径上，ORN 为第一级感觉神经元，其中枢突组成 20 多条嗅神经（由多根嗅丝组成），止于嗅球。嗅球内的第二级神经元发出的轴突向后延伸构成嗅束，嗅束纤维分别止于嗅结节、杏仁核、前梨状区皮质等处的初级嗅皮质中枢，继而与边缘系统联系，引起嗅觉及与嗅觉有关的反射。

嗅觉是很容易适应的，但却很灵敏，人可嗅出每毫升空气中含 $4 \times 10^{-8}$ mg 的人造麝香气味。

## 二、味觉感受器

人的味觉感受器为味蕾。味蕾主要分布于舌背面和舌缘的菌状、轮廓和叶状乳头的上皮中，此外在会厌和软腭黏膜上皮内也有少量分布。味蕾是卵圆形的小体，顶端有味孔与口腔相通。人的味蕾由味觉细胞、支持细胞和基底细胞组成。味细胞呈梭形，H-E 染色较浅，位于味蕾的中央，细胞的顶端有毛，称味毛，伸入味孔，感觉神经末梢包围在味细胞周围。支持细胞也呈梭形，位于味蕾的周围部或与味细胞相间排列，在光学显微镜下味细胞与支持细胞不易区分。基底细胞较小，位于味蕾的基底部，基底细胞作为干细胞，是味蕾新生细胞的源泉。哺乳动物的味细胞大约 10 天更新一次。

味细胞的适宜刺激是溶于水的有味物质（味分子或离子）。有味物质溶解于唾液中，首先与唾液中的蛋白质结合，再与味细胞膜上的受体结合，引起膜对相应离子的通透性改变，产生感受器电位，再通过某种机制引起感觉神经末梢产生动作电位。

每个味蕾内有 30～100 个味细胞，每个味细胞可与几条传入神经纤维的末梢发生联系，而每条神经纤维又可分布到几个味细胞上。舌前 2/3、舌后 1/3、咽部的味蕾产生的冲动分别经面神经、舌咽神经、迷走神经中的传入纤维止于孤束核、对侧丘脑腹后内侧核、大脑皮质中央后回的下端（43 区）和岛叶皮质，引起味觉。

味觉分酸、甜、苦、咸四种，其他味觉都由此四种相互配合产生。甜味、咸味的最敏感接受区在舌尖部，酸味在舌两侧，苦味在舌根、软腭部。

嗅觉和味觉的信息传入大脑后，经过大脑的加工和处理，可形成复合感觉，以便判断环境和摄取食物。

# 第十一章 内分泌系统

## 第一节 内分泌系统概述

### 一、内分泌腺、激素、内分泌和内分泌系统的概念

人体内有两种分泌腺：一种是外分泌腺，腺内有管道，如胃腺、汗腺等，其分泌物经管道输送到器官的腔内或皮肤的表面（外环境），这种分泌方式叫外分泌；另一种是内分泌腺，能分泌高效能的生物活性物质——激素，由于腺内无管道，分泌的激素直接入细胞外液（内环境），然后扩散入血液，经一定的循环途径作用于相应的靶细胞，这种分泌方式叫内分泌。

人体的主要内分泌腺有脑垂体、甲状腺、甲状旁腺、肾上腺、性腺等，另外在某些器官，如胰腺中的胰岛、消化道黏膜、心、肾、肺、胎盘等中，还散在一些内分泌细胞。内分泌腺和其他器官内散在的内分泌细胞共同构成了机体的内分泌系统。

大多数激素经血液循环运输至远距离的靶细胞而发挥作用，这种方式称为远距分泌，这也是人们对激素作用方式的经典认识。现代研究发现还有短距细胞通信方式，某些激素由组织液扩散作用于邻近细胞，称为旁分泌，如男性睾丸间质细胞分泌雄激素作用于曲细精管中精子的发育、卵巢中卵泡细胞分泌雌激素对卵巢自身的作用。如果激素在局部扩散而又返回作用于该内分泌细胞，称为自分泌，如胰岛素可以抑制胰岛素细胞分泌胰岛素、肾上腺髓质激素可抑制自身合成酶的活性。如果内分泌细胞产生的激素直接与该细胞内的受体结合而发挥作用，这种方式称为内在分泌。中枢神经系统中存在具有内分泌功能的神经细胞，这类细胞既能产生和传导神经冲动，又能合成和释放激素，称为神经内分泌，产生的激素称为神经激素，如下丘脑视上核和室旁核产生的催产素和抗利尿激素，在某些部位它们又以神经递质的形式发挥作用。就细胞通信而言，激素与其他非内分泌细胞所分泌的生物活性物质，如神经元释放的递质、

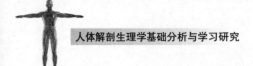

免疫细胞分泌的细胞因子等同为通信分子，在调节活动中充当化学信使的基本属性并无本质差异，因此它们之间的界限也并不像过去认为的那么绝对。

内分泌系统不仅独立地行使自己的职能，也与神经系统和免疫系统一起，共同发挥整体性调节作用。如前所述，神经系统主要通过反射活动调节各器官的活动，使其迅速适应不断变化的内外界环境，内分泌系统则主要通过分泌的激素调节各器官的生长、发育、代谢；而免疫系统则主要对生物性刺激起反应，产生各种抗体，维护身体的机能。这 3 个系统虽然各具独特功能，却可通过某些通信分子和受体相互交联、优势互补，形成神经 - 内分泌 - 免疫调节网络，感受各种形式的刺激，整合信息，共同维护机体内环境稳态，为生命活动正常运转提供基本保障。

## 二、激素作用的一般特征

激素对生理机能的调节形式多样，所产生的调节效应不尽相同。但它们对生理机能的调节，一般具有以下特征。

### （一）信息传递作用

激素是进行生物信息传递的化学物质，这些化学物质在生理活动的调节者和被调节者之间构成信息传递系统。无论是哪种激素，都只能对靶细胞的生理生化过程起加强或减弱的作用，调节其功能活动。例如：甲状腺激素增强细胞的代谢机能；生长激素主要促进长骨的生长发育；胰岛素在降低血糖的同时，促进蛋白质合成和抑制糖原异生；等等。在这些作用中，激素不能提供能量，这些化学物质作为"信使"，将生物信息传递给靶细胞，再通过细胞内的信号转导途径调节其生理生化过程，增强或减弱靶细胞固有的、内在的生理生化作用。

### （二）特异作用

激素经过体液和血液的扩散分布到全身，与各处的组织、细胞广泛接触。但是，激素只选择性地对能够识别它的细胞起作用，表现为激素作用的特异性。激素作用的特异性主要取决于分布在靶细胞上的相应受体。激素与受体的结合力称为亲和力。细胞上某种激素的特异性受体，能从多种多样复杂的体液因子中识别出相应的激素并与之结合，引起生物学效应，就是因为彼此之间有很高的亲和力。

激素作用通过受体的分布与亲和力来实现其特异性。不同的激素受体分布的广泛性不同，导致激素作用的广泛性不同。有些激素作用比较局限，如促甲状腺激素只作用于甲状腺，促肾上腺皮质激素只作用于肾上腺皮质等。有些激素作用比较广泛，如生长激素作用于全身长骨的生长，甲状腺激素对全身组织细胞的代谢过程都发挥调节作用。总体来说，下丘脑激素、脑垂体的大多数激素作用范围较小，显示更强的特异性，而其他内分泌腺分泌的激素作用范围则较广。

### （三）高效作用

激素在血液中的浓度很低，在生理状态下，血液中激素的浓度一般在 $10^{-12} \sim 10^{-9}$ mol/L，虽然激素含量甚微，但其作用显著，所以激素是高效能的生物活性物质。激素的作用表现为高效性，是因为激素与受体结合后，在细胞内通过一系列细胞内因子的传递过程，发生高效能的酶促放大作用，从而产生显著的生理生化调节作用。例如，一个胰高血糖素分子与受体结合后，能激活一个腺苷酸环化酶分子，形成 cAMP，通过 cAMP-蛋白激酶（蛋白激酶 A）信号传导途径，可激活上万个分子的磷酸化酶。可见，机体中激素浓度虽低，生理功效却十分强大，表现为激素作用的高效性。

### （四）相互作用

机体产生的激素有多种，它们共同对生理机能进行调节。其中，很多激素的作用与其他激素的作用存在着关联或影响，称为激素的相互作用。有以下几种形式。

1.协同作用

几种激素对同一生理机能产生方向相同的调节作用，称为协同作用。例如，生长激素、肾上腺素、糖皮质激素及胰高血糖素，均能升高血糖，在升糖效应上有协同作用。

2.拮抗作用

几种激素对同一生理机能产生方向相反的调节作用，称为拮抗作用。例如，

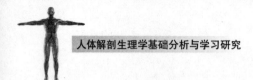

胰岛素的生理调节作用是降低血糖，与生长激素、肾上腺素、糖皮质激素及胰高血糖素的升糖效应有拮抗作用。

3.允许作用

某些激素对生理机能的调节，必须以另一些激素的调节作用为基础和前提，否则就不能实现对相关生理机能的调节，这种现象叫作允许作用。例如，糖皮质激素本身对血管平滑肌并无收缩作用，但是必须有糖皮质激素存在，去甲肾上腺素才能有效发挥对心血管的调节作用，这是允许作用的典型例子。

激素之间的相互作用表现出激素作用的复杂性。

## 三、激素的化学性质及作用机理

### （一）激素的化学性质

激素的种类繁多，来源复杂，按其化学性质可分为胺类、肽类和蛋白质类及脂类。

1.胺类激素

胺类激素包括肾上腺素、去甲肾上腺素和甲状腺激素。

2.肽类和蛋白质类激素

肽类和蛋白质类激素主要有下丘脑调节肽、神经垂体激素、腺垂体激素、胰岛素、甲状旁腺激素、降钙素及胃肠激素等。

上述两类激素，由于其分子结构中都含有氮原子，因此统称为含氮类激素。

3.脂类激素

脂类激素包括类固醇激素和脂肪酸衍生物类激素。类固醇激素主要有孕酮、醛固酮、皮质醇、睾酮、雌二醇等，这些激素都有共同的 17 碳环戊烷多氢菲结构，也叫甾体激素。脂肪酸衍生物类激素是指由花生四烯酸转化而来的前列腺素族、血栓素类和白细胞三烯类等，这类激素作用复杂，来源广泛，多作为局部激素发挥生物效应。

### （二）激素的作用机理

激素的作用机理随着分子生物学的发展而不断丰富与完善。激素对靶细胞产生调节效应大致经历以下几个连续的环节：受体识别，先要从体液中的众多化学物质中识辨出携带特定调节信息的激素；信号转导，激素与靶细胞的特异受体结合，启动细胞内的信号转导系统；细胞反应，激素诱导终末信号改变细胞固有功能，即产生调节效应；效应终止，由多种机制终止激素所诱导的细胞生物反应。

1.靶细胞的激素受体

激素要对细胞发挥作用，首先要与细胞的相应受体结合，通过信号转导途径，最终产生细胞的生理生化过程。细胞上的受体大多数存在于细胞膜上（膜受体），有的存在于膜内（膜内受体存在于胞质或细胞核中）。依据激素结合的受体不同，可将激素分为两大组：与膜受体结合的激素、与膜内受体结合的激素。

2.激素受体介导的作用机制

（1）细胞膜受体介导的激素作用机制——第二信使学说

20世纪60年代，E.W.萨瑟兰（E.W.Sutherland）提出第二信使学说，这一创造性理论于1975年获得诺贝尔生理学或医学奖。他在研究糖原酵解时，发现胰高血糖素与肾上腺素在一定条件下，能通过腺苷酸环化酶的作用，激活磷酸化酶从而催化糖原酵解。随着研究的深入，他发现在 $Mg^{2+}$ 存在的条件下，腺苷酸环化酶使 ATP 转变为 cAMP，cAMP 激活依赖性蛋白激酶 A（protein kinase A，PKA），继而催化细胞内的磷酸化反应。第二信使学说的主要内容可表述为以下几点。

①激素是第一信使，它可与靶细胞膜上具有立体构型的特异性受体结合。②激素与受体结合，引起受体空间构型的变化，它是有着特殊结构的跨膜蛋白，能把信号传递到细胞内而激活 G 蛋白，活化的 G 蛋白激活细胞内的腺苷酸环化酶。③在 $Mg^{2+}$ 存在的条件下，腺苷酸环化酶使 ATP 转变为 cAMP。细胞内的 cAMP 浓度升高，引起信号的进一步传递，因而 cAMP 是细胞内传递信息的第二信使。④高浓度的 cAMP 使无活性的 PKA 激活。激活的 PKA 通过一系列的细胞内因子传递，催化细胞内多种蛋白质发生磷酸化反应，从而引起靶细胞产生与其相适应的生理生化反应。

激素受体与腺苷酸环化酶之间，还存在一种起耦联作用的调节蛋白——鸟苷酸结合蛋白，亦称 GTP 结合蛋白，简称 G 蛋白。G 蛋白可分为兴奋性 G 蛋白

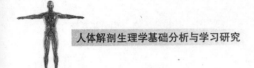

和抑制性 G 蛋白。兴奋性 G 蛋白的作用是激活腺苷酸环化酶，从而使 cAMP 生成增多；抑制性 G 蛋白的作用则是抑制腺苷酸环化酶的活性，使 cAMP 生成减少。通过 G 蛋白传递信号的受体，叫作 G 蛋白耦联受体，这是目前发现的作用最为广泛的细胞膜受体。

G 蛋白耦联受体作用的效应酶，除了前述的腺苷酸环化酶外，还有磷酸二酯酶（其可以使 cAMP 浓度下降）、磷脂酶 C 等。因此，cAMP 并不是唯一的第二信使，作为第二信使的化学物质还有 cGMP、三磷酸肌醇、二酰甘油、$Ca^{2+}$ 等。不同的第二信使就会有不同的具有传递信息作用的细胞因子，具体作用机制也会有所不同。

含氮类激素都是通过上述机制发挥作用的。

（2）细胞内受体介导的激素作用机制——基因表达学说

类固醇激素及其他脂溶性激素，都具有分子较小、呈脂溶性、能透过细胞膜进入细胞内的特点。一般用基因表达学说来解释，认为类固醇激素进入细胞后，先与胞质受体结合形成激素 - 受体复合物，后者再进入细胞核生效，即经过调节基因转录及表达两个步骤，改变细胞活动，故又称二步作用原理。

细胞内受体是指位于细胞内（胞质或胞核中）的受体。目前已知，即使受体位于胞质内，最终也将转入核内发挥作用，因此通常也称为核受体。核受体属于由激素调控的一大类转录因子，种类繁多，可分为Ⅰ型、Ⅱ型两大类型。Ⅰ型核受体也称类固醇激素受体；Ⅱ型核受体包括甲状腺激素受体、维生素 $D_3$ 受体和视黄酸受体等。核受体多为单肽链结构，含有共同的功能区段：① 激素结合域，位于受体的 C 末端，是与激素结合的片段；② DNA 结合域；③ 转录激活结合域等功能区段。

当激素进入细胞内与受体结合后，形成激素 - 受体蛋白复合体，与激素结合后的受体蛋白发生构型变化，从无活性的构型形式转变为有活性的构型形式，激素成为使受体蛋白活化的变构因子。细胞质中活化的受体复合物进入细胞核内，与 DNA 分子上特异性识别区域结合，调节特定基因的转录过程。有些激素的受体在细胞核内，如性激素的受体，激素进入细胞核内与受体结合，实现受体蛋白的活化，再与 DNA 分子上特异性识别区域结合，调节特定基因的转录过程。

活化的受体对基因的调节，使特定基因的表达增强或者减弱，相关蛋白酶增加或者减少，从而实现生理功能的调节。

3.激素作用的终止

激素产生的调节效应只有能及时终止，才能保证靶细胞不断接受新信息，适时产生精确的调节效能。激素作用的终止是许多环节综合作用的结果：①完善的激素分泌调节系统使内分泌细胞能适时终止分泌激素；②激素与受体分离，其下游的一系列信号转导过程也随之终止；③通过控制细胞内某些酶的活性等，如磷酸二酯分解 cAMP 为无活性产物；④激素被靶细胞内吞处理，如发生内化，并经溶酶体酶灭活等；⑤激素在肝、肾等脏器和血液循环中被降解。此外，激素在信号转导过程中常生成一些中间物质，能及时限制自身信号转导过程。

## 四、激素分泌的调节

激素的分泌除了有本身的分泌规律，如基础分泌、昼夜节律、脉冲式分泌等，不同激素之间还形成多级（层次）调节关系，发生相互影响。此外，激素分泌还受神经系统的调节。

### （一）生物节律性分泌

许多激素呈节律性分泌，即不是以恒定速率进行连续性分泌，而是按一定时间间隔分泌。例如：促肾上腺皮质激素、生长激素、褪黑素、皮质醇等表现为昼夜节律性分泌；女性生殖周期中性激素呈月周期性分泌；甲状腺激素则存在季节性周期波动。激素分泌的这种节律性受机体的生物钟控制，下丘脑视交叉上核是生物钟的关键部位所在。

### （二）体液调节

体液调节的主要形式是反馈调节。内分泌细胞除了能合成与释放自身的激素，还有感受激素产生的生物学效应的能力，从而使内分泌细胞调整激素分泌的速率，以适应机体功能的需要，维持稳态。

1.直接反馈调节

当刺激引起内分泌细胞分泌激素时，此内分泌细胞即受到它的靶细胞或激

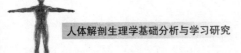

素所造成的体液成分变化的调节，包括正反馈和负反馈，但多为负反馈。例如：进餐后血中葡萄糖水平升高可直接刺激胰岛 β 细胞增加胰岛素分泌，结果使血糖降低；血糖降低则可反过来使胰岛素分泌减少，从而维持血糖水平的稳态。

2.轴系反馈调节

下丘脑 - 垂体 - 靶腺轴调节系统是控制激素分泌稳态的调节环路。一般而言，在调节轴系中，高位激素对下位内分泌细胞活动具有促进性调节作用；而下位激素对高位内分泌细胞活动多表现为负反馈性调节作用，并形成闭合的自动控制环路。这种调节方式可维持血中各级激素水平的相对稳定。人体内的轴系主要有下丘脑 - 垂体 - 甲状腺轴、下丘脑 - 垂体 - 肾上腺皮质轴和下丘脑 - 垂体 - 性腺轴等。此外，轴系还受中枢神经系统（如海马、大脑皮质等脑区）的调控。

### （三）神经调节

体内的内分泌腺和散在的内分泌细胞都有神经纤维支配，中枢神经系统可以直接控制或影响它们的分泌活动。如应激状态下，肾上腺髓质分泌的儿茶酚胺类激素增加，可以配合交感神经系统广泛动员整体功能，释放能量增加，适应机体活动的需求；而在夜晚睡眠期间，迷走副交感神经活动占优势时又可促进胰岛 β 细胞分泌胰岛素，有助于机体积蓄能量、休养生息。另外，下丘脑是神经系统与内分泌系统相互联系的重要枢纽。下丘脑的上行和下行神经联系通路复杂而又广泛，内、外环境各种形式的刺激都可能经这些神经通路影响下丘脑神经内分泌细胞的分泌活动，实现对内分泌系统及整体功能活动的高级整合作用。

## 第二节　下丘脑和垂体

下丘脑与垂体在结构和机能上有着十分紧密的联系，可视作下丘脑 - 垂体功能单位，是内分泌系统的调控中枢。下丘脑与腺垂体之间并没有直接的神经联系，但存在独特的血管网络，即垂体门脉系统。垂体上的动脉先进入正中隆起，形成初级毛细血管网，然后再汇集成几条垂体长门脉血管进入垂体，并再次形成次级毛细血管网。这种结构可经局部血流直接实现腺垂体与下丘脑之间的双向沟通，而不需要通过体循环。

下丘脑的内侧基底部，包括正中隆起、视交叉上核和室周核及室旁核内侧的小细胞神经元组成小细胞神经分泌系统。这些神经元胞体发出的轴突多终止于下丘脑基底部正中隆起，与初级毛细血管网密切接触，其分泌物可直接释放到垂体门脉血管血液中。因为能产生多种调节腺垂体分泌的激素，故又将这些神经元胞体所在的下丘脑内侧基底部称为下丘脑的促垂体区。

通过这些结构，实现神经调节对体液调节的控制。这与下丘脑具有十分广泛的内环境稳定维持机能是相吻合的。

## 一、下丘脑分泌的激素

下丘脑的视上区及其周围区域的神经内分泌细胞，可以分泌多种激素，叫下丘脑调节肽，其中包括调节腺垂体内分泌活动的激素，称为下丘脑促垂体激素，分为释放激素和释放抑制激素。下丘脑分泌促垂体激素的区域，称为下丘脑促垂体区。

下丘脑促垂体激素共有 9 种，其中释放激素促进垂体相应分泌细胞中激素的合成与分泌，而释放抑制激素的作用则相反。有些激素如生长激素的分泌，受到激素的双重调节。

## 二、垂体的形态分布和组织结构特征

### (一) 垂体的形态分布

垂体位于蝶鞍垂体窝内，体积约 0.5 cm × 1 cm × 1 cm，重约 0.5 g。垂体由腺垂体和神经垂体两部分组成，表面包以结缔组织被膜。神经垂体分为神经部、漏斗柄及与下丘脑相延续的正中隆起。腺垂体分为远侧部、中间部及结节部三部分。远侧部最大，中间部位于远侧部和神经部之间，结节部围在漏斗柄周围。结节部和漏斗柄合称为垂体柄。远侧部和结节部又称垂体前叶，神经部和中间部合称垂体后叶。

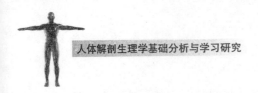

（二）垂体的组织结构

1.腺垂体的组织结构

（1）远侧部

远侧部的腺细胞排列成团索状，少数围成小滤泡，细胞间具有丰富的窦状毛细血管和少量结缔组织。在 H-E 染色切片中，依据腺细胞着色的差异，可将其分为嗜酸性细胞、嗜碱性细胞和嫌色细胞三大类。研究表明，各类腺细胞胞质内颗粒的形态结构、数量及所含激素的性质存在差异，以此区分各种分泌不同激素的细胞，并以所分泌的激素来命名。

嗜酸性细胞数量较多，呈圆形或椭圆形，直径 14 ～ 19 μm，胞质内含嗜酸性颗粒。嗜酸性细胞有两种：一种是生长激素细胞，数量较多，合成和释放生长激素；另一种是催乳素细胞，分泌催乳素。

嗜碱性细胞数量较嗜酸性细胞少，呈椭圆形或多边形，直径 15 ～ 25 μm，胞质内含嗜碱性颗粒。嗜碱性细胞有 3 种：①促甲状腺素细胞，呈多角形，颗粒较小，分布在胞质边缘。②促性腺素细胞，细胞大，呈圆形或椭圆形，胞质内颗粒大小中等，分泌卵泡刺激素和促黄体生成素。③促肾上腺皮质素细胞，呈多角形，胞质内的分泌颗粒大。

嫌色细胞数量多，体积小，呈圆形或多角形，胞质少，着色浅，细胞界限不清楚。在电子显微镜下，部分嫌色细胞胞质内含少量分泌颗粒，因此认为这些细胞可能是脱颗粒的嗜色细胞，或是处于形成嗜色细胞的初期阶段。其余大多数嫌色细胞具有长的分支突起，突起伸入腺细胞之间起支持作用。

（2）中间部的组织结构

人垂体的中间部只占垂体的 2 % 左右，是一个退化的部位，由立方上皮细胞围成的大小不等的滤泡与滤泡周围的嫌色细胞、嗜碱性细胞组成。滤泡的泡腔内含有胶质。这些细胞的功能尚不清楚。

（3）结节部的组织结构

结节部包围着神经垂体的漏斗，漏斗的前方较厚，后方较薄或缺如。此部含有很丰富的纵行毛细血管，腺细胞呈索状纵向排列于血管之间，细胞较小，主要是嫌色细胞，其间有少数嗜酸性和嗜碱性细胞。此处的嗜碱性细胞分泌促性腺激素。

2.神经垂体的组织结构

神经垂体由神经组织构成，是胚胎发育过程中，下丘脑部的神经组织向蝶骨体方向延伸形成的结构。依其位置和结构，可分为正中隆起、漏斗柄和神经部三部分。正中隆起和漏斗柄主要由无髓神经纤维和垂体细胞（神经胶质细胞）组成；神经部主要由无髓神经纤维、垂体细胞和赫林体组成。赫林体为神经纤维末梢膨大，其含有大量分泌颗粒，是储存神经激素的结构。

## 三、腺垂体激素及其生理作用

腺垂体分泌 7 种激素，分别是生长激素（GH）、催乳素（PRL）、促甲状腺激素（TSH）、促肾上腺皮质激素（ACTH）、促黑素（MSH）、卵泡刺激素（FSH）和黄体生成素（LH）。TSH、ACTH、FSH 和 LH 的生理作用，在相应内分泌腺的内容中讲述。

### （一）生长激素

人生长激素是由 191 个氨基酸组成的蛋白质。生长激素具有种属特异性，不同种类动物的生长激素具有不同的化学结构与免疫源性，除猴的生长激素外，其他动物的生长激素对人无效。近年利用 DNA 重组技术可以大量生产人生长激素，供生物医学应用。

1.生长激素的作用

生长激素的主要生理作用是促进生长发育与调节物质代谢，对机体各个器官与组织均有影响，尤其对骨骼、骨骼肌及内脏器官的作用较为显著。因此，GH 也称为躯体刺激素。GH 通过与细胞膜上相应的生长激素受体结合发挥作用。

（1）促进机体生长发育。GH 对机体生长起着关键的调节作用。GH 促进生长发育的机制，一是通过促进长骨的骺软骨及骨基质的形成，促进长骨的生长；二是通过刺激细胞摄取氨基酸促进蛋白质合成，从而刺激肌肉及其他组织细胞分裂增殖而表现出生长发育。幼年动物摘除垂体后，生长即停止，如及时补充 GH 则可恢复生长。人幼年时期缺少 GH，将出现生长停滞，身材矮小，称为侏儒症，如 GH 过多则患巨人症。若人成年后 GH 分泌过多，由于长骨的骺软骨已经钙化，长骨不再生长，只能使软骨成分较多的手脚肢端短骨、面骨及其软组织生长异常，以致出现手足粗大、鼻大唇厚、下颌突出等症状，称为肢端肥大症。

（2）促进机体代谢。GH 对核酸、蛋白质、脂肪和糖的代谢都有促进作用。GH 可加速 DNA 和 RNA 的合成；对蛋白质代谢的作用表现为，加速多种组织器官蛋白质合成，促进正氮平衡；对脂肪代谢的影响表现为，促进脂肪分解，提高血液中游离脂肪酸浓度。GH 对糖代谢的影响表现为：一方面，GH 抑制肌肉和脂肪组织摄取与利用葡萄糖，提高血糖水平，因此 GH 分泌过多时，会导致糖尿；另一方面，生理剂量 GH 促进葡萄糖利用的同时，保持骨骼肌糖原稳定，心血糖原增加。

（3）参与免疫反应。GH 可促进胸腺基质细胞分泌胸腺素，参与调节机体的免疫功能。

2.生长激素分泌的调节

（1）下丘脑激素的调节。下丘脑分泌的生长激素释放激素（GHRH）和生长激素释放抑制激素（GHRIH）对腺垂体生长激素的分泌具有双重调节作用，前者对 GH 的分泌起促进作用，后者对 GH 的分泌起抑制作用。一般情况下，GHRH 对 GH 的分泌起经常性的调节作用；GHRIH 只有在 GH 分泌多时，才发挥抑制性调节作用。

（2）代谢因素的影响。血液中葡萄糖浓度降低和氨基酸、游离脂肪酸增加都可以促进生长激素分泌。其中，以低血糖对 GH 分泌的刺激作用最强。当静脉注射胰岛素使血糖降至 2.78 mmol/L 以下时，经 30 ～ 60 min，血中 GH 浓度增加 2 ～ 10 倍。反之，血糖升高可使 GH 浓度降低。

（3）其他相关激素的影响。血中胰高血糖素、雌激素、雄激素及甲状腺激素均可促进 GH 的分泌，皮质醇则抑制 GH 分泌。在青春期，性激素分泌水平的增高，促进 GH 分泌增加，与促进机体的生长发育是相吻合的。研究证明，胰岛素样生长因子 I 能刺激下丘脑释放 GHRIH，从而抑制 GH 的分泌。胰岛素样生长因子 I 还能直接抑制培养的腺垂体细胞 GH 的基础分泌和 GHRH 刺激的 GH 分泌，说明胰岛素样生长因子 I 可通过下丘脑和垂体两个方面对 GH 分泌进行负反馈调节。

（二）催乳素

催乳素是含 199 个氨基酸并有 3 个二硫键的多肽。成人血浆中的 PRL 浓度小于 20 μg/L。妊娠妇女血中的催乳素在第 3 个月开始升高，到妊娠末期可高达 200 ～ 500 μg/L。

1. PRL 的主要作用

PRL 的主要作用是调控泌乳、生殖等生育过程，也参与调控渗透压与免疫反应。

（1）对乳腺的作用。PRL 对乳腺的作用表现在两个方面：一是促进乳腺生长，即促进乳腺导管和分泌组织的生长与发育。在女性青春期的乳腺发育中，雌激素、孕激素、生长素、皮质醇、胰岛素、甲状腺激素及 PRL 起着重要的作用。在妊娠过程中，PRL、雌激素与孕激素分泌增多，使乳腺组织进一步发育，具备泌乳能力但不泌乳，原因是此时血中雌激素与孕激素浓度较高，抑制 PRL 的泌乳作用。二是启动和维持泌乳。分娩后，血中的雌激素和孕激素浓度降低，PRL 才能启动泌乳机制，随后乳腺随着分娩的结束而开始泌乳。

（2）对性腺的作用。在人和哺乳动物中，PRL 对卵巢的功能表现为两面性：一方面，少量的 PRL 通过刺激 LH 受体增加而促进黄体功能，从而维持分泌孕激素；另一方面，大剂量的 PRL 又能降低黄体对 LH 的敏感性而导致黄体溶解。临床上患闭经溢乳综合征的妇女，表现特征为闭经、溢乳与不孕，患者一般都存在无排卵与雌激素水平低落，而血中 PRL 浓度却异常增高，这就是垂体分泌过量 PRL 的结果（过量 PRL 促进乳汁分泌，同时抑制卵巢功能）。

（3）PRL 参与应激反应。在应激状态下，血中 PRL 浓度升高，常与 ACTH 和 GH 浓度的增高相伴随，由此认为，PRL 可能与 ACTH 及 GH 一样，是应激反应中腺垂体分泌的重要激素。

（4）免疫调节作用。人的 B 淋巴细胞和 T 淋巴细胞中都存在 PRL 受体。PRL 协同一些细胞因子促进淋巴细胞的增殖，促进 B 淋巴细胞分泌抗体。

（5）对胎儿生长发育的影响。研究发现，PRL 参与羊水容量和渗透压的调节，还可能与胎儿肺的发育及肺泡表面活性物质的生成有关。

2. PRL 分泌的调节

（1）下丘脑调节因子的调节。催乳素释放因子和催乳素释放抑制因子对

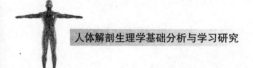
腺垂体释放 PRL 起着重要的调节作用。前者起促进作用，而后者起抑制作用，但通常后者的作用占优势。现在认为，催乳素释放抑制因子可能是多巴胺，也可能还有其他物质。

（2）应激反应的调节。应激反应在促进 ACTH 及 GH 分泌增加的同时，也促进 PRL 分泌增加。

（3）反射调节。哺乳期间，对乳头的吸吮刺激可通过神经反射，促进催乳素释放因子释放增加，转而促使腺垂体增加 PRL 分泌。

### （三）促黑素

低等脊椎动物的促黑素由垂体中间部分泌，但是人垂体中间部退化，MSH 由分散在腺垂体中的细胞产生。

MSH 的主要作用是刺激黑素细胞，使细胞内的酪氨酸转化为黑色素，同时使黑色素颗粒在细胞内散开，导致皮肤颜色加深。研究表明，MSH 可能参与一些激素分泌及摄食的调节，还可能影响神经系统的兴奋性，并改善学习和记忆。

MSH 的分泌主要受下丘脑促黑素释放因子和促黑素释放抑制因子（MIF）的调控，平时促黑素释放抑制因子的抑制作用占优势。血中 MSH 的浓度升高时也可以通过负反馈抑制腺垂体 MSH 的分泌。

## 四、神经垂体激素及其生理作用

神经垂体不能合成激素，它只是下丘脑视上核和室旁核神经元合成的抗利尿激素和催产素（OXT）运输、贮存和释放的结构。这两种激素都是由 9 个氨基酸组成的，结构上只有第 3 位和第 8 位的氨基酸有所不同，由于人类 ADH 的第 8 位是精氨酸，所以又叫精氨酸抗利尿激素。ADH 和 OXT 在神经元的胞体内合成后，分别由各自特异的神经垂体激素转运蛋白携带，被其轴突内的轴浆流裹挟运输到轴突末梢贮存，在神经冲动的作用下，从末梢释放出来。

### （一）抗利尿激素（又称"血管升压素"）

血浆中抗利尿激素的浓度为 1.0 ～ 1.5 ng/L，它在血浆中的半衰期仅为 6 ～ 10 min。抗利尿激素的生理浓度很低，在这样的浓度下，有明显的抗利尿作用，几乎没有收缩血管而致血压升高的作用，但在失血情况下，由于抗利尿激素释放较多，对维持血压有一定的作用。因此，称这种激素为抗利尿激素较为适宜。

### （二）催产素（又称"缩宫素"）

人催产素没有明显的基础分泌，只有在相关刺激作用于特定部位时，才引起分泌，如女性分娩时胎儿压迫子宫颈的刺激，哺乳时吸吮乳头的刺激，等等，都会通过反射通路，引起 OXT 的反射性分泌。OXT 经催产素酶分解失活，半衰期 3 ～ 4 min。OXT 的生理功能主要表现在以下两个方面。

1.促进乳腺排乳的作用

哺乳期乳腺分泌的乳汁贮存于腺泡中，并不会自己排出，只有当腺泡周围的肌上皮细胞收缩时，乳汁才能从乳腺管射出，这个过程是通过反射实现的。射乳反射是典型的神经内分泌反射。吸吮乳头的感觉信息传至下丘脑，视上核、室旁核分泌催产素的神经元发生兴奋，神经冲动经下丘脑 - 垂体束传送到神经垂体，使贮存的催产素释放入血，并作用于乳腺中的肌上皮细胞使之产生收缩，引起乳汁排出，叫作射乳反射。催产素除引起乳汁排出外，还有维持哺乳期乳腺不萎缩的作用。

2.促进子宫肌收缩的作用

在分娩的过程中，催产素促进子宫平滑肌收缩，促使胎儿娩出，同时减少分娩后子宫出血。催产素促进子宫平滑肌收缩的作用与子宫的功能状态有关，催产素对非孕子宫的作用较弱，而对妊娠子宫的作用较强。孕激素能降低子宫平滑肌对催产素的敏感性，而雌激素则相反。在怀孕的过程中，大量的孕激素维持子宫处于安定的状态，使妊娠顺利进行。在分娩的过程中，胎儿头部对子宫颈的压迫，通过反射导致大量的催产素分泌，同时失去了孕激素的作用，导致子宫平滑肌强力收缩，把胎儿娩出产道。

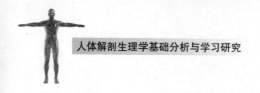

# 第三节　甲状腺及甲状旁腺

## 一、甲状腺

### （一）甲状腺的位置、形态和结构

1.甲状腺的位置和形态

人的甲状腺重20～30 g，是人体内最大的内分泌腺。它位于气管上端两侧，甲状软骨的下方，分为左右两叶，中间由较窄的峡部相连，呈"H"形。

2.甲状腺的组织结构

甲状腺主要由许多大小不等的圆形或椭圆形腺泡（又称"滤泡"）组成，腺泡是由单层立方上皮细胞围成的，中央是滤泡腔。滤泡上皮细胞可合成与释放甲状腺激素，腺泡腔内充满胶质，胶质由甲状腺球蛋白组成，甲状腺球蛋白是甲状腺素的载体蛋白。腺泡上皮细胞的形态和腺泡中胶质的量，随甲状腺功能状态的不同发生相应的变化。在甲状腺腺泡旁边，散在分布甲状腺滤泡旁细胞，其功能是分泌降钙素，与甲状腺分泌细胞的功能是完全不同的。

### （二）甲状腺激素的合成、分泌与代谢

1.甲状腺激素的合成

甲状腺激素包括四碘甲腺原氨酸和三碘甲腺原氨酸两种，它们都是酪氨酸碘化物。人每天从食物中摄取碘 $100～200 \mu g$，约有 1/3 进入甲状腺。进入体内的碘化物以离子（$I^-$）的形式存在，成人甲状腺中含碘占全身碘量的 $90\%$，其余的碘分布于全身的细胞外液。因此，碘与甲状腺激素的合成关系密切，碘过多或者过少都将影响甲状腺的正常功能。

甲状腺球蛋白是有 120 多个酪氨酸残基的糖蛋白，由两个亚单位组成，其中的 20～30 个酪氨酸残基可用来合成甲状腺激素。甲状腺激素始终与甲状腺球蛋白结合，直至分泌。

在胚胎期第 11～12 周，胎儿甲状腺开始有合成甲状腺激素的能力，到第 13～14 周，在胎儿垂体促甲状腺激素的刺激下，甲状腺加强激素的分泌，

这对胎儿脑的发育起着关键作用，因为母体的甲状腺激素进入胎儿体内的量很少。

甲状腺激素的合成过程包括三步。①聚碘：生理情况下，甲状腺内的$I^-$浓度为血清的30倍。滤泡上皮细胞能通过主动转运机制选择性摄取和聚集碘。该过程依赖TSH的作用，失去TSH的作用，甲状腺腺泡聚碘能力就会下降。②碘化：活化碘取代酪氨酸残基苯环上的氢的过程。在甲状腺过氧化酶的催化下，碘首先活化，活化的碘很快取代甲状腺球蛋白分子中酪氨酸苯环上的氢原子，实现酪氨酸碘化，生成一碘酪氨酸（MIT）残基和二碘酪氨酸（DIT）残基。③缩合：碘化酪氨酸的缩合或耦联是在甲状腺过氧化酶催化下，碘化的酪氨酸残基DIT+DIT缩合成甲状腺素（$T_4$）、MIT+DIT缩合成三碘甲腺原氨酸（$T_3$）。在一个甲状腺球蛋白分子上，$T_4$与$T_3$之比为20：1，这种比值常受碘含量的影响，当甲状腺内碘化活动增强时，DIT增多，$T_4$含量也相应增加，在缺碘时，MIT增多，则$T_3$含量明显增加。

2.甲状腺激素的储存

甲状腺激素在甲状腺球蛋白上形成后，以胶质的形式储存在腺泡腔内。甲状腺激素储存于细胞外腺泡腔内，可以有很大的储存量，这些储存的甲状腺激素，可供机体利用3个月左右。所以应用抗甲状腺药物时，需要较长的用药时间才能奏效。

3.甲状腺激素的分泌

甲状腺激素的分泌释放，受TSH的调节。当甲状腺腺泡细胞受到TSH刺激后，细胞顶端的微绒毛伸出伪足，将含有$T_3$、$T_4$的甲状腺球蛋白，吞入腺细胞内，与溶酶体融合而形成吞噬体，在溶酶体蛋白水解酶的作用下，将$T_4$、$T_3$及MIT和DIT水解。MIT和DIT的分子较小，在碘化酪氨酸脱碘酶的作用下很快脱碘，脱下来的碘大部分储存在甲状腺内，供重新利用合成激素。已经脱掉$T_4$、$T_3$、MIT和DIT的甲状腺球蛋白，被溶酶体中的蛋白水解酶分解。游离的$T_4$和$T_3$迅速进入血液。甲状腺分泌的激素中，90%以上是$T_4$，$T_3$的分泌量较少，但$T_3$的生物活性比$T_4$高约5倍。

4.甲状腺激素的运输

$T_3$与$T_4$释放入血之后，以两种形式在血液中运输：一种是与血浆蛋白结合；另一种则呈游离状态。前者占绝大部分，后者只有极少量，而只有游离状态的甲状腺激素才能进入细胞发挥生理作用，结合性的甲状腺激素是没有生物活性的。结合性和游离性可以相互转化，这样可以保持体液中甲状腺激素浓度的相对稳定性，不会发生太大的波动。$T_4$ 和 $T_3$ 与载体蛋白的亲和力不同，导致发生不同程度的结合。$T_4$ 与载体蛋白的亲和力比较强，血液中 99% 的 $T_4$ 是与蛋白质结合的；$T_3$ 与载体蛋白的亲和力小得多，所以 $T_3$ 主要以游离形式存在。由此说明，$T_4$ 主要是运载形式，$T_3$ 主要是生理作用形式，而且 $T_3$ 生理活性比 $T_4$ 又强很多倍。

5.甲状腺激素的代谢

血浆中 $T_4$ 的半衰期为 7 天，$T_3$ 的半衰期为 1.5 天，肝、肾、骨骼肌是甲状腺激素降解的主要部位。甲状腺激素有三种主要降解方式：一是脱碘降解；二是在肝内与葡萄糖醛酸或硫酸结合后，经胆汁排入小肠，随粪排出；三是在肝和肾组织脱氨基和羧基后，随尿排出体外。

### （三）甲状腺激素的生理作用

甲状腺激素广泛作用于全身组织器官，几乎对所有的细胞都有生理作用，所以它是最重要的基础性激素。甲状腺激素的基本作用是促进物质与能量代谢，促进生长和发育。

1.对新陈代谢的影响

（1）对能量代谢的影响

甲状腺激素可提高机体的耗氧量，增加产热量，显著提高基础代谢率。甲状腺激素对不同组织代谢率的效应有差别，这可能与不同组织甲状腺激素受体的分布量不同有关。给动物注射 $T_3$ 或 $T_4$ 后，其心、肝、骨骼肌和肾等组织耗氧量明显增加，但另一些组织，如脑、肺、性腺、脾等组织的耗氧量则不受影响。

甲状腺功能亢进时，产热量增加，基础代谢率升高，患者喜凉怕热，极易出汗；而甲状腺功能低下时，产热量减少，基础代谢率降低，患者喜热恶寒。两种情况都无法适应环境温度的变化。

（2）对蛋白质、糖和脂肪代谢的影响

①对蛋白质代谢的影响

正常生理状态下，$T_3$ 或 $T_4$ 加速蛋白质与各种酶的生成。肌肉、肝与肾的蛋白质合成明显增加，细胞数量增多，体积增大，尿氮减少，表现为正氮平衡。甲状腺激素分泌不足时，蛋白质合成减少，肌肉收缩无力，但组织间的黏蛋白增多，可结合大量的正离子和水分子，引起黏液性水肿。甲状腺激素分泌过多时，则加速蛋白质分解，特别是促进骨骼肌蛋白质分解，肌肉收缩无力，尿氮增加，表现为负氮平衡，并可促进骨的蛋白质分解，导致血钙升高和骨质疏松，尿钙的排出量增加。

②对糖代谢的影响

甲状腺激素促进小肠黏膜对糖的吸收，加强糖原分解，抑制糖原合成，并能增强肾上腺素、胰高血糖素、皮质醇和生长素的升糖作用，因此甲状腺激素有升高血糖的趋势，但由于甲状腺激素加强外周组织对糖的利用，也有降低血糖的作用。当甲状腺功能亢进时，血糖常升高，有时出现糖尿。

③对脂肪代谢的影响

甲状腺激素促进脂肪酸氧化，增强儿茶酚胺与胰高血糖素对脂肪的分解作用。甲状腺激素既促进胆固醇的合成，又可通过肝加速胆固醇的降解，而且分解的速度超过合成的速度。所以，甲状腺功能亢进患者血中胆固醇含量低于正常值。

当甲状腺功能亢进时，由于蛋白质、糖和脂肪的分解代谢增强，所以患者常感饥饿，食欲旺盛，但又明显消瘦。

2.对生长与发育的影响

甲状腺激素具有促进组织分化、生长与发育成熟的作用，是人和动物正常生长发育所必需的激素。在生长和发育的过程中，甲状腺激素与生长激素有协同效应，并成为生长素作用的基础激素，甲状腺激素缺乏，将影响生长激素发挥正常的作用，导致长骨生长缓慢和骨骺愈合延迟。所以，对于人类和哺乳动物，甲状腺激素对骨和脑的发育十分重要，是维持正常生长和发育不可缺少的激素。在胚胎期缺碘造成甲状腺激素合成不足，或出生后甲状腺功能低下，脑的发育明显障碍。甲状腺功能低下的儿童，表现为智力低下、身体矮小，称为克汀病。所以，在缺碘地区预防克汀病的发生，应在妇女妊娠期注意补充碘；治疗克汀病，应在胎儿出生后及早治疗。

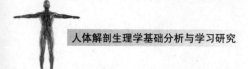

3.对器官系统的影响

（1）对神经系统的影响

甲状腺激素不但影响中枢神经系统的发育，对已分化成熟的神经系统活动也有作用，主要表现为维持神经系统的正常活动和功能，提高中枢和周围神经系统的兴奋性。如果甲状腺功能亢进，会导致中枢神经系统的兴奋性过高，表现为注意力不易集中、喜怒失常、烦躁不安等。相反，如果甲状腺功能低下，中枢神经系统兴奋性过低，表现为记忆力减退，说话和行动迟缓等。

（2）对心血管系统的影响

甲状腺激素对心脏的活动有明显影响，表现为使心率增快，心缩力增强，心输出量与心做功增加。甲状腺功能亢进患者心动过速，可因过度耗竭而致心力衰竭。

（3）对呼吸系统的影响

甲状腺激素对呼吸系统的影响，表现为加强低氧和高碳酸血症对呼吸中枢的兴奋性刺激作用，加强呼吸功能，增加呼吸的频率和深度，促进肺泡表面活性物质的形成。

（4）对消化系统的影响

甲状腺激素促进胃肠蠕动，加强消化系统的消化吸收功能。

（5）对内分泌和生殖系统的影响

甲状腺激素对内分泌的影响，表现为增加组织对内分泌激素的需要量，促进激素分泌，提高多种激素的代谢率。甲状腺激素对生殖系统的影响，表现为促进生殖系统发育，维持正常的性功能。甲状腺激素亢进和不足，均会导致生殖系统功能的异常和疾病，如女性月经不规则、闭经和不孕等。男性甲状腺激素功能不足，会导致生殖系统发育不全，副性征不明显等。

（四）甲状腺功能的调节

甲状腺功能主要受下丘脑-垂体-甲状腺轴的调节，此外，甲状腺还可进行一定程度的自身调节。

1.下丘脑-垂体-甲状腺轴的调节作用

甲状腺功能受垂体分泌的促甲状腺激素的调节，而垂体对TSH的分泌又受下丘脑促甲状腺激素释放激素（TRH）的调节，三者之间构成一个完整的控制系统。

（1）TSH 是促进甲状腺功能的主要激素

TSH 对甲状腺功能的作用，表现在以下几个方面：①刺激甲状腺细胞增生，腺体增大，这对于甲状腺的发育很重要，同时也是缺碘时，甲状腺肥大的原因。②促进甲状腺球蛋白水解与 $T_3$、$T_4$ 的释放。③促进碘的摄取和甲状腺激素的合成等。

（2）下丘脑促甲状腺激素释放激素的调节

下丘脑分泌的 TRH 促进垂体分泌 TSH。体内外环境因子的变化，通过中枢神经系统的整合，影响下丘脑 TRH 神经元，分泌和释放 TRH，作用于垂体 TSH 分泌细胞，促进 TSH 的分泌。例如，长时间的寒冷刺激信息作用于中枢神经系统，在传入下丘脑体温调节中枢的同时，还刺激 TRH 神经元，促使 TRH 释放增多，进而使腺垂体 TSH 分泌增加。

2.甲状腺激素的反馈调节

血中游离的甲状腺激素浓度，对垂体分泌 TSH 起着经常性的负反馈调节作用。当血中游离的甲状腺激素浓度增高时，抑制垂体分泌 TSH。甲状腺激素对垂体分泌 TSH 的负反馈调节作用，主要是调节垂体对 TRH 的敏感性，通过促进垂体分泌 TSH 细胞膜上 TRH 受体的下调作用，减少 TRH 受体，从而降低垂体细胞对 TRH 的敏感性。

关于甲状腺激素对下丘脑是否有反馈调节作用，实验结果很不一致，尚难有定论。

3.甲状腺激素分泌的自身调节

甲状腺能够根据血中碘的浓度，通过自身调节改变摄取碘与合成甲状腺激素的能力。当血碘浓度较低时，甲状腺摄取碘的能力增强；当血碘浓度升高时，甲状腺激素合成有所增加；当血碘浓度超过一定限度，甲状腺激素的合成维持一段时间的高水平后就会明显下降；如果血碘浓度超高水平，将导致甲状腺摄取碘能力消失，同时抑制甲状腺分泌激素的能力。甲状腺这种特点有一定的适应意义，它可以缓冲食物中摄入碘量的改变对甲状腺激素合成与分泌的影响。

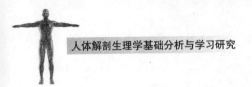

## 二、甲状旁腺和甲状腺 C 细胞

甲状旁腺分泌的甲状旁腺激素（PTH）与甲状腺 C 细胞（滤泡旁细胞）分泌的降钙素（CT）及 1，25 - 二羟维生素 $D_3[1，25-(OH)_2-D_3]$ 共同调节钙磷代谢，控制血浆中钙和磷的水平。

### （一）甲状旁腺与甲状旁腺素

1.甲状旁腺的位置、形态和结构

甲状旁腺是位于甲状腺背面两侧的 4 个小腺体，每个腺体重约 30 mg，主要由甲状旁腺素分泌细胞和间质细胞组成。

甲状旁腺激素是甲状旁腺细胞分泌的含有 84 个氨基酸的直链肽，其生物活性取决于 N 端的第 1 ~ 34 个氨基酸残基。在甲状旁腺素分泌细胞内先合成一个含有 115 个氨基酸的前甲状旁腺激素原（prepro-PTH），然后脱掉 N 端二十五肽，生成有九十肽的甲状旁腺激素原（pro-PTH），再脱去 6 个氨基酸，变成有生理效应的 PTH。

2.甲状旁腺素的生理作用

PTH 是调节血钙水平的重要激素，它有升高血钙和降低血磷含量的作用。PTH 直接作用于靶器官骨骼系统、肾脏，同时间接作用于肠黏膜，通过影响骨中钙的释放和肠对钙、磷的吸收，最终调节血钙和血磷的水平。将动物的甲状旁腺摘除后，血钙浓度逐渐降低，而血磷含量则逐渐升高，直至动物死亡。在人类，由于外科切除甲状腺时不慎，误将甲状旁腺摘除，可引起严重的低血钙。钙离子对维持神经和肌肉组织正常兴奋起重要作用，血钙浓度降低时，神经和肌肉的兴奋性异常增高，可发生低血钙性手足搐搦，严重时可引起呼吸肌痉挛而造成窒息。

（1）对骨的作用

骨是体内最大的钙储存库，PTH 通过刺激破骨细胞活动，促使破骨细胞增多，导致溶骨作用加强，动员骨钙入血，使血钙浓度升高。其作用包括快速效应与延缓效应两个方面：快速效应是 PTH 将位于骨和骨细胞之间骨液中的 $Ca^{2+}$ 转运至血液中，这一作用只需几分钟即可发生效应；延缓效应是 PTH 促进破骨细胞的生成，加强破骨细胞的溶骨活动，使破骨细胞向周围骨组织伸出绒毛样突起，释放蛋白水解酶与乳酸，使血钙浓度长时间升高，这一作用需要的时间较长，一般作用在 12 h 后出现，几天甚至几周后达高峰。PTH 的两个效应相互配合，不但能对血钙需要做出迅速应答，而且能使血钙长时间维持在一定水平。

（2）对肾的作用

PTH 促进远球小管对钙的重吸收，使尿钙减少，血钙升高，同时还抑制近球小管对磷的重吸收，增加尿磷酸盐的排出，使血磷降低。

此外，PTH 对肾的另一重要作用是激活 1-$\alpha$- 羟化酶，使 25- 羟维生素 $D_3$（25-OH-$D_3$）转变为有活性的 1，25- 二羟维生素 $D_3$[1，25-（OH）$_2$-$D_3$]。

3.甲状旁腺素分泌的调节

PTH 的分泌主要受血钙浓度变化的调节。血钙浓度轻微下降时，就可使甲状旁腺分泌 PTH 迅速增加，血钙浓度降低可直接刺激甲状旁腺细胞释放 PTH，PTH 动员骨钙入血，增强肾重吸收钙，结果使血钙浓度迅速回升。相反，血钙浓度升高时，PTH 分泌减少。长时间的高血钙，可使甲状旁腺发生萎缩，而长时间的低血钙，则可使甲状旁腺增生。

血清中 $Ca^{2+}$ 对甲状旁腺素分泌的调节是通过细胞膜上的钙受体实现的，它是一个有 7 次跨膜结构的 G 蛋白耦联受体。$Ca^{2+}$ 与受体的结合，将有效抑制 PTH 的释放。

（二）甲状腺 C 细胞与降钙素

甲状腺 C 细胞即甲状腺滤泡旁细胞，它们散在于甲状腺滤泡之间，只占甲状腺质量的很小部分（0.1 %），但是它的功能与甲状腺是完全不同的。

甲状腺 C 细胞分泌 CT。降钙素是含有一个二硫键的三十二肽，血浆半衰期小于 15 min，主要由肾降解排出。

1.降钙素的生理作用

降钙素的主要作用是降低血钙和血磷水平，与 PTH 的作用相抗衡，其主要靶器官是骨，对肾也有一定的作用。至今尚未发现因 CT 缺乏或过多而引起的相应疾病。

（1）对骨的作用

降钙素抑制破骨细胞活动，减弱溶骨过程，增强成骨过程，使骨组织释放

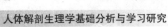

的钙、磷减少，钙、磷沉积增加，进而使血钙与血磷含量下降。大剂量的降钙素抑制破骨细胞活动的反应十分迅速，15 min 内便可使破骨细胞活动减弱70 %。而使成骨细胞活动增强的调节作用，1 h 左右发生效应，可持续几天之久，导致骨组织释放的钙磷减少。

降钙素对儿童血钙的调节十分明显，因为儿童骨的更新速度很快，破骨细胞活动每天可向细胞外液提供 5 g 以上的钙，相当于细胞外液总钙量的 5～10 倍，这需要降钙素发挥重要的调节功能，以维持儿童血钙水平的平衡。而在成人，破骨细胞每天向细胞外液提供的钙大约是 0.8 g，相对数量很小，因而，降钙素在成人对血钙的调节作用不明显。

（2）对肾的作用

降钙素能抑制肾小管对钙、磷、钠及氯的重吸收，使这些离子从尿中排出增多。

2.降钙素分泌的调节

降钙素的分泌主要受血钙浓度的调节。当血钙浓度升高时，降钙素的分泌亦随之增加，降钙素与 PTH 对血钙的作用相反，共同调节血钙浓度的相对稳定。

进食可刺激降钙素的分泌。这可能与几种胃肠激素如胃泌素、促胰液素及胰高血糖素的分泌有关，它们都有促进降钙素分泌的作用，其中以胃泌素的作用最强。

### （三）1，25- 二羟维生素 $D_3$

1.1，25-二羟维生素 $D_3$ 的生成

体内的维生素 $D_3$ 主要由皮肤中 7- 脱氢胆固醇经日光中紫外线照射转化而来，但主要还是来自动物性食物。维生素 $D_3$ 无生物活性，它首先需在肝羟化成 25-OH-$D_3$，然后在肾又进一步转化成 1，25-$(OH)_2$-$D_3$，才能发挥生理功效。

2.1，25-二羟维生素 $D_3$ 的生理作用

1，25- 二羟维生素 $D_3$ 可增强钙、磷的吸收，同时对成骨细胞和破骨细胞的功能活动都有影响，其作用如下。

（1）促进小肠黏膜上皮细胞对钙的吸收

1,25-二羟维生素 $D_3$ 进入小肠黏膜细胞内，与胞质受体结合后进入细胞核，

可促进钙结合蛋白基因的转录和表达过程，促进与钙有很高亲和力的钙结合蛋白生成，后者参与钙的转运，促进钙的吸收。

（2）对骨钙动员和骨盐沉积的作用

一方面，促进钙、磷的吸收，增加血钙、血磷含量，刺激成骨细胞的活动，从而促进骨盐沉积和骨的形成；另一方面，当血钙浓度降低时，又能提高破骨细胞的活性，动员骨钙入血，使血钙浓度升高。

（3）1，25-二羟维生素 $D_3$ 能增强 PTH 对骨的作用

在缺乏 1，25-二羟维生素 $D_3$ 时，PTH 的作用明显减弱。

### （四）PTH、CT 与 1，25-二羟维生素 $D_3$ 三者的作用关系

PTH、CT 和 1，25-二羟维生素 $D_3$ 在对血钙和血磷的调节作用方面有着紧密的联系，影响三者分泌的核心因素是血中 $Ca^{2+}$ 的浓度水平，三者都通过血中 $Ca^{2+}$ 的浓度水平相互影响，作用的目标主要是骨、肾和肠，作用的生理现象包括血中 $Ca^{2+}$ 的浓度水平、骨中钙的溶解和沉积、肾和肠对钙和磷的吸收。

# 第四节　肾上腺与胰岛

## 一、肾上腺

### （一）肾上腺的位置、形态和结构

肾上腺位于左、右肾的上方，左肾上腺呈半月形，右肾上腺呈三角形。肾上腺表面包有结缔组织被膜，肾上腺实质由周围的皮质和中央的髓质两部分构成，分别称为肾上腺皮质和肾上腺髓质。

肾上腺皮质和肾上腺髓质虽然共同组成了肾上腺，但是二者在胚胎起源、细胞成分、激素种类和上位调节的方式等方面都是不相同的。肾上腺皮质来源于中胚层，分泌类固醇激素，主要受促肾上腺皮质激素等体液因子的调节，构成的下丘脑-脑垂体-肾上腺皮质轴，在机体的应激反应中起重要的作用。而

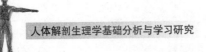

肾上腺髓质来源于外胚层，分泌儿茶酚胺类含氮激素，受交感神经节前神经元的调节。因此，肾上腺髓质细胞相当于交感神经节后神经元，构成的交感－肾上腺髓质系统，在机体的应急反应中具有重要作用。

### （二）肾上腺皮质

#### 1.肾上腺皮质的组织结构

肾上腺皮质占肾上腺实质的 80 %～90 %，根据细胞排列和功能的不同，由外向内分为球状带、束状带和网状带 3 层。球状带大约占皮质的 15 %，以细胞排列成团状为特征，分泌盐皮质激素；中间层为束状带，约占皮质的 78 %，以细胞单行或双行排列成索状为特征，分泌糖皮质激素；最内层为网状带，约占皮质的 7 %，细胞排列略呈网状，分泌性激素（包括雄激素和少量雌激素）。

#### 2.肾上腺皮质激素的分泌

肾上腺皮质分泌的皮质激素有 3 类：盐皮质激素，主要是醛固酮；糖皮质激素，主要是皮质醇；性激素，主要是脱氢表雄酮和雌二醇。肾上腺皮质激素都有共同的基本结构环戊烷多氢菲，它们都属于类固醇（甾体）激素，都能溶于脂类，都能透过细胞膜进入细胞内，与细胞内受体结合，通过基因调节的方式发挥生理调节功能。胆固醇是合成肾上腺皮质激素的原料。皮质醇进入血液后，75 %～80 % 与血中皮质激素运载蛋白结合，15 % 与血浆白蛋白结合，其余的皮质醇是游离的，只有游离的皮质醇才能进入靶细胞发挥作用。结合性与游离性皮质醇可以相互转化，维持动态平衡。

皮质醇在血浆中半衰期为 60～90 min，醛固酮为 20 min，它们主要在肝中降解。

#### 3.肾上腺皮质激素的生理作用

#### （1）糖皮质激素的作用

糖皮质激素可以透过细胞膜，它与细胞质中糖皮质激素受体（GR）结合，发挥生理调节作用。GR 未被激活时，与一种伴侣分子热休克蛋白 90（HSP90）结合，保持安静状态；当糖皮质激素与 GR 结合时，GR 与 HSP90 分离，转化为激活状态的激素受体复合物，并成为二聚体，进入细胞核，与其他特定因子共同启动目标基因的转录，形成一定的生理功能变化。机体多数组织细胞内都存在 GR，对组织代谢有很强的影响效应，同时还会影响器官功能，对机体的应激反应和免疫反应也有很强的调节作用。

①对物质代谢的作用

糖皮质激素对糖、蛋白质和脂肪代谢均有作用。

对糖代谢的影响。糖皮质激素有显著的升高血糖效应。它通过促进蛋白质分解，增强肝内与糖异生有关酶的活性，促进糖异生，同时减少外周组织摄取葡萄糖，抑制细胞对糖的利用，从而引起血糖升高。糖皮质激素还有抗胰岛素作用，能降低肌肉、脂肪组织对胰岛素的反应，促进血糖升高。如果糖皮质激素分泌过多，会导致出现糖尿；相反，肾上腺皮质功能低下者，则可出现低血糖。

对蛋白质代谢的影响。糖皮质激素抑制肝外组织的蛋白质合成，尤其是促进肌肉组织、骨骼组织、结缔组织和淋巴组织蛋白质加速分解，促使氨基酸转移至肝，促进肝糖原合成增加。长时间高水平的糖皮质激素分泌，将导致组织蛋白质的广泛损失，发生负氮平衡，出现机体消瘦、骨质疏松、皮肤变薄、淋巴组织和结缔组织萎缩、伤口愈合困难等。

对脂肪代谢的影响。糖皮质激素能促进脂肪分解，使血中游离脂肪酸水平增高。肾上腺皮质功能亢进时导致的高血糖会继发性促进胰岛素分泌维持高水平，高水平的胰岛素又会导致机体脂肪沉积增加，表现为身体不同部位的脂肪重新分布：四肢脂肪组织分解增强，而腹、面、肩及背脂肪合成有所增加，以致呈现面圆、背厚、躯干部发胖而四肢消瘦的特殊体形，称为向中性肥胖。

②对水盐代谢的影响

糖皮质激素有一定的"保 $Na^+$ 排 $K^+$"作用，对肾远曲小管和集合管的 $Na^+$-$K^+$ 交换有促进作用。糖皮质激素降低肾小球入球血管阻力，增加肾小球滤过率，促进水的排泄。糖皮质激素分泌过少时，机体排水能力明显降低，导致低血钠和全身水肿。

③糖皮质激素与应激反应

当体内外环境变化对机体造成一定程度的生理和心理伤害时，机体就会对这些伤害产生本能的抵抗性反应，包括适应性和耐受性的反应，称为应激反应。这些伤害存在多种形式和难以划分的程度，如缺氧、创伤、手术、饥饿、疼痛、寒冷、精神紧张和焦虑不安等。而机体产生的应激反应也是多方面的，包含多种激素与神经过程，以增强机体对抗伤害和保护自身的能力，这些体液因子包括 ACTH、糖皮质激素、儿茶酚胺、β- 内啡肽、生长素、催乳素、抗利尿激素、胰高血糖素及醛固酮等。其中，糖皮质激素在应激反应中发挥着重要的调节作用。

糖皮质激素在应激反应中，主要发挥以下调节机能：维持血糖水平，保证对重要器官（如脑和心）的能量供应；减少应激物质（缓激肽、蛋白水解酶及前列腺素等）的释放，缓解应激刺激的伤害；为儿茶酚胺对血管的调节发挥允许作用，增加血压，或者维持血压稳定性。通过以上 3 个方面的调节，增强机体的抵抗力和适应能力。

（2）盐皮质激素的作用

盐皮质激素主要为醛固酮，是调节机体水、盐代谢的重要激素，它促进肾远曲小管和集合管重吸收钠、水和排出钾。当醛固酮分泌过多时，将使钠和水潴留，引起高血钠、高血压和血钾降低；相反，醛固酮缺乏时则钠与水的排出过多，血钠减少，血压降低，而尿钾排出减少，血钾升高。醛固酮过多或过少，都将导致体液内环境失去平衡，出现疾病。

4.肾上腺皮质激素分泌的调节

（1）糖皮质激素分泌的调节

下丘脑 - 脑垂体 - 肾上腺皮质轴，从三个水平上构成了糖皮质激素分泌调节体系，实现糖皮质激素分泌的正向和反馈调节。

①促肾上腺皮质激素的调节作用。促肾上腺皮质激素对糖皮质激素的基础分泌和应激状态下的分泌，都起重要的调控作用。ACTH 的分泌具有日周期波动的特点，一般分泌高峰时间是清晨觉醒前，分泌最低时间是午夜。因此，糖皮质激素的分泌也出现相应的波动。

② ACTH 分泌的调节。在应激状态下，各种应激刺激通过中枢神经系统，将信息传递到下丘脑 CRH 神经元，刺激下丘脑 CRH 的分泌，进而影响垂体 ACTH 的分泌。CRH 对垂体 ACTH 分泌的影响，不仅存在于应激状态下，也存在于基础性分泌过程中，同时也影响 ACTH 分泌的周期性波动。

③糖皮质激素的反馈调节。当血中糖皮质激素浓度升高时，可使垂体合成和释放 ACTH 减少，也会减弱垂体对 CRH 的反应。糖皮质激素的负反馈调节

主要作用于垂体，也可作用于下丘脑。ACTH 还可反馈抑制 CRH 神经元，使 CRH 的合成和分泌减少。

（2）盐皮质激素分泌的调节

醛固酮的分泌主要受肾素-血管紧张素系统的调节。另外，血钠、血钾浓度可以直接作用于球状带，影响醛固酮的分泌。

### （三）肾上腺髓质

肾上腺髓质位于肾上腺中央，整个区域与肾上腺的外形相同，占肾上腺的 10%～20%。肾上腺髓质由髓质分泌细胞和少量交感神经节细胞组成。髓质分泌细胞体积较大，胞质中含有很多分泌颗粒，分别是肾上腺素和去甲肾上腺素颗粒。当用铬盐处理时，颗粒对铬有很好的亲和性，显示独特的棕黄色，所以称为嗜铬细胞。

值得一提的是，爬行类和鸟类的嗜铬细胞分散在肾上腺皮质内，而哺乳动物和人则形成肾上腺髓质。

酪氨酸是髓质激素合成的原料，其合成过程：酪氨酸—多巴—多巴胺—去甲肾上腺素—肾上腺素。每个步骤都有特异性的催化酶起作用。

髓质中以肾上腺素为主，肾上腺素与去甲肾上腺素的比例大约为 4∶1。它们储存在髓质细胞的囊泡内，在交感节前神经纤维的兴奋作用下释放入血。

1.肾上腺髓质激素的生物学作用

肾上腺髓质激素的生物学作用主要是参与应急反应，它是机体的能量动员系统。应急反应是指机体遭遇紧急情况时，如畏惧、剧痛、失血、脱水、乏氧、暴冷暴热及剧烈运动等，交感-肾上腺髓质系统功能紧急动员，提高机体应对突发危险的能力，增强机体体能，提高反应速度。在这个过程中，肾上腺髓质在交感神经作用下，大量分泌肾上腺素和去甲肾上腺素，作用于中枢神经系统，提高兴奋性，使机体处于警觉状态，反应更灵敏；同时动员各个器官的功能，提高机体能力，表现为呼吸加快、心跳加快、心输出量增加、血压升高、内脏血管收缩、骨骼肌血管舒张、全身血液重新分配，使得重要器官得到更多的血液供应；对代谢也发生显著的影响，表现为肝糖原分解增加、血糖升高、脂肪分解加强、血中游离脂肪酸增多、增加应急情况下的能量供应。显然，肾

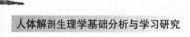

上腺髓质激素对机体各器官功能有着广泛的影响，同时也影响能量物质的代谢过程。

2.肾上腺髓质激素分泌的调节

（1）交感神经调节

肾上腺髓质内分泌细胞受交感神经节前胆碱能纤维支配，交感神经兴奋时，节前纤维末梢释放乙酰胆碱，作用于髓质嗜铬细胞上的受体，引起肾上腺素与去甲肾上腺素的释放。

（2）ACTH 与糖皮质激素的调节

糖皮质激素可以提高肾上腺髓质内分泌细胞中激素合成有关酶的活性，从而促进肾上腺髓质合成和分泌激素；ACTH 间接通过糖皮质激素或直接作用于上述过程，调节髓质激素的合成与分泌。

## 二、胰岛

### （一）胰岛的位置、形态和组织结构

胰岛是散在于胰腺中的内分泌细胞团，位于胰脏的外分泌腺泡与腺泡之间，因而被称为"胰岛"。人类的胰岛细胞按其染色和形态特点，可分为 4 种类型，分别称为 α、β、δ 及 PP 细胞。α 细胞约占胰岛细胞的 25 %，分泌胰高血糖素；β 细胞占胰岛细胞的 70 %，分泌胰岛素；δ 细胞占胰岛细胞的 10 %，分泌生长抑素；PP 细胞数量很少，分泌胰多肽。

### （二）胰岛素

胰岛素是胰岛分泌的最重要的一种激素，是最先被提纯、结晶与合成的蛋白质激素，也是最先用 DNA 重组技术制备并投入生产的生物活性物质。胰岛素是含有 51 个氨基酸的小分子蛋白质，有 A 链（21 个氨基酸）和 B 链（30 个氨基酸）两条链，两个二硫键把 A 链、B 链连接起来，如果二硫键被打开则失去活性。胰岛素在血中的半衰期只有 5 min，主要在肝脏中灭活。

胰岛素受体广泛分布于全身几乎所有的细胞，但不同组织细胞的胰岛素受体数量存在很大的差别。胰岛素受体被胰岛素激活后，通过酪氨酸激酶活性发生自身磷酸化，进而介导相应的信号传递，实现对细胞代谢活动的调节。

1.对糖代谢的调节

在生理状态下，胰岛素是唯一能降低血糖的激素，它通过以下几个途径实现降血糖的调节作用：①促进糖原合成，抑制糖原分解；②促进组织、细胞对葡萄糖的摄取和利用；③抑制糖异生；④促进葡萄糖转变为脂肪酸，储存于脂肪组织。胰岛素缺乏时，血糖浓度升高，如超过肾糖阈，尿中将出现糖，引起糖尿病。

2.对脂肪代谢的调节

胰岛素促进肝合成脂肪酸，然后转运到脂肪细胞储存。胰岛素还抑制脂肪酶的活性，减少脂肪的分解。胰岛素缺乏时，出现脂肪代谢紊乱，血脂升高，长时间异常会导致心血管疾病，如高血压等。

3.对蛋白质代谢的调节

胰岛素促进蛋白质合成，抑制蛋白质分解。其作用表现在以下几个方面：①促进氨基酸通过膜的转运进入细胞；②加快细胞中遗传物质的复制和转录过程；③作用于核糖体，加速翻译过程，促进蛋白质合成。

（三）胰高血糖素

人胰高血糖素是由 29 个氨基酸组成的直链多肽，它主要作用于肝，与细胞膜受体结合后，通过 cAMP-PKA 系统调节肝细胞的生理活动功能。胰高血糖素的生理作用与胰岛素相反，它促进糖原分解和糖异生作用，促进脂肪分解，同时又能加强脂肪酸氧化，使酮体生成增多。

另外，胰高血糖素可促进胰岛素和胰岛生长抑素的分泌。

（四）胰岛素和胰高血糖素分泌的调节

1.血糖浓度的影响

血糖浓度是调节胰岛素和胰高血糖素分泌的最重要因素。当血糖浓度升高时，胰岛素分泌增加而胰高血糖素分泌减少，从而促进血糖降低。当血糖浓度下降至正常水平时，胰岛素分泌也迅速恢复到基础水平。当血糖浓度低于正常水平时，胰岛素分泌减少而胰高血糖素分泌增加，从而促进血糖升高。

2.氨基酸和脂肪酸的作用

氨基酸对胰岛素和胰高血糖素都有刺激分泌的作用，这一点与糖对二者分

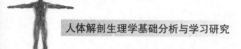

泌的影响是不同的。在进食后，血中氨基酸含量就会大幅度增加，这时候血糖水平也在高位，二者的共同作用使胰岛素分泌加倍增多，这有利于氨基酸在胰岛素的作用下，快速进入组织细胞合成蛋白质。氨基酸刺激胰岛素分泌的同时，也刺激胰高血糖素分泌增加，对于防止低血糖有一定的生理意义。

3.其他激素的调节作用

影响胰岛素和胰高血糖素分泌的体液因子有多种。由于机体升血糖的激素有多种，而降血糖的激素只有胰岛素一种，因此各种激素对胰岛素分泌的影响尤其重要。影响胰岛素分泌的激素主要有：①胃肠激素，如胃泌素、促胰液素、胆囊收缩素和抑胃肽都有促胰岛素分泌的作用，但以抑胃肽和胰高血糖素样多肽的作用最为明显；另外，胃泌素、胆囊收缩素刺激胰高血糖素分泌，而促胰液素则抑制胰高血糖素分泌。②生长素、皮质醇、甲状腺激素及胰高血糖素通过升高血糖浓度而间接刺激胰岛素分泌，同时也间接抑制胰高血糖素分泌。③胰岛δ细胞分泌的生长抑素抑制胰岛素和胰高血糖素的分泌，而胰高血糖素直接刺激β细胞分泌胰岛素；另外，胰岛素可通过降低血糖间接刺激α细胞分泌胰高血糖素，但胰岛素和生长抑素可直接作用于α细胞，抑制α细胞分泌胰高血糖素。

4.神经调节

胰岛受迷走神经与交感神经支配。迷走神经兴奋，直接促进胰岛素的分泌；同时，迷走神经还可通过刺激胃肠激素的释放，间接促进胰岛素的分泌。交感神经兴奋时，则抑制胰岛素的分泌。

人和动物体内还有其他内分泌腺，如松果体也称松果腺，位于第三脑室后部，四叠体的上方。分泌的激素有褪黑素和肽类激素。胸腺位于胸腔，是免疫系统的重要器官，同时也具有内分泌功能。胸腺分泌的激素有胸腺素、胸腺生长素、胸腺刺激素等。心房肌细胞也具有内分泌功能，分泌心房钠尿肽，其作用是抑制肾小管对钠和水的重吸收，促进排钠和排水，维持循环血量的稳定性，对抗肾素-血管紧张素-醛固酮系统和抗利尿激素的作用。

# 参考文献

[1] 魏启玉，张承玉．人体解剖生理学[M]．2版．北京：中国医药科技出版社，2019．

[2] 谭美芸，唐省三，郭兵．人体解剖生理学[M]．北京：科学技术文献出版社，2017．

[3] 高天欣，范翠红．人体解剖生理学实验[M]．北京：北京理工大学出版社，2017．

[4] 唐晓伟，唐省三．人体解剖生理学[M]．3版．北京：中国医药科技出版社，2017．

[5] 郭青龙，李卫东．人体解剖生理学[M]．2版．北京：中国医药科技出版社，2015．

[6] 马丽娟，宋瑞佳，刘雪来．人体解剖生理学基础[M]．西安：西安交通大学出版社，2015．

[7] 楚德昌，李宛青．人体解剖生理学：上[M]．长春：东北师范大学出版社，2014．

[8] 楚德昌，刘华．人体解剖生理学：下[M]．长春：东北师范大学出版社，2014．

[9] 吴玉林，颜天华．人体解剖生理学[M]．2版．南京：东南大学出版社，2012．

[10]易桥良，艾卫敏．人体解剖生理学[M]．世界图书西安出版公司，2010．

[11]孟辉．人体生理信息检测及自供能系统研究[D]．南京：南京信息工程大学，2021．

[12]王庆祥．人体生理关键参数测量系统设计[D]．北京：北方工业大学，2021．

[13]王刚．基于人体生理信号的下肢康复机器人交互控制方法研究[D]．长春：长春工业大学，2021．

[14]程翔．清醒时段生理节律对人体热舒适的影响研究[D]．郑州：中原工学院，2021．

[15]周润康．高温环境中防护服对人体热生理和心理影响的研究[D]．西安：西安科技大学，2020．

[16]任中楷．人体喙突及周围组织精细化数字解剖及临床意义[D]．青岛：青岛大学，2020．

[17]刘子腾．面向虚拟人体解剖模型的交互式立体显示方法研究[D]．哈尔滨：哈尔滨工业大学，2017．

[18]王淼．人体心室肌解剖的实验研究[D]．长沙：中南大学，2012．

[19]杨静．人体解剖结构2D、3D可视化平台的研制[D]．重庆：第三军医大学，2007．

[20]郭燕丽．人体心脏薄层断面解剖和三维可视化与多平面TEE的对照研究[D]．重庆：第三军医大学，2003．

[21]李华，方佩斐，张晟，等．以信息技术为依托的"翻转课堂"教学模式在《人体解剖生理学》实验教学中的运用体会[J]．齐齐哈尔医学院学报，2020，41（09）：1149-1151．

[22]李洁，周庆颂，周斌．"3+1"应用型人才培养模式下药物制剂专业的人体解剖生理学教学思考[J]．现代医药卫生，2020，36（06）：947-949．

[23]刘庆珊．Mooc+VR技术在人体解剖生理学课程中的应用[J]．临床医药文献电子杂志，2020，7（13）：182．

[24]谭善财．高职药学专业基础课程和教学模式的构建与应用研究：以人体解剖生理学为例[J]．卫生职业教育，2020，38（02）：25-27．

[25]李承，李卓明，陈健文，等．《人体解剖生理学》实验教学改革与探索[J]．教育教学论坛，2019（52）：86-87．

[26]何晓丹．职教云联合3D body软件在人体解剖生理学教学中的应用[J]．中国医学教育技术，2019，33（06）：727-730．

[27] 缪明星，李立文，颜天华，等. 基于智慧实验室的人体解剖生理学实验教学体系构建[J]. 药学研究，2019，38（11）：676-678，682.

[28] 崔淑芹，吴继卫，董平轩，等. PAD为主的混合教学模式在人体解剖生理学教学中的探析[J]. 教育观察，2019，8（24）：96-98.

[29] 余瑛，赵虎，汪海婴. 层次解剖学理论在口腔解剖生理学教学中的应用[J]. 基础医学教育，2019，21（08）：587-589.

[30] 满林华. 启发式教学在人体解剖生理学教学中的应用[J]. 卫生职业教育，2019，37（17）：64-65.